STOMATOLOGIE

DU MÉDECIN PRATICIEN

Dʀ PIERRE RÉAL

Stomatologiste des Hôpitaux de Paris

STOMATOLOGIE
DU MÉDECIN PRATICIEN

DEUXIÈME ÉDITION REVUE

Avec 169 figures dans le texte
et 4 planches hors texte

MASSON ET Cⁱᵉ, ÉDITEURS

LIBRAIRES DE L'ACADÉMIE DE MÉDECINE

120, BOULEVARD SAINT-GERMAIN, PARIS, VIᵉ

1921

INTRODUCTION

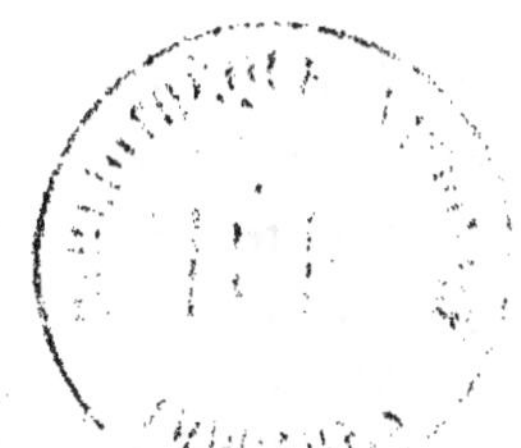

Le médecin praticien est souvent consulté le premier à l'occasion d'une affection bucco-dentaire, aussi doit-il être en mesure d'établir un diagnostic, d'instituer un traitement d'attente, et dans certains cas, s'il se trouve éloigné de tout centre, de mettre lui-même en œuvre les techniques curatives les plus élémentaires. C'est pour lui permettre de répondre à ces desiderata que nous avons écrit cet ouvrage.

Nous l'avons donc conçu dans un but essentiellement pratique, rejetant à dessein toute notion théorique superflue.

C'est évidemment l'étude de *la carie dentaire* et *de ses différentes complications* qui nous a le plus longuement retenu. Puis nous nous sommes occupé successivement de la *pyorrhée alvéolaire, des gingivo-stomatites, des accidents de dentition, des dents mortes, des érosions dentaires.* Ce sont là des affections d'observation courante, à l'occasion desquelles l'intervention du médecin sera journellement sollicitée. Son rôle ne doit pas se borner d'ailleurs à constater la lésion locale; une tâche plus délicate lui incombe : celle de mettre en évidence *le rôle de l'état général dans l'éclosion de certaines affections bucco-dentaires.* Nous avons donc traité cette question, et, inversement, nous avons étudié ensuite les différentes *répercussions locales ou générales des affections bucco-dentaires.*

Enfin nous n'avons pas jugé superflu de concrétiser dans un court chapitre *l'étude clinique des tumeurs des mâchoires et les indications de leur traitement.*

Dans la seconde partie de notre livre, nous nous sommes attaché à exposer dans tous ses détails *la technique des extractions dentaires et des méthodes anesthésiques utilisées en petite chirurgie bucco-dentaire*. Peut-être nous fera-t-on le reproche de nous être trop longuement appesanti sur les divers procédés d'anesthésie tronculaire des nerfs maxillaires supérieur et inférieur. C'est cependant de propos délibéré que nous les avons décrits avec soin, persuadé qu'ils sont trop souvent délaissés en raison de difficultés ou de dangers très exagérés, et qu'ils méritent au contraire la vulgarisation la plus étendue.

Certains praticiens, exerçant loin de tout spécialiste, peuvent être amenés à instituer une thérapeutique curative ; c'est pour eux que nous avons exposé la technique *des obturations les plus élémentaires*. Nous avons ensuite rapidement tracé *le traitement d'urgence des fractures des mâchoires*, si simple et pourtant si confusément exposé dans les ouvrages de chirurgie générale. Puis, après quelques notions rapides sur *l'orthodontie, la prothèse bucco-dentaire* nous avons terminé par un chapitre sur la *prothèse restauratrice*, où nous avons envisagé surtout le rôle de cette prothèse dans les lésions inflammatoires, néoplasiques et traumatiques des maxillaires. Bien que nous nous adressions à des médecins non spécialistes, il ne nous a pas semblé inutile de traiter cette question, et nous nous sommes efforcé d'y apporter un peu de clarté.

Tel est, rapidement tracé, le plan de ce livre, où nous avons reproduit en substance les causeries que nous avions coutume de faire chaque année dans le service dentaire de l'Hôpital de la Charité.

COMMENT DOIT ÊTRE PRATIQUÉ L'EXAMEN DE L'APPAREIL BUCCO-DENTAIRE

L'examen de l'appareil bucco-dentaire doit toujours être pratiqué d'une façon méthodique et complète, non seulement si vous êtes consulté pour des troubles importants, mais encore s'il s'agit de lésions banales et limitées. C'est le seul moyen d'éviter des erreurs de diagnostic regrettables, dont nous avons été maintes fois le témoin.

Commencez par interroger votre patient ; il vous donnera le plus souvent de précieuses indications sur *la douleur* et les *troubles fonctionnels* dont il se plaint, *sur son passé bucco-dentaire*, et enfin *sur son état général*. Puis après avoir placé votre malade dans un bon éclairage *jetez un rapide coup d'œil* sur les lignes du visage. Examinez-les de face et de profil. Ne sont-elles pas déformées par des malpositions maxillo-dentaires, par une fluxion, par une tumeur des mâchoires ? N'apercevez-vous pas quelque orifice fistuleux ? Les régions ganglionnaires ne marquent-elles pas un relief causé par une adénite aiguë ou chronique ? etc., etc.

Complétez cette *inspection rapide* par la *palpation* des saillies osseuses et des zones ganglionnaires ; elle vous permettra de déceler des déformations minimes (inflammatoires, traumatiques, néoplasiques) que l'inspection seule vous eût laissé ignorer.

Jetez les yeux maintenant sur le vestibule buccal, mâchoires serrées d'abord, ce qui vous permet de contrôler l'engrènement interdentaire, et notez dès ce moment les lésions des dents antérieures et de la muqueuse circonvoisine (caries dentaires, gingivites, liserés gingivaux, etc.); puis, après avoir fait ouvrir la bouche terminez l'inspection rapide du vestibule buccal, des dents, du palais et enfin de la face linguale de la mandibule.

Prenez alors le miroir et la sonde et *contrôlez attentivement l'état de chaque dent,* dont toutes les faces, triturante, interstitielles, vestibulaire et linguale doivent être successivement explorées, non seulement par la vue mais à l'aide de la sonde. Adoptez un ordre d'examen toujours le même ; commencez par exemple par la dernière molaire supérieure droite, et passez en revue toute l'arcade supérieure ; puis l'arcade inférieure en procédant de la même façon. C'est le meilleur

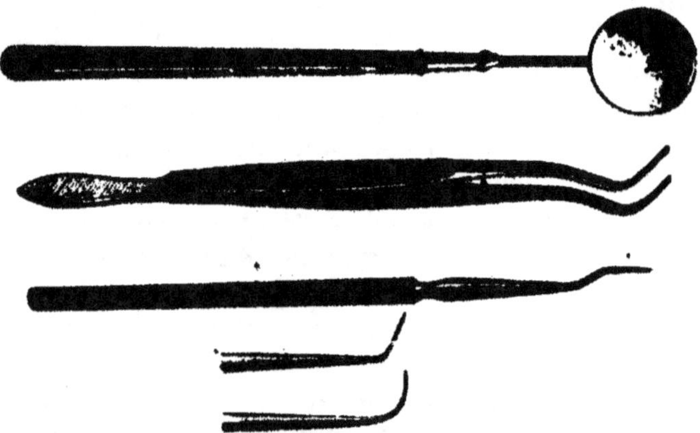

Fig. 1. — *Instruments pour l'examen bucco-dentaire : miroir, précelles, sondes droite et courbes.*

moyen de n'omettre aucun organe. Les *faces interstitielles,* le plus souvent masquées à la vue, doivent particulièrement retenir votre attention ; c'est avec les sondes de formes diverses, droites ou courbes, que vous devez les explorer. Pour affirmer la présence d'une carie dentaire à ce niveau ne vous contentez pas d'impressions incertaines, pas plus que des douleurs vagues accusées par le patient, et qui sont dues le plus souvent à la sensibilité du bourrelet gingival interdentaire au contact de la sonde exploratrice. Ne posez en définitive le diagnostic de carie interstitielle que si les sensations fournies par la sonde l'établissent indubitablement.

Complétez enfin cet examen des dents par la *palpation digitale* du vestibule buccal, de la voûte palatine et de la face linguale de la mandibule. Vous décélerez de cette façon les trajets fistuleux, les saillies anormales des faces vestibulaires ou linguales des maxillaires (kystes radiculo-dentaires, tumeurs des mâchoires, dents en ectopie, etc., etc.) et aussi les zones hyperesthésiées ou franchement douloureuses, généralement en rapport avec une arthrite apicale ou une ostéopériostite de la mâchoire.

Nous laissons de côté pour le moment d'autres moyens d'investigation plus spéciaux (transillumination, recherche de la sensibilité thermique, exploration d'un trajet fistuleux, etc.): nous les exposerons à propos de chaque cas particulier.

Il ne vous reste plus en dernière analyse qu'à procéder, s'il y a lieu, à certaines recherches du côté de l'état général.

Il existe en effet, ainsi que nous l'exposerons plus loin, des relations de dépendance réciproque entre le milieu buccal et l'économie ; vous aurez donc dans bien des cas à les mettre en évidence afin d'en tirer toutes les déductions utiles.

Vous vous souviendrez enfin que l'appareil bucco-dentaire peut être parfois l'origine de complications atteignant les régions circonvoisines (troubles oculaires, sinusites, pelade, etc., etc.), votre attention ne devra donc pas sur ce sujet se trouver en défaut. Nous reviendrons d'ailleurs sur ce point.

CHAPITRE PREMIER

LA CARIE DENTAIRE

Il nous paraît indispensable en tête de ce chapitre de rappeler quelques notions d'anatomie dentaire. Nous le ferons d'ailleurs aussi brièvement que possible.

Différents tissus entrent dans la constitution d'une dent.

L'émail forme la couche la plus superficielle de la cou-

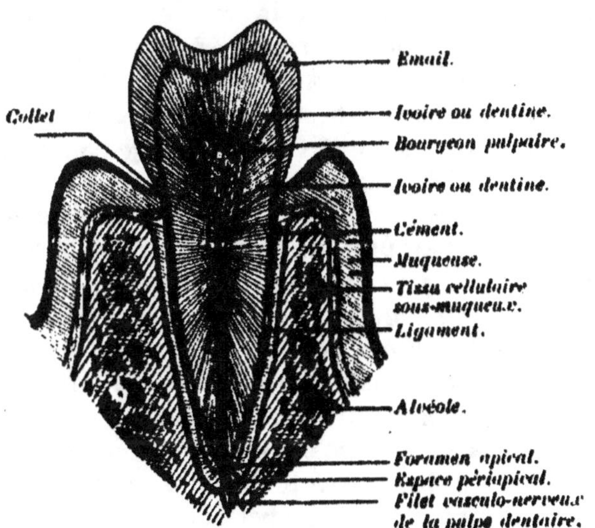

Fig. 2. — La dent et l'articulation alvéolo dentaire.

ronne, la plus résistante aussi. Histologiquement, il est constitué d'éléments prismatiques accolés les uns aux autres, dont la trame organique est extrêmement réduite, comparativement aux sels minéraux dont elle est imprégnée. Il est totalement dépourvu d'éléments sensitifs.

Sous l'émail et protégé par lui se trouve :

L'ivoire, qui forme en quelque sorte le substratum de la dent. La structure histologique de ce tissu présente une particularité remarquable. Il est sillonné par de multiples canalicules : *canalicules de Tomes*, parcourus par des éléments fibrillaires : *fibrilles de Tomes*. Celles-ci sont elles-mêmes des prolongements émanant des odontoblastes de la pulpe dentaire, et c'est à elles que l'ivoire doit son exquise sensibilité.

Au niveau du collet de la dent l'émail disparaît et est remplacé par un tissu différent :

Le *cément*, qui engaine l'ivoire au niveau de la racine. Il possède approximativement la structure du tissu osseux.

Vaisseaux et nerfs de la dent pénètrent, au niveau du *foramen apical* situé à l'extrémité de la racine, dans le *canal radiculaire* qui traverse la racine suivant son grand axe et vient, en s'élargissant progressivement, se renfler vers la base de la couronne pour former *la chambre pulpaire*. A ce niveau, vaisseaux et nerfs se ramifient et s'abastomosent pour former, avec les cellules du tissu conjonctif et *les odontoblastes, la pulpe dentaire*.

Chaque racine dentaire est implantée dans une alvéole, à laquelle elle est unie intimement par des fibres conjonctives et élastiques plus ou moins denses que l'on désigne sous le nom de *ligament alvéolo-dentaire*. On s'accorde aujourd'hui à considérer l'implantation de la dent dans le maxillaire comme une véritable articulation : *l'articulation alvéolo-dentaire*, aussi dans les descriptions qui vont suivre désignerons-nous les inflammations de cette région anatomique sous le nom d'arthrite alvéolo-dentaire, au lieu des termes plus anciens et plus vagues de périodontite, périostite, etc., etc.

Signalons encore que le ligament alvéolo-dentaire ne présente pas partout la même constitution : dense, serré, résistant, au niveau du collet et sur la plus grande étendue de la racine, il est au contraire constitué par des fibres plus lâches au niveau de l'apex. Cette dernière particularité anatomique est intéressante à retenir et vous expliquera certains faits sur lesquels nous aurons à revenir.

Ceci dit rappelons la définition de la carie dentaire :

« La carie dentaire est une affection caractérisée par le ramollissement et la destruction progressive des tissus de la dent ; elle procède constamment de l'extérieur vers l'intérieur, creuse dans la couronne des cavités de plus en plus profondes qui rejoignent tôt ou tard la chambre pulpaire, détruit peu à peu la totalité de la couronne, et finit même par envahir les racines » (Rédier).

ANATOMIE PATHOLOGIQUE ET PATHOGÉNIE

L'on admet aujourd'hui que le milieu buccal intervient dans l'éclosion et l'évolution de la carie dentaire, en raison de sa composition chimique et par les microorganismes qu'il contient. La carie dentaire est ainsi une affection *chimico-parasitaire* où les deux facteurs, acidité de la salive et microorganismes, agissent de concert pour détruire les éléments minéraux et organiques qui constituent les dents.

La lésion initiale consiste en des altérations corrosives de l'émail, tissu presqu'exclusivement minéral, sous l'action des acides buccaux, que ces acides aient été absorbés en nature (vinaigre, boissons acidulées) ou bien qu'ils soient le résultat de fermentations anormales (sucre, débris alimentaires séjournant dans les interstices dentaires ou au collet des dents).

Les leptothrix divers, qui élaborent des produits acides joueraient également un rôle important dans la corrosion de l'émail.

Quoi qu'il en soit dès que la barrière opposée par l'émail est franchie de nombreux microorganismes entrent en jeu et leur action se superpose à celle des acides buccaux. Ils s'attaquent aux matières protéiques qui constituent le substratum de l'ivoire et en déterminent la fonte progressive.

Il n'existe pas de microbe spécifique de la carie dentaire ; de nombreuses espèces ont été au contraire isolées et étudiées par différents auteurs et notamment par Galippe et Vignal, Miller, Arkœvy, etc.

C'est par la lumière des canalicules de Tomes que ces microorganismes envahissent progressivement l'ivoire. La structure toute spéciale de

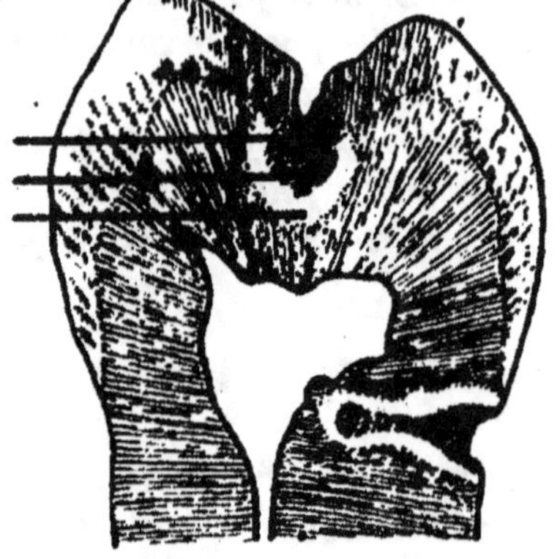

Fig. 3. — *Caries simples de l'émail et de l'ivoire vues sous un faible grossissement* (d'après Rédier : Traité de Stomatologie).

ce tissu, sa porosité peut-on dire, constitue une condition très favorable pour la diffusion des éléments infectieux, et cette vulnérabilité de l'ivoire explique bien ces caries de forme ampullaire, où la lésion initiale de l'émail reste très réduite, alors que la cavité dentinaire sousjacente est infiniment plus développée.

Ce n'est pas tout ; la carie dentaire est une lésion infectieuse et comme telle, elle est le siège de *réactions de défense* qui sont sous la dépendance de la pulpe et qui tendent à limiter le processus envahisseur. A une distance plus ou moins grande de la cavité une barrière se constitue, sous forme de grains calcaires qui viennent combler les canalicules de Tomes, et créent ainsi une zone de *dentine secondaire* infiniment plus dure que le tissu normal et dépourvue de toute perméabilité. Cette zone a la

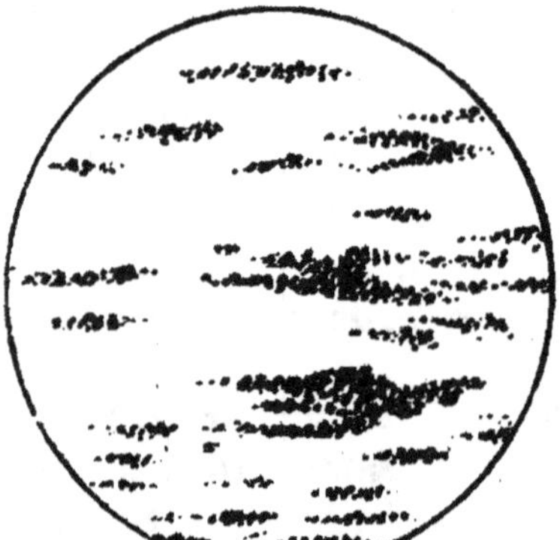

Fig. 4. — *Coupe prise dans la zone de ramollissement. Les détails de la structure de la dentine ont disparu ; on n'aperçoit plus que des amas microbiens, rappelant par leur forme la direction des canalicules* (d'après Rédier).

forme d'un cône (*cône de résistance* (Magitot)) qui engaine la cavité, la double sur toute sa surface.

En définitive une carie dentaire présente généralement à considérer *une zone de ramollissement* où les tissus ont perdu toute apparence de structure, *une zone d'invasion* où l'on voit les canalicules de Tomes infiltrés de microorganismes et enfin une *zone de résistance*.

Les réactions de défense sont très variables d'ailleurs, et dépendent non seulement de causes locales mais aussi de l'état général. Nous aurons maintes fois l'occasion de revenir sur ce sujet.

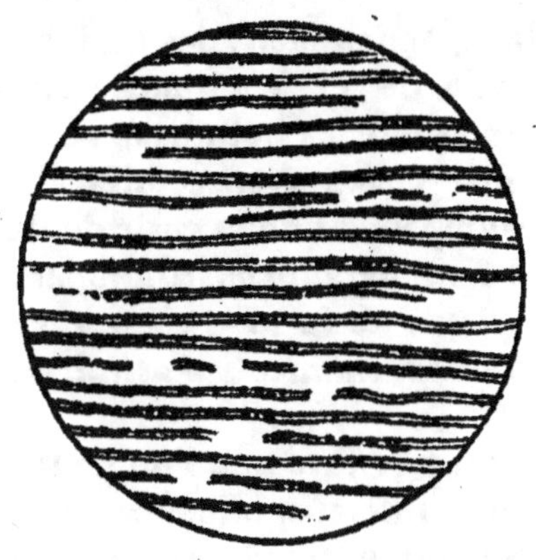

Fig. 5. — *Coupe prise dans la zone d'invasion. Canalicules de Tomes envahis par de nombreux microorganismes. Gros. 400 diamètres (d'après Rédier).*

Dans les cas heureux elles parviennent à s'opposer d'une façon définitive à la progression de la carie ; il en résulte une véritable cicatrice qui se présente sous la forme d'une tache brunâtre, dont le fond plus ou moins déprimé oppose à l'instrument une résistance très grande. On désigne ces lésions cicatricielles sous le nom de *caries sèches*.

Le plus souvent cependant, malgré ces réactions de défense la carie poursuit avec une rapidité plus ou moins grande sa marche envahissante. Elle gagne ainsi la chambre pulpaire, atteint le bourgeon pulpaire où les microorganismes déterminent des lésions variées sur lesquelles nous jugeons inutile de nous étendre ici. Elle aboutit en définitive à la destruction totale de l'organe.

ÉTIOLOGIE DE LA CARIE DENTAIRE

Causes prédisposantes et occasionnelles.

Indépendamment des notions tirées *de l'âge* (fréquence de la carie de 15 à 25 ans), *du sexe* (femmes plus souvent atteintes que les hommes), *de l'hérédité*, l'on peut considérer comme facteurs susceptibles de favoriser l'éclosion ou le développement de la carie dentaire :

1° *Tout défaut constitutionnel ou toute altération acquise des tissus de la dent de nature à diminuer leur résistance à l'action chimico-parasitaire qui détermine la carie dentaire.*

C'est à ce titre que l'on peut incriminer les érosions et les fissures intercuspidiennes de l'émail, les fissures et l'urure traumatique des dents, et enfin *l'odontocie*, ou insuffisance de la calcification des dents, constitutionnelle parfois, mais le plus souvent acquise et momentanée ; elle est liée dans ce cas à un état général défectueux, ainsi que nous le verrons plus loin.

2° *Toute modification du milieu buccal de quelque origine qu'elle soit ayant pour résultat d'augmenter son acidité et sa richesse en microorganismes.* Les acides buccaux peuvent avoir été ingérés sous forme de boissons acides, de mets acidulés, mais le plus souvent ils résultent de la fermentation de certains aliments, sous l'influence de microorganismes divers, hôtes habituels de la cavité buccale. L'alcool, le sucre, les matières albuminoïdes peuvent ainsi être transformés dans la cavité buccale en acides acétique, lactique, butyrique.

Il suffit pour cela qu'ils puissent y séjourner pendant un certain temps, au niveau des espaces interdentaires par exemple, ou encore au niveau de vides anormaux créés par des malpositions ou des extractions dentaires.

Certaines médications augmentent de même l'acidité du milieu buccal, les collutoires et les gargarismes acides ou alunés par exemple, ou encore l'usage prolongé des sirops, des pastilles au sucre, etc.

Quant à la richesse et à la virulence de la flore microbienne de la cavité buccale elles peuvent se trouver accrues, non seulement en raison de l'acidité de la salive, mais encore par suite de l'affaiblissement des moyens de défense habituels de l'organisme contre l'infection : hyperleucocytose, actions chimiotactiques, etc. C'est à ce propos qu'il faut signaler le rôle important de l'état de santé ou de maladie dans l'éclosion de la carie dentaire ; rôle que nous analyserons plus longuement dans un chapitre spécial.

Causes efficientes

Nous avons déjà dit que les causes efficientes de la carie dentaire étaient représentées par de nombreux microorganismes, hôtes habituels de la cavité buccale. Il n'entre pas dans notre cadre de les énumérer ici. Rappelons seulement qu'il n'existe pas de microbe spécifique de la carie dentaire.

DIVISION DE LA CARIE DENTAIRE

Suivant l'envahissement plus ou moins profond des lésions on divise habituellement la carie dentaire en :

Carie du 1" degré ou carie de l'émail ; **Carie du 2' degré** ou carie de l'émail et de l'ivoire ; **Carie du 3' degré** ou *carie pénétrante,* caractérisée par la mise à nu du bourgeon pulpaire, et sa désintégration plus ou moins accentuée par le processus infectieux.

Enfin **la carie du 4' degré** est une carie pénétrante avec pulpe entièrement détruite.

Voyons maintenant quels sont les signes physiques de la carie dentaire, quels phénomènes douloureux elle peut engendrer à chacune de ses étapes successives, analysons ces symptômes et essayons d'en déterminer la thérapeutique du praticien.

CARIE DU 1" DEGRÉ. CARIE DE L'ÉMAIL

Les lésions qui constituent la carie de l'émail sont absolument silencieuses au point de vue fonctionnel ; ne savons-nous pas que l'émail est totalement dépourvu de terminaisons sensitives.

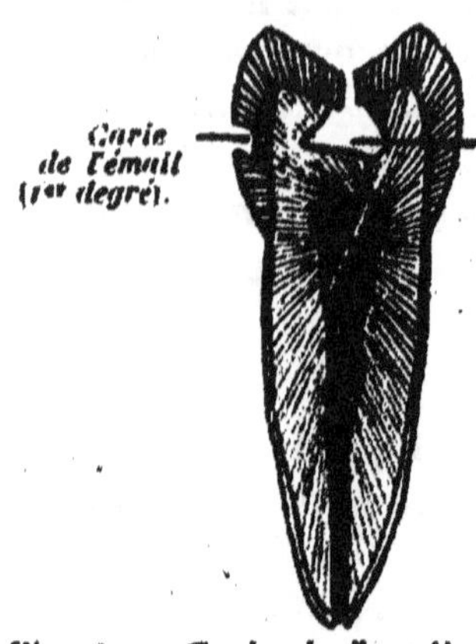

Fig. 6. — *Carie de l'émail et carie de l'émail et de l'ivoire (1er et 2e degrés).*

Elles se présentent sous deux aspects différents, ce sont :

a) Les *fissures* brunâtres qui siègent au niveau des sillons inter-cuspidiens ou encore sur les faces linguales ou vestibulaires des dents ;

b) Les *taches* blanchâtres crayeuses que l'on trouve de préférence sur les faces interstitielles.

Ces lésions, en raison même de leur indolence, sont rarement signalées au praticien ; leur thérapeutique en est d'ailleurs purement expectative.

CARIE DU 2e DEGRÉ. CARIE DE L'ÉMAIL ET DE L'IVOIRE

Symptômes et diagnostic

La carie du 2e degré peut revêtir les aspects les plus variés que l'on peut néanmoins ramener à deux types principaux :

a) La carie largement *ouverte*, facilement perceptible à l'examen, et réagissant ainsi plus vivement aux excitants en raison de ce qu'elle y est plus directement exposée.

b) La carie de *forme ampullaire* à orifice étroit, peu visible, peu sensible et par le fait même plus dangereuse, car elle évolue silencieusement, et peut se transformer ainsi en carie pénétrante sans avoir jamais signalé sa présence.

Au point de vue de leur *siège* on peut différencier les caries dentaires en *caries interstitielles* que fréquemment vous ne pourrez déceler sans y apporter beaucoup d'attention ; en caries *des faces triturantes* plus faciles à apercevoir et à traiter ; en *caries des faces vestibulaires* observées presque toujours au collet, et enfin en *caries des faces linguales*, les plus rares.

Les lésions qui caractérisent la carie du 2ᵉ degré : disparition de l'émail et d'une partie plus ou moins importante de la dentine, ont pour effet de mettre à nu les fibrilles de Tomes dont l'irritation sera la seule cause des phénomènes douloureux constatés.

Ces lésions sont, en somme, assez comparables à celles de l'aphte, où les terminaisons nerveuses du corps muqueux de Malpighi sont à vif, et réagissent à la moindre excitation.

Les malades se plaindront donc de sensibilité au chaud, au froid, au contact des substances sucrées, salées ou acides. De même le nettoyage de la carie à l'aide de l'excavateur déterminera une douleur plus ou moins vive.

Ces sensations pénibles sont d'ailleurs facilement situées par le patient, et elles présentent ceci de particulier qu'elles disparaissent dès que cessent d'agir les causes d'irritation dentinaire.

Elles présenteront leur maximum d'intensité quand il s'agira de *caries blanches*, à développement rapide, liées souvent à un état de décalcification générale, telles que nous les rencontrons, soit au cours d'une grossesse, soit chez l'adolescent à l'occasion d'une poussée de croissance, soit encore pendant la convalescence d'une maladie infectieuse.

Elles sont moins nettes, au contraire, au niveau des *caries brunes* qui traduisent une marche moins rapide du processus de désintégration.

Même, certaines caries du 2ᵉ degré évoluent vers la guérison spontanée. Sous l'influence de phénomènes de réaction pulpaire, les canalicules de Tomes se trouvent comblés par de la dentine secondaire, d'où disparition des fibrilles de Tomes, éléments sensitifs. Ce qui résulte de ce processus de cicatrisation, ce sont ces taches brunâtres, absolument insensibles et opposant une certaine résistance à l'instrument tranchant. Vous les rencontrerez de préférence sur les faces interstitielles des dents ; on les désigne habituellement sous le nom de *caries sèches.*

C'est parfois à ces taches brunâtres, relativement apparentes, que les malades attribuent certaines irradiations névralgiques, dont l'origine se trouve en un autre point de l'arcade dentaire inaccessible à la vue. Vous connaissez l'indolence des caries sèches, vous vous méfierez donc des indications erronées données par le patient, et vous vous efforcerez au contraire de dépister la lésion méconnue.

Complétez l'examen d'une carie du 2ᵉ degré par la palpation minutieuse, à la sonde, des parois de la cavité.

Vous les trouverez tapissées d'une couche de dentine ramollie plus ou moins épaisse que l'instrument doit enlever avant de percevoir la résistance spéciale de la dentine normale, *le cri dentinaire.*

En résumé *le diagnostic de carie du 2ᵉ degré* se basera sur la douleur *provoquée* par les divers excitants, sur les dimensions relativement restreintes de la cavité ; enfin sur l'absence de perforation de la chambre pulpaire, et des phénomènes de réaction pulpaire (*douleurs spontanées et paroxystiques*) que nous allons décrire dans un instant.

Certaines caries paraissent répondre à ce tableau clinique, et cependant au point de vue thérapeutique il faut les considérer comme des caries pénétrantes. Ce sont les caries du 2ᵉ degré, profondes, *prépulpaires*, souvent de *coloration blanche*, et dont le fond, qui peut paraître sain à un examen rapide, n'est en réalité constitué que de dentine ramollie. Ce sont en somme des formes de transition entre la carie du 2ᵉ degré et la carie pénétrante. A ce stade, en effet, la pulpe n'est séparée de la cavité cariée que par une mince épaisseur de dentine ramollie, et se trouve déjà infectée. Le diagnostic de ces caries devra être établi avec la plus grande circonspection ; il sera basé sur la profondeur de la cavité, sur l'absence de dentine saine entre celle-ci et la chambre pulpaire et enfin sur les signes de pulpite parfois constatés.

THÉRAPEUTIQUE DU PRATICIEN

Le praticien pourra toujours calmer les douleurs provoquées par la carie du 2e degré ; il pourra même fréquemment par une obturation provisoire à la gutta-percha ou à la pâte eugénol-oxyde de zinc intervenir d'une façon relativement durable, et lui permettre ainsi d'attendre les soins du spécialiste. Enfin, dans certains cas faciles, il obtiendra la cure définitive de la carie du 2e degré, en utilisant après préparation de la cavité les ciments et les amalgames dentaires.

Pour mettre la carie à l'abri des excitants divers il lui suffira de l'obturer avec un coton imbibé de la mixture occlusive suivante :

$$\left.\begin{array}{l} \text{Résine sandaraque} \\ \text{Ether à 65°.} \quad . \quad . \\ \text{Alcool à 90°} \quad . \quad . \end{array}\right\} \text{àà 40 grammes.}$$

Ce coton devra être changé chaque jour.

Quant aux obturations diverses dont la technique relativement simple peut entrer dans la pratique courante du médecin, nous en parlerons plus loin dans un chapitre spécial.

CARIE DU TROISIÈME DEGRÉ. CARIE PÉNÉTRANTE

Symptômes et diagnostic

Souvent la carie du 3e degré ne se différencie à première vue de la carie du 2e degré que par ses dimensions plus considérables, cependant à un examen plus attentif, mais sur lequel il ne faut pas trop insister pour ne pas imposer de souffrances inutiles à vos patients, vous pourrez déceler à l'aide de la sonde la *petite perforation* qui fait communiquer la carie avec la cavité pulpaire.

Quant aux phénomènes douloureux ils seront à peu près de même nature que ceux de la carie du deuxième degré *aussi longtemps que l'intégrité pulpaire persistera.* Toutefois la présence du bourgeno pulpaire à nu dans la cavité provoquera des symptômes additionnels. Ce sont :

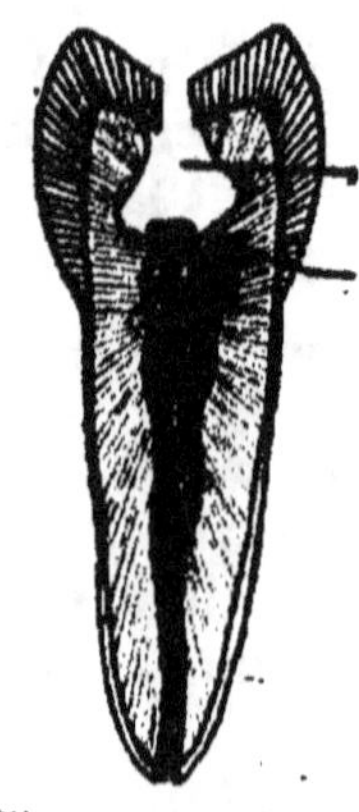

Fig. 7. — *Carie pénétrante simple, sans altérations pulpaires : 3° degré.*

a) *La douleur à la succion.* Ce mouvement ayant pour effet de congestionner la pulpe et d'irriter consécutivement les filets nerveux qui s'y trouvent.

b) La douleur exceptionnellement vive ressentie par le malade lorsqu'un instrument, un débris alimentaire entrent en contact avec le bourgeon pulpaire.

Il s'agit là de douleurs *provoquées*, qui disparaissent dès que l'irritation cesse.

Tel est l'aspect clinique de la *carie pénétrante simple, sans altérations pulpaires.* Mais dès que celles-ci existent l'on voit apparaître des phénomènes douloureux *spontanés* et *paroxystiques* pour lesquels vous serez fréquemment priés d'intervenir.

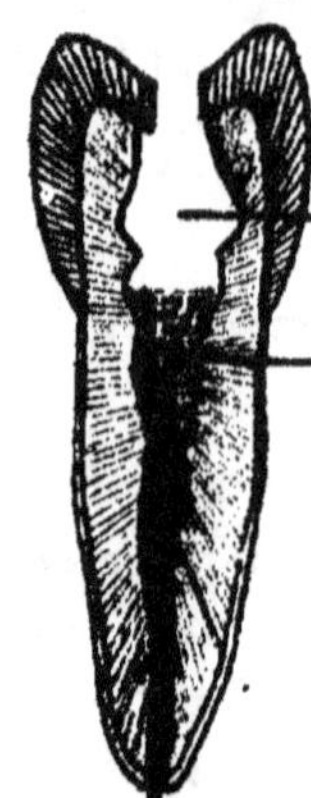

Fig. 8. — *Carie pénétrante avec désintégration partielle du bourgeon pulpaire (3° degré avancé).*

La symptomatologie peut revêtir alors deux aspects différents qui constituent :

a) *La rage de dents*, surtout en rapport avec les altérations vasculaires du bourgeon pulpaire.

b) *La névralgie faciale d'origine dentaire*, qui n'existe que lorsque les filets nerveux pulpaires sont plus ou moins profondément désintégrés.

A. — LA RAGE DE DENTS

Voici comment se présente à vous le malade qui souffre de rage de dents :

Docteur, vous dit-il, je souffre depuis quelques jours d'accès douloureux violents au niveau de telle ou telle dent ; c'est une sorte de tension très pénible, accompagnée de battements qui me paraissent autant de chocs violemment portés sur la dent malade.

Ces accès sont le plus souvent *spontanés* ; mais, parfois, aussi, ils apparaissent à l'occasion d'un effort, d'un éternuement, d'un accès de toux. Le contact d'un aliment un peu dur, d'un liquide trop chaud, d'un mets trop épicé ou trop acide, suffisent également à les provoquer.

Si j'exerce sur la dent un mouvement de succion je les fais naître presque infailliblement, et chose singulière, ce même mouvement, répété avec insistance, m'est très utile aussi pour amener leur disparition ; ces accès douloureux ont d'ailleurs une durée très variable, tantôt une heure, tantôt toute une nuit.

Voyez cette dent, docteur, c'est indubitablement celle-là dont il s'agit.

Devant un tel tableau clinique, vous n'hésitez pas un seul instant ; vous vous trouvez sans aucun doute en présence d'une *pulpite hypérémique*, c'est-à-dire de lésions pulpaires où prédominent les altérations vasculaires.

Les vaisseaux soumis aux attaques microbiennes sont, pour les causes les plus insignifiantes, le siège de poussées congestives. Leur turgescence détermine la compression, l'étranglement des filets nerveux de la pulpe (cet organe n'est-il pas contenu dans une chambre à parois inextensibles) et provoque ainsi les douleurs, les battements, etc.

Que votre patient, par une succion forte et prolongée détermine une déchirure vasculaire, un peu de sang s'écoulera, la congestion pulpaire cessera, la rage de dent s'apaisera.

Le diagnostic s'établit facilement en général. Nous avons vu que le patient désigne nettement à l'attention du praticien la dent malade. Le plus souvent elle porte une vaste carie, et dans les cas faciles, l'inspection décélera une perforation de la chambre pulpaire et à ce niveau un bourgeon plus ou moins rougeâtre, hypérémié, hypersensible.

N'insistez pas d'ailleurs, dans le cas présent, sur la recherche des signes physiques ; n'oubliez pas que le simple contact du bourgeon pulpaire est ici atrocement douloureux et que vos patients vous en voudront toujours de les avoir fait souffrir à l'occasion d'un simple examen.

B. — LA NÉVRALGIE FACIALE D'ORIGINE DENTAIRE

A un stade plus avancé, vous assistez à des phénomènes d'un autre ordre. Les filets nerveux pulpaires sont à leur tour atteints par l'infection ; ils sont le siège de lésions névritiques qui se traduisent par leurs symptômes habituels : *les irradiations névralgiques.*

Notre intention n'est pas d'aborder ici l'étude de la névralgie faciale en général, mais d'essayer de donner une idée de la névralgie faciale d'origine dentaire ; la plus commune de toutes les prosopalgies et souvent la plus méconnue, si l'on en juge par les nombreux essais de thérapeutique symptomatique (cachets antinévralgiques de toutes sortes) que nos malades nous avouent, lorsqu'enfin ils viennent faire appel aux ressources de notre thérapeutique curative.

En fait, tout concourt à dérouter un esprit peu averti :

Le malade accuse d'un côté de la face des douleurs sourdes ou vives ; entrecoupées d'exacerbations passagères, d'allure essentiellement irrégulière et capricieuse, survenant de préférence vers les dernières heures de la journée et dans la nuit.

Rien au premier abord, n'attire spécialement l'attention du côté buccal, sauf parfois des irradiations douloureuses le long des arcades dentaires, s'accompagnant d'hyperesthésie dentaire : « Il semble que toutes mes dents soient sensibles », vous disent les malades.

Par contre, ils indiquent nettement que les phénomènes douloureux ont pour *siège*, suivant le cas, soit la zone du nerf sus-orbitaire avec son point spécial à l'échancrure sus-orbitaire, soit la zone du sous-orbitaire avec prédominance du niveau du trou sous-orbitaire, soit le territoire du nerf dentaire inférieur avec point douloureux au trou mentonnier.

Enfin, un symptôme fréquemment signalé est *l'otalgie*, qui s'accompagne le plus souvent d'un point douloureux fixe, en avant du tragus, sur le trajet du nerf auriculo-temporal.

Bref, l'aspect clinique est celui de la névralgie faciale. Quelles sont donc les raisons qui vous permettront de supposer, puis de déceler l'origine dentaire de l'affection ?

1º Rappelez-vous en premier lieu que *dans la plupart des cas* la névralgie faciale n'a d'autre cause qu'une lésion dentaire, l'expérience le prouve, et, d'autre part, la multiplicité des organes dentaires, la fréquence de leurs altérations pathologiques, leur innervation particulièrement délicate suffisent à expliquer le fait.

2º Voyez ensuite rapidement s'il n'existe rien d'anormal du côté des *autres organes céphaliques* : nez, oreil, œil. A vrai dire, les affections nasales (sinusite) ou oculaires (kératite, iritis, irido-choroïdite, glaucome), qui s'accompagnent de prosopalgie, présentent d'autres symptômes qui les désignent nettement à votre diagnostic. Nous en dirons de même des affections susceptibles de provoquer des phénomènes otalgiques.

3º *La névralgie faciale, dite essentielle, grande névralgie faciale*, a une allure et des symptômes trop spéciaux pour pouvoir être confondue, si ce n'est peut-être à son début, avec la névralgie faciale d'origine dentaire. Nous ne faisons que la signaler et renvoyons le lecteur désireux de se documenter sur ce sujet aux études de Lévy et Baudoin, de Sicard, etc... Notons cependant l'origine dentaire possible.

4º Rappelons encore qu'il est maintenant prouvé que nombre de névralgies faciales observées soit dans *la convalescence des pyrexies* (fièvre typhoïde, grippe, fièvres éruptives), soit au cours de *maladies chroniques* (tuberculose, chlorose, anémie, etc.) doivent être attribuées aux lésions dentaires provoquées ou stimulées par ces différentes affections. Il ne faudra donc pas s'en tenir au diagnostic de névralgie faciale tuberculeuse, anémique, typhique, mais bien rechercher la lésion dentaire causale.

5° Enfin, notons qu'il existe fréquemment des irradiations douloureuses intra-buccales plus ou moins vagues et capricieuses que les malades nous signalent toujours, ce qui doit nous faire songer à l'origine dentaire de l'affection.

Ainsi donc :

L'extrême fréquence de la névralgie faciale d'origine dentaire ; — L'examen négatif des différents organes céphaliques ; — L'élimination généralement facile de la névralgie faciale essentielle ; — Les irradiations douloureuses intrabuccales constituent, dès votre interrogatoire ou votre examen superficiel, des signes de sérieuse présomption.

Pour confirmer votre diagnostic il ne vous reste plus qu'à en déterminer la lésion causale.

La douleur siège-t-elle *à droite ?* ne vous attardez pas à noter les lésions dentaires gauches : la névralgie faciale d'origine dentaire est toujours homolatérale.

Si les irradiations névralgiques sont à localisation *sous-orbitaire* ou *sus-orbitaire;* examinez avec soin la mâchoire supérieure, c'est probablement une lésion des dents de cette région qu'il faut incriminer.

Votre patient se plaint-il d'*otalgie :* voyez de préférence la région des molaires inférieures, c'est vraisemblablement là que se trouve la carie causale, à moins qu'il ne s'agisse d'une lésion de la dent de sagesse supérieure qui, elle aussi, mais plus rarement, est susceptible de provoquer l'irradiation préauriculaire.

La névralgie affectionne-t-elle *la région mentonnière ?* exagérez-vous les phénomènes douloureux par la pression au niveau du trou mentonnier ? votre examen dans ce cas devra porter sur les dents antérieures et inférieures.

Interrogez donc soigneusement votre malade ; efforcez-vous d'obtenir de lui des réponses précises ; vous ne regretterez ni votre temps ni votre peine et vous éviterez souvent des erreurs de diagnostic.

Prenez alors le miroir et la sonde et recherchez la lésion causale dans la région que votre interrogatoire aura indiquée.

Le plus souvent elle vous apparaîtra nettement, ce sera une vaste carie triturante ou proximo-triturante.

L'examen à la sonde décélera une perforation très nette de la chambre pulpaire, et, si vous ne connaissiez les lésions déjà profondes des filets nerveux à ce stade de la carie dentaire, vous seriez étonnés de ne provoquer au contact du bourgeon pulpaire qu'une douleur parfois peu vive, et jamais comparable, en tous cas, à l'impression atroce due à l'irritation d'un organe pulpaire sain ou hypérémié. Souvent même la sonde doit être poussée assez loin pour réveiller cette sensibilité, qui n'existe plus qu'au niveau des canaux radiculaires.

Dans certains cas, les recherches sont moins faciles. Au premier abord toutes les dents de la région incriminée paraissent saines. Pensez alors aux caries interstitielles et, à l'aide d'une sonde courbe et fine, explorez soigneusement les faces cachées des dents, plus spécialement au niveau de leur collet. Ne vous dissimulez pas qu'il s'agit là d'un examen très délicat. Dans ce cas surtout il faut bien se garder de faire état d'impressions plus ou moins nettes, et l'on ne doit se prononcer en faveur de la carie que si l'instrument la décèle d'une façon indubitable.

C'est d'ailleurs lorsque la lésion causale n'apparaît pas nettement que le malade incrimine catégoriquement tel ou tel chicot, et en réclame d'autorité l'extraction. N'attendez bien entendu aucun résultat de cette thérapeutique, car les débris radiculaires ne sont capables de provoquer des irradiations névralgiques que lorsqu'ils sont le siège d'une poussée d'arthrite aiguë, et ils s'accompagnent alors de symptômes locaux très spéciaux : douleur à la pression, mobilité anormale, sensation d'allongement, etc. Dans d'autres cas ce sera une carie sèche très apparente qu'accusera le patient. Nous avons déjà dit que de telles lésions sont essentiellement indolores et doivent être considérées en réalité comme des formes de guérison de la carie dentaire.

C'est à dessein, et dans le but d'être clair, que nous avons décrit un peu schématiquement la *rage de dents*, puis la *névralgie faciale d'origine dentaire.* Sans aucun doute on rencontre assez fréquemment des cas cliniques qui répondent point pour point à notre description ; mais, plus souvent, lésions vasculaires et lésions nerveuses coexistent, si bien que les symptômes de la névralgie faciale viennent se superposer à ceux de la rage de dents.

Ajoutons encore que parfois, au cours de ces crises douloureuses ou en dehors d'elles, les symptômes de l'arthrite alvéolo-dentaire se manifesteront avec une netteté plus ou moins grande : dent sensible à la pression ou à la percussion, point douloureux périapical, etc., etc. Cette complication ne doit pas vous étonner : dès que les microbes pathogènes ont envahi la chambre pulpaire rien ne s'oppose à ce qu'ils gagnent l'articulation alvéolo-dentaire. Au surplus il est bien établi que la circulation du bourgeon pulpaire et celle de l'articulation alvéolo-dentaire sont solidaires ; la turgescence des vaisseaux de la pulpe s'accompagne donc assez souvent de congestion des vaisseaux articulaires, qui se traduisent par des signes analogues à ceux de l'arthrite.

Rappelons incidemment que des phénomènes semblables à ceux que nous venons de décrire et liés aux mêmes altérations pulpaires peuvent exister, quoique plus rarement, en dehors de la carie dentaire.

En effet, les dents peuvent se mortifier, c'est-à-dire perdre leur vitalité pulpaire, sous l'influence de causes diverses. C'est là un chapitre tout spécial de la pathologie dentaire que nous traiterons plus loin.

THÉRAPEUTIQUE DU PRATICIEN

DANS LA CARIE DU 3ᵉ DEGRÉ AVEC LÉSION PULPAIRE : RAGE DE DENTS, NÉVRALGIE FACIALE D'ORIGINE DENTAIRE

Lorsque l'examen minutieux de la carie nous aura démontré qu'il s'agit d'une *pulpite hypérémique* avec bourgeon pulpaire turgescent, vous pourrez obtenir la sédation momentanée des phénomènes douloureux qui constituent la rage de dents, en appliquant au contact de la pulpe un coton imbibé de créosote ou de liquide de Bonain (1), que vous recouvrirez sans exercer de compression d'une boulette de coton imbibée de mixture occlusive.

Si ce moyen échoue, ou si vous êtes en présence de lésions plus avancées de l'organe pulpaire, il vous est indiqué de procéder à la destruction du bourgeon pulpaire, qui amènera la disparition complète de la douleur.

La destruction extemporanée de l'organe pulpaire, après anesthésie novocaïnique est du ressort du spécialiste ; nous ne ferons donc que de signaler.

On a conseillé également de le détruire au moyen de la pointe du galvano-cautère. Il s'agit là d'un procédé radical évidemment, mais atrocement douloureux ; il nous semble donc difficile de le conseiller.

Par contre, nous possédons un caustique chimique, l'*acide arsénieux*, dont l'action est relativement lente, c'est vrai, mais très sûre, et dont l'application est, dans nombre de cas, à la portée du praticien.

S'agit-il d'*une vaste carie de la face triturante*, prenez un excavateur et débarrassez la cavité des détritus de toute sorte qu'elle contient. Appliquez le plus près possible du bourgeon pulpaire gros comme un grain de mil de la pâte caustique ci-dessous, chargé sur une petite boulette de coton, que vous recouvrez, soit d'un coton imbibé de mixture occlusive, soit de préférence d'un ciment provisoire à l'eugénol-oxyde de zinc (v. page 148).

Avez-vous affaire à *une cavité proximo-triturante*, prenez quelques précautions supplémentaires. Craignez que l'acide arsénieux ne vienne fuser vers la gencive, dans l'espace inter-dentaire ; il en résulterait une escharre non seulement gingivale, mais souvent accompagnée de séquestre alvéolaire, et pouvant dans certains cas amener la perte d'une

---

(1) Liquide de Bonain.

    Menthol . . . . . .)
    Cocaïne . . . . . . } à parties égales.
    Acide phénique. . . .)

ou de plusieurs dents. Pour éviter de tels accidents, nettoyez sommairement la cavité à l'excavateur puis couvrez de gutta-percha, le bord gingival de la cavité et la muqueuse de l'es-pace inter-dentaire.

Portez alors dans le fond de la cavité laissé libre la pâte caustique, et protégez-la comme précédemment (fig. 9).

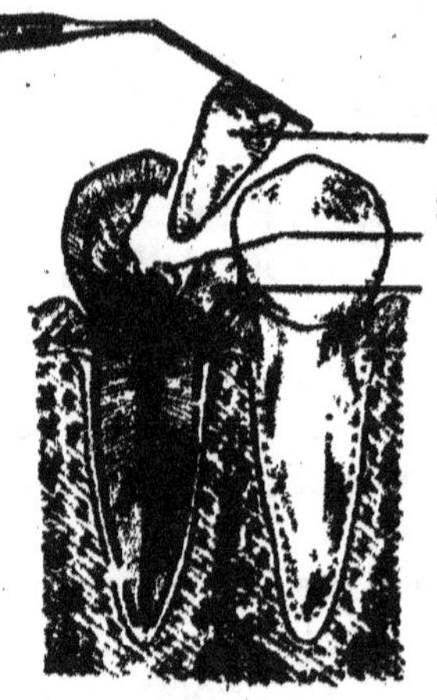

Fig. 9. — Application de la pâte caustique dans une cavité pro-ximo-triturante.

Comme nous l'avons dit plus haut, l'action de l'acide arsénieux n'est pas immédiate ; elle se fait attendre une heure, deux heures, trois heures parfois, et il est bon d'en prévenir vos patients ; mais dans les cas bien définis de lésions pulpaires, son effet est constant.

Il va sans dire que vous n'appliquerez l'acide arsénieux que pour permettre à vos patients d'attendre l'intervention du spécialiste. En effet, l'escharre pulpaire produite par l'acide arsénieux ne doit pas tarder à être enlevée, et le malade qui s'abandonnerait au calme trompeur qui suit l'application du caustique verrait bientôt (souvent dans les huit jours) réapparaître des phénomènes douloureux d'un autre ordre. La dent deviendrait sensible au choc, donnerait la sensation d'allongement, des crises douloureuses se produiraient au contact des liquides chauds. Ce sont là des phénomènes liés à la mortification pulpaire en cavité non drainée et inextensible. L'application du caustique devra donc être suivie à bref délai de la trépanation large de la chambre pulpaire ; dans certains cas faciles vous pourrez la pratiquer vous-mêmes ; sinon vous adresserez votre malade au spécialiste, auquel incombe d'ailleurs le soin de procéder alors à l'extirpation du bourgeon pulpaire et des filets radiculaires momifiés, à l'asepsie et à l'obturation des canaux, et enfin à l'obturation définitive.

FORMULE DE LA PATE CAUSTIQUE

Acide arsénieux cristallisé. .   4 grammes.
Sulfate de morphine . . .   2 —
Essence de girofles . . . .   1 —
Créosote . . . .   Q. S. pour   s. a. ; pâte
                                         épaisse.

En appliquant judicieusement la thérapeutique qui vient d'être décrite, vous éviterez dans nombre de cas de recourir à l'extraction d'une dent atteinte d'une carie pénétrante.

Cette dernière intervention ne sera donc pratiquée que s'il vous est impossible d'appliquer le traitement conservateur, soit que votre patient s'y refuse, soit que les moyens thérapeutiques dont vous disposez vous paraissent insuffisants.

CARIE DU QUATRIÈME DEGRÉ

A ce stade la carie dentaire est généralement très apparente. Elle se présente alors sous la forme d'une cavité plus ou moins vaste avec laquelle communique largement la chambre pulpaire, remplie ainsi que les canaux radiculaires de débris putrides.

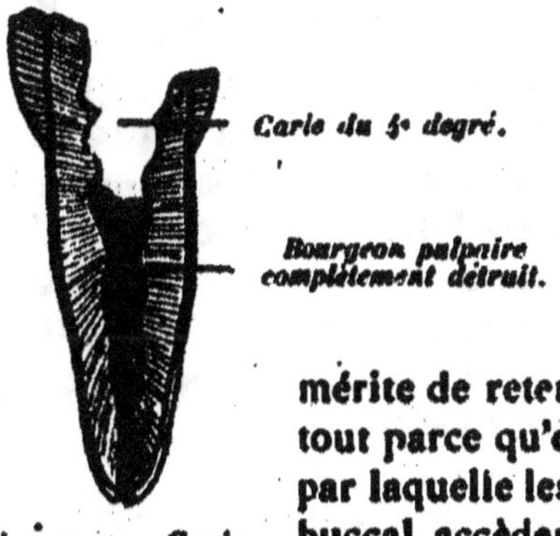

Cette carie est absolument indolore et si elle mérite de retenir votre attention, c'est surtout parce qu'elle constitue la porte d'entrée par laquelle les microorganismes du milieu buccal accèderont à l'articulation alvéolo-dentaire, et consécutivement à l'os sous-jacent. C'est à ce titre que vous la trouverez à l'origine de multiples complications infectieuses, sur lesquelles nous reviendrons en détail dans les chapitres suivants.

Fig. 10. — Carie du 4e degré : carie pénétrante avec désintégration totale du bourgeon pulpaire.

THÉRAPEUTIQUE

La thérapeutique curative de cette carie comporte la désinfection minutieuse et l'obturation consécutive des canaux radiculaires. Il s'agit là d'interventions très délicates, nécessitant une instrumentation et une technique spéciales, il n'entre donc pas dans notre cadre de les décrire ici. Disons seulement que l'asepsie des canaux est obtenue par leur nettoyage mécanique, suivi de l'emploi d'antiseptiques variés, parmi lesquels le tricrésol et le formol sous ses diverses formes sont plus particulièrement employés.

Cette thérapeutique curative de la carie du 4e degré est d'une efficacité certaine, et il est bon que vous en soyez avertis, afin de ne pas extraire avec trop de facilité des dents ou des racines qui, logiquement traitées, pourraient être souvent conservées avec le plus grand profit.

La carie du 4e degré reste d'ailleurs absolument silencieuse tant que la chambre pulpaire et les canaux radiculaires sont perméables ; les accidents infectieux dont elle est l'origine n'éclatent que le jour où cette perméabilité disparaît.

Le praticien devra donc veiller à ce que le drainage trans-radiculo-pulpaire reste intact ; pour cela il débarrassera la chambre pulpaire des débris putrides qui l'encombrent et maintiendra dans la cavité une boulette de coton chargée d'un antiseptique tel que le tricrésol ou la créosote, et recouverte d'un autre coton imbibé de mixture occlusive. Le patient pourra moyennant ces précautions attendre pendant quelque temps l'intervention curative du spécialiste.

.·.

Comme on vient de le voir au cours de ce chapitre, où nous nous sommes attachés à mettre en évidence la modalité des phénomènes douloureux provoqués par la carie dentaire, ces *odontalgies* sont dues uniquement à l'*irritation ou à la désintégration des filets nerveux de la dent*. Leur pathogénie est donc bien différente de celle des phénomènes douloureux liés aux diverses affections bucco-dentaires que nous étudierons successivement. Leur aspect clinique n'en est pas moins dissemblable, car la douleur due à l'arthrite alvéolo-dentaire, à l'ostéoperiostite des mâchoires, aux gingivo-stomatites, à la pyorrhée alvéolaire *etc.* possède des caractères propres, mais surtout s'accompagne d'un cortège de signes spéciaux, qui traduisent les lésions de l'articulation alvéolo-dentaire, de l'os, du périoste, de la muqueuse gingivo-buccale et permettent ainsi d'établir d'emblée le diagnostic causal.

CHAPITRE II

L'ARTHRITE ALVÉOLO-DENTAIRE ET L'ABCÈS DENTAIRE AIGU OU CHRONIQUE

Ces accidents, bien plus encore que la manifestation objective ou subjective de la carie dentaire non compliquée, doivent être bien connus de vous, car ils sont d'observation courante et réclament fréquemment votre intervention thérapeutique.

PATHOGÉNIE DE L'ARTHRITE ALVÉOLO-DENTAIRE ET DE L'ABCÈS DENTAIRE

La *pathogénie* de ces accidents aigus ou chroniques est facile à mettre en évidence. Nous vous avons dit déjà comment la carie progressivement envahissante finissait par mettre à nu le bourgeon pulpaire, permettant ainsi aux micro-organismes de gagner la chambre pulpaire et le canal radiculaire qui en est le prolongement. L'infection s'arrête là, aussi longtemps que l'hiatus foré par la carie dans la chambre pulpaire ménage une communication plus ou moins large entre celle-ci et le milieu buccal, le drainage des produits septiques se trouvant ainsi assuré. Mais il peut arriver que l'interposition d'un minime débri alimentaire, ou d'un fragment de dentine ramollie vienne transformer la chambre pulpaire en cavité close ; de nouvelles conditions biologiques se trouvent ainsi créées, et vous savez très bien qu'elles ont pour résultat la prolifération et l'exaltation de la virulence des microbes pathogènes. Ceux-ci refluent alors à travers le foramen apical, et ils envahissent l'articulation alvéolo-dentaire, avec une facilité d'autant plus grande que le ligament alvéolo-dentaire, dans la zone périapicale, est constitué de fibres lâches s'opposant mal à la marche ascendante de l'infection. *L'arthrite alvéolo-dentaire* est alors constituée. Ce n'est pas tout; si dès ce moment un drainage suffisant n'est pas rétabli, l'envahissement du processus infectieux suit son cours; il franchit la paroi alvéolaire, gagne de proche en proche les aréoles du tissu spongieux, traverse la table externe de l'os et en fin de compte intéresse le périoste susjacent. *L'arthrite alvéolo-dentaire* se complique alors d'ostéopériostite du maxillaire. Cette ostéopériostite est au début purement phlegmasique et elle peut rétrocéder sans avoir dépassé ce stade; mais elle peut aussi aboutir à l'*abcès dentaire*, qui n'est en définitive que l'*ostéopériostite suppurée* du maxillaire, consécutive à l'*arthrite alvéolo-dentaire.*

Les notions pathogéniques que nous venons d'énoncer rapidement se rapportent plus particulièrement à l'infection ostéopériostique consécutive à la carie dentaire, mais nous nous hâtons d'ajouter qu'elles s'appliquent tout aussi bien à tous les

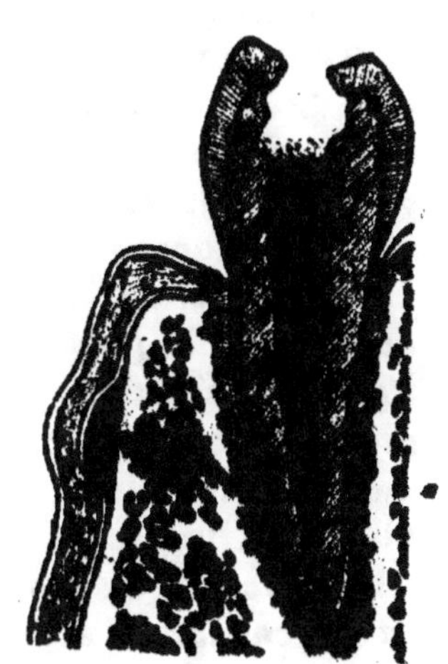

Fig. 11. — Arthrite alvéolo-dentaire. *Coupe schématique montrant la marche de l'infection : foyer périapical, foyer osseux, foyer sous-périostique.*

cas d'infection pulpaire sans carie dentaire (dents mortes); nous reviendrons sur ce sujet.

La marche de l'infection est donc bien établie. Quant aux conditions d'équilibre biologique qui déterminent l'éclosion d'accidents [tantôt aigus, tantôt chroniques, elles sont les mêmes ici qu'en toute autre région de l'organisme, elles sont sous la dépendance de la virulence microbienne d'une part, et de la résistance de l'organisme de l'autre.

I. — ACCIDENTS AIGUS

ARTHRITE ALVÉOLO-DENTAIRE AIGUE, ABCÈS DENTAIRE AIGU

Symptomatologie

L'arthrite alvéolo-dentaire constitue le premier degré de l'infection ascendante d'origine pulpaire. Les symptômes en sont généralement très nets. La dent malade est sensible au contact et au choc ; elle donne la sensation d'allongement et le patient perçoit dans la région qui l'entoure des battements douloureux. D'autre part, la dent est plus ou moins mobile ; autour d'elle les gencives sont rouges, congestionnées. Enfin le palper digital permet de déceler souvent une légère tuméfaction avoisinant l'apex de la dent malade, et provoque toujours, dans cette région, une douleur plus ou moins vive. Nous signalons tout particulièrement cette sensibilité bien limitée de la zone apicale, qui constitue un excellent moyen de diagnostic, lorsque plusieurs dents voisines, également cariées sont incriminées, par le patient.

Si l'arthrite alvéolo-dentaire ne présente aucune tendance à la rétrocession, vous voyez bientôt apparaître la *fluxion dentaire*. Nous n'insistons pas sur la déformation faciale bien connue qui la caractérise et qui est due à la tuméfaction ostéopériostique ainsi qu'à un œdème mou des tissus des joues ; elle traduit l'extension du processus infectieux à l'os et surtout au périoste ; elle précède l'abcès et l'accompagne.

A ce stade, et jusqu'à la formation de l'abcès les douleurs spontanées sont généralement assez vives. Elles sont continues avec exacerbations ; elles ont pour siège la région envahie par le processus inflammatoire, mais elles s'accompagnent fréquemment aussi de douleurs irradiées de type névralgique, pouvant s'étendre à tout le territoire innervé par les nerfs maxillaire supérieur et maxillaire inférieur.

La tuméfaction inflammatoire, la douleur à la pression digitale s'accentuent lorsque l'ostéopériostite évolue vers l'abcès.

Par contre, il est curieux d'observer que dès la formation de la collection sous-périostée, la dent causale devient souvent moins douloureuse à la pression ; mais sa mobilité s'exagère.

L'abcès est facilement décelé par le palper digital vestibulaire ou buccal : tuméfaction plus ou moins considérable, présentant en son centre un point plus ramolli, souvent aussi plus douloureux à la pression, où le pus commence à se collecter, et qui, à un stade plus avancé, devient nettement fluctuant. Il est rare que cette zone ne corresponde pas exactement à l'apex de la dent qui a été le point de départ de l'infection ; c'est à ce niveau que devra porter votre incision si vous décidez de recourir à cette thérapeutique.

Nous n'insistons pas sur les *phénomènes généraux* qui accompagnent l'abcès dentaire : fièvre, inappétence, état saburral des voies digestives, etc., etc. Notons seulement qu'il existe toujours une corrélation assez étroite entre les désordres locaux et les symptômes qui traduisent la septicémie. C'est pour cette raison qu'il faudra réserver votre pronostic et craindre la formation d'un séquestre, lorsque vous vous trouverez en présence d'un état infectieux grave.

L'expérience montre que les abcès dentaires évoluent le plus souvent vers le vestibule buccal. Les abcès de la voûte palatine sont infiniment moins fréquents, et sont assez souvent en rapport avec une carie pénétrante des incisives, plus spécialement de l'incisive latérale. De même à la mâchoire inférieure la face interne est le plus souvent épargnée. Par contre vous devez retenir que *l'ostéopériostite de cette face linguale de la mandibule demande à être surveillée de très près.* Vous savez en effet que le tissu cellulaire lâche du plancher de la bouche offre une bien faible barrière à l'infection et que les phlegmons de cette région évoluent parfois vers le phlegmon diffus de la région sus-hyoïdienne, affection exceptionnellement grave, connue sous le nom d'*angine de Ludwig.* Nous savons bien que ce qui constitue cette affection, c'est non seulement le territoire anatomique où évolue le processus infectieux, mais aussi, et surtout, l'état général, la résistance déficiente du sujet; mais possédons-nous jamais sur ce point de suffisantes précisions. C'est pourquoi dans les cas d'ostéopériostite se localisant à la face linguale de la mandibule, vous vous tiendrez prêts à agir à la première menace d'envahissement du plancher buccal.

Parfois enfin, la collection purulente rompant la barrière périostique et traversant les différents plans fibro-musculaires de la face ou du cou, vient faire saillie sous la peau, et finalement s'évacue à ce niveau. Ces cas sont heureusement assez rares ; ils sont conditionnés par certaines dispositions anatomiques, et à vrai dire ils sont souvent imputables à la négligence du patient, qui fait appel trop tardivement aux ressources de la thérapeutique.

Diagnostic

Le diagnostic de l'arthrite alvéolo dentaire et de l'abcès dentaire s'établit aisément, grâce aux signes physiques que nous venons d'indiquer, qui vous permettront au surplus de mettre en évidence la dent causale.

L'ostéopériostite de la mâchoire ne pourrait guère être confondue au premier abord qu'avec certains *adénophlegmons cervico-faciaux.* Nous verrons plus loin qu'il est toujours facile de les différencier.

Vous entendrez souvent vos malades, effrayés par le développement rapide et l'aspect de la fluxion dentaire, vous exprimer la crainte de l'*érysipèle de la face,* d'autant plus que les phénomènes douloureux dentaires restent parfois au second plan. Il vous suffira dans ce cas d'interroger du doigt le massif alvéolaire pour établir votre conviction et rassurer votre patient.

Pronostic

L'abcès dentaire est une affection bénigne ; les complications graves : infections veineuses ascendantes (voir page 115).

angine de Ludwig, sont rares, très rares même en regard de l'extrême fréquence de cette affection ; mais il n'en est pas moins vrai que vous devez les avoir toujours présentes à l'esprit afin d'intervenir à la première menace.

Marche

L'infection de l'articulation alvéolo-dentaire et les phénomènes inflammatoires qu'elle provoque n'ont pas fatalement la marche progressivement envahissante que nous venons de décrire. Le stade de l'arthrite alvéolo-dentaire peut très bien ne pas être dépassé ; de même l'abcès dentaire ne suit pas nécessairement la fluxion, et les réactions de défense peuvent amener la rétrocession spontanée de tous ces accidents, même sans qu'aucun traitement dentaire ait été entrepris. Bien plus l'abcès dentaire peut guérir spontanément par évacuation spontanée de la collection purulente. Toutefois, si aucun traitement dentaire n'a été pratiqué, l'on assiste généralement à la transformation de l'abcès dentaire aigu en abcès dentaire chronique, que nous décrirons dans le chapitre suivant.

Par contre on peut assister à l'évolution d'accidents suraigus, de nature à compromettre gravement la vitalité des tissus osseux et à entraîner la formation d'un *séquestre*. Dans ce cas la suppuration ne se tarit pas aussitôt après l'ouverture spontanée ou provoquée de l'abcès ; au contraire elle continue abondante et fétide jusqu'à l'élimination du fragment osseux nécrosé.

TRAITEMENT

1° Au stade d'arthrite alvéolo-dentaire

la première indication consiste à *rétablir la perméabilité de la chambre pulpaire et du canal radiculaire*, de façon à assurer le drainage de ces cavités, et de l'espace périapical déjà envahi par les microorganismes. S'il s'agit d'une dent cariée débarrassez la chambre pulpaire et l'entrée des canaux.

des détritus qui les encombrent. Si vous avez affaire à une dent morte à pulpe infectée, bornez-vous à trépaner à la fraise, montée sur le tour, la chambre pulpaire, et à la vider des produits septiques qu'elle contient. Appliquez ensuite un coton imbibé d'une essence ou de créosote à l'entrée des canaux. Ne cherchez pas à aller plus loin, c'est-à-dire à procéder au nettoyage mécanique des canaux, vous risqueriez de refouler au-delà de l'apex de nouvelles matières septiques ; laissez cela pour plus tard, après la sédation des phénomènes aigus et pour le spécialiste.

Combattez en même temps la poussée phlegmasique par des badigeonnages de teinture d'iode, et surtout par *les irrigations chaudes loco dolenti*, à raison de une toutes les deux heures. Chaque irrigation devra durer dix minutes environ, et la chaleur du liquide sera progressivement élevée de façon à ce que le patient la tolère plus aisément. On se servira d'eau stérilisée.

De même une *petite saignée locale* au bistouri fin, enfoncé profondément sous la muqueuse parallèlement à l'alvéole, amènera dans certains cas une atténuation notable des phénomènes congestifs et douloureux.

C'est dans le même but que vous prescrirez les *pédiluves sinapisés*.

Vous ne vous résoudrez à pratiquer l'*avulsion de la dent causale*, qu'après avoir constaté l'inutilité du traitement conservateur que nous venons de décrire, ou si, pour une raison quelconque, votre patient refuse de s'y soumettre. Mais dans ce cas il est bon que vous sachiez que l'extraction n'amènera pas la sédation immédiate et totale des phénomènes douloureux ; une atténuation notable est cependant la règle, mais ne survient que quelques heures après l'intervention, qui souvent même provoque l'exacerbation de la douleur. En tous cas, après une extraction pratiquée dans ces conditions, vous n'omettrez pas de prescrire grands lavages chauds, badigeonnages à l'iode, etc.

Vous savez enfin que la *novocaïne adrénaline ne possède aucune action anesthésiante en tissus enflammés* ; bien plus elie semble même donner un coup de fouet aux lésions phlegmasiques. C'est pourquoi les injections anesthésiantes intragingivales seront pratiquées à la périphérie de la zone inflammatoire, de manière à la circonscrire ; c'est pourquoi également vous serez parfois amenés à recourir soit à l'anesthésie tronculaire, soit à l'anesthésie générale de courte durée. Nous reviendrons d'ailleurs sur ce sujet.

2° Lorsque l'abcès dentaire est collecté

vous aurez le choix entre son *évacuation par incision* et l'*extraction de la dent*.

Vous ne vous décidez pour l'*extraction de la dent* que si votre patient l'exige ou si l'organe vous parait irrémédiablement compromis.

L'incision sera souvent l'intervention de choix, elle amène en effet la sédation des phénomènes douloureux, et permet parfois la conservation de la dent, à condition, bien entendu, qu'elle soit suivie aussitôt que possible de la désinfection minutieuse de la chambre pulpaire et des canaux, ceci est l'affaire du spécialiste. Vous pratiquerez l'incision de préférence *au galvano ou au thermo-cautère, là où se perçoit nettement la fluctuation ;* ou, encore, si la collection purulente est peu abondante et mal perçue, *à l'endroit où la pression digitale provoque une douleur maxima.*

Un *lavage abondant*, à l'eau bouillie très chaude, suivra l'une ou l'autre de ces interventions et vous conseillerez à votre patient de recourir à la thérapeutique décongestive que nous avons signalée plus haut, jusqu'à ce que les phénomènes plegmasiques aient disparu.

Lorsque la collection purulente fait saillie sous la peau. c'est évidemment à ce niveau que doit porter l'incision, qui sera complétée par les soins dentaires, ou par l'extraction de la dent causale, sous peine d'être suivie d'une fistule cutanée intarissable.

C'est à dessein que nous nous sommes bornés dans ce chapitre à envisager l'abcès dentaire banal, c'est-à-dire l'ostéo-périostite bénigne des maxillaires. Nous nous conformons ainsi au plan de ce livre. Mais il est bon que vous soyez avertis qu'a coté de ces cas de beaucoup les plus fréquents vous observerez parfois des ostéopériostites graves, marquées d'emblée par des symptômes généraux inquiétants, et se terminant par la nécrose d'une portion osseuse plus ou moins importante. La description de ces accidents infectieux ou toxi-infectieux (nécrose phosphorée) trouve habituellement sa place dans les traités de chirurgie auxquels nous vous prions de vouloir bien vous reporter.

II. — ABCÈS DENTAIRE CHRONIQUE; FISTULES DENTAIRES

L'abcès dentaire chronique est désigné le plus souvent par le nom de son principal symptôme : *la fistule dentaire*. Il s'agit là d'une lésion inflammatoire qui trouve son origine dans la mortification et l'infection pulpaire, et à ce titre sa pathogénie est la même que celle de l'abcès dentaire aigu. Nous avons déjà insisté sur ce point, il est donc inutile d'y revenir.

Quant à la symptomatologie des fistules dentaires, elle est parfois obscure contrairement à celle des accidents aigus, et il n'est pas rare d'être le témoin d'erreurs fâcheuses à propos du diagnostic de ces lésions. Il est donc de toute importance que vous possédiez sur ce point les notions les plus précises.

Symptomatologie

L'abcès dentaire chronique suit parfois l'abcès dentaire aigu : ce dernier, incisé ou spontanément ouvert, laissant après lui un trajet fistuleux, dont la suppuration est entretenue par l'infection de la dent causale. Mais très souvent aussi l'abcès dentaire chronique se développe insidieusement, et son évolution est à peine marquée par quelques poussées d'arthrite alvéolo-dentaire subaiguë. Dans ces conditions la fistule den-

taire apparaît sans que le patient se soit aperçu de son développement, et les relations de cause à effet n'en sont ainsi que
plus difficiles à mettre en évidence.

Les fistules dentaires revêtent deux formes cliniques essentielles, elles sont *muqueuses* ou *cutanées* suivant qu'elles s'ou-
vrent sur la muqueuse buccale, ou sur la peau de la région
cervico-faciale.

Les fistules muqueuses, lorsqu'elles sont récentes, viennent
s'ouvrir par un petit pertuis à bords aplatis, qui siège généralement à un centimètre environ de la sertissure gingivale,
en regard de la zone apicale. Si la lésion est plus ancienne,

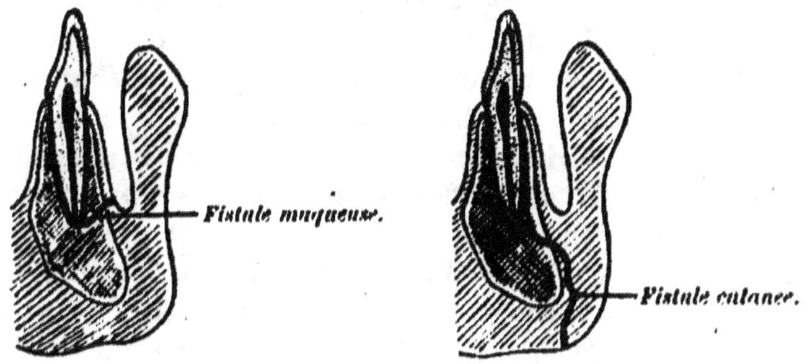

Fig. 12. — Les deux types de fistules dentaires.

c'est au sommet d'une petite granulation de grosseur variable
(1 grain de mil à 1 grain de riz) qu'on aperçoit l'orifice fistuleux. Il n'est pas toujours donné de voir du pus s'en écou-
ler, car la suppuration est en général peu abondante, et elle
est constamment balayée par la salive. Par contre il arrive de
temps en temps que, l'orifice fistuleux s'obstruant, la sécré-
tion purulente s'accumule à ce niveau sous forme d'une petite
phlyctène, qui finit par se rompre spontanément. Le drainage
se rétablit ainsi, et l'on voit disparaître la gêne douloureuse
due à l'arthrite alvéolo-dentaire subaiguë, qu'avait provoquée la rétention momentanée des produits septiques.

*L'orifice fistuleux siège habituellement en regard de la dent
causale ;* certes il existe des exceptions à cette règle mais elles

sont bien rares. Disons enfin que c'est surtout sur la face vestibulaire de la mâchoire qu'évoluent les fistules muqueuses ; on les observe assez rarement à la voûte palatine, de même que sur la face linguale de la mandibule. C'est là une particularité que nous avions déjà signalée à propos des abcès dentaires aigus.

Les fistules cutanées, même quand elles n'ont pas été précédées d'accidents aigus, ont une évolution qui passe difficilement inaperçue. Elles s'accompagnent en effet de modifications notables de la peau et des tissus sous-jacents, qui sont le siège d'une infiltration dure, rétractile et fortement adhérente à l'os. A ce niveau, les téguments présentent une dépression plus ou moins profonde, au fond de laquelle vient s'ouvrir l'orifice fistuleux. Les bords en sont amincis, au début tout au moins, et il laisse sourdre de temps à autre une gouttelette de pus, qui se dessèche en formant une petite croûte jaunâtre. Plus tard, sous l'effet de la suppuration prolongée, de petites fongosités s'organisent, et modifient quelque peu l'aspect de l'orifice. Parfois la face profonde de la peau n'est pas intimement accolée à l'os, mais toujours *elle s'y trouve reliée par un cordon fibreux plus ou moins long* qui correspond au trajet fistuleux ; ce trajet peut souvent être cathétérisé à l'aide d'un fil d'argent suffisamment fin.

Les fistules cutanées en relation avec la mâchoire supérieure sont rares, on n'en observe guère qu'au niveau de la fosse canine.

Elles sont plus fréquentes sur toute l'étendue de l'arc mandibulaire mais avec une certaine prédilection pour *la région mentonnière*.

La fistulisation de l'abcès dentaire chronique, tantôt à travers la muqueuse, tantôt à travers la peau, n'est pas le simple fait du hasard, mais découle des dispositions anatomiques bien définies. La muqueuse qui tapisse la face vestibulaire des mâchoires se réfléchit vers la face interne des joues suivant une ligne sinueuse, irrégulière : en d'autres termes le cul-desac muqueux vestibulaire ne possède pas partout la même profondeur. Il s'en suit qu'en certains points la zone alvéolaire qui répond aux apex est tapissée de muqueuse, tandis qu'ailleurs elle est directement en rapport avec la peau et les plans fibro-musculaires qui la doublent ; et il est facile de comprendre que de telles relations anatomiques commanderont dans le premier cas la fistulisation muqueuse de l'abcès chronique, alors que dans le second c'est la fistule cutanée qui devra logiquement se former.

La rareté des fistules cutanées dues à une dent de la mâchoire supérieure n'a pas d'autre cause. Il est bien établi au contraire que le cul-de-sac muqueux vestibulaire est loin d'atteindre la zone des apex à la mâchoire inférieure, et c'est une des raisons pour lesquelles les fistules cutanées y sont plus fréquentes ; l'action de la pesanteur en est une autre.

Les fistules cutanées ont habituellement un trajet très court, et leur orifice se trouve généralement en regard de la dent causale, ou tout au moins du groupe de dents auquel elle appartient. Il en est toutefois dont le trajet sinueux, irrégulier, vient aboutir à une distance variable de la dent causale ; telles sont les fistules périorbitaires, temporales, sous-angulaires, cervicales, et même sus-claviculaires ; *il s'agit là, hâtons-nous de le souligner, de faits exceptionnels,* mais il est bon que vous les connaissiez pour éviter de regrettables erreurs de diagnostic.

La symptomatologie des fistules dentaires se réduit à peu près aux signes objectifs que nous venons de décrire. Les signes subjectifs sont très atténués ; le trajet fistuleux est indolore, par contre la dent causale, dent à pulpe infectée, présente de temps à autre les signes de l'arthrite alvéolo-dentaire subaiguë : sensation d'allongement, sensibilité à la pression et au choc, légère mobilité. etc.

Marche

La fistule dentaire est une affection interminable ; le drainage qui s'est établi entre la chambre pulpaire infectée et l'extérieur permet la tolérance presque indéfinie de la dent causale. Elle n'a donc aucune tendance naturelle à disparaître. De temps à autre l'oblitération momentanée du trajet fistuleux amène la rétention de produits septiques, et l'on assiste alors à l'éclosion d'accidents phlegmasiques analogues à ceux qui ont précédé la formation de la fistule : ostéopériostite de la mâchoire et arthrite alvéolo-dentaire avec leurs caractères particuliers. Ces accidents gardent généralement une allure subaiguë, et s'apaisent spontanément après l'émission de quelques gouttes de pus collectées près de l'orifice fistuleux sous forme d'une petite phlyctène. Parfois cependant ces réveils de l'infection présentent un caractère moins bénin, ils évoluent alors vers l'abcès dentaire franc, et finissent par entraîner ainsi la perte de la dent.

Diagnostic

LES FISTULES MUQUEUSES

sont d'un diagnostic habituellement facile.

Il n'y a guère que le *Kyste paradentaire* fistulisé qui pourrait vous donner le change ; mais dans ce cas le cathétérisme du trajet vous mènerait dans une cavité plus ou moins large et lèverait bientôt tous vos doutes.

De même les *fistules entretenues par un séquestre* ont une toute autre allure. Elles ont été précédées d'accidents aigus et graves d'ostéopériostite, l'écoulement purulent en est infiniment plus abondant, et leur cathétérisme permet de percevoir l'os dénudé qui peu à peu se mobilise.

Après avoir établi le diagnostic différentiel *vous avez à déterminer la dent causale.* Vous savez déjà que la fistule siège généralement en regard de cette dent et vous pouvez tirer de ce signe clinique de sérieuses présomptions.

Nous vous rappelons d'ailleurs que c'est l'infection pulpaire, de quelque cause qu'elle soit, qui est à la base de la fistule dentaire ; vous avez donc à faire état non seulement *des dents cariées,* mais aussi des *altérations pulpaires sans carie,* nous vous dirons plus loin quelles multiples causes peuvent déterminer ces dernières lésions, et comment vous les mettrez en évidence.

Vous tiendrez compte également des poussées d'arthrite alvéolo-dentaire, observées par vous ou notées par le patient ; et tout ceci constituera un faisceau de signes cliniques suffisants pour vous permettre le diagnostic causal.

Si quelque doute persistait dans votre esprit vous pourriez pratiquer l'épreuve de l'injection transradiculaire, telle que nous la décrirons plus loin. Mais il est bien rare que cette petite manœuvre soit indispensable.

LES FISTULES CUTANÉES

soulèvent des problèmes autrement intéressants et parfois difficiles.

Nombreuses sont les lésions fistuleuses de la face ou du cou qui peuvent être confondues avec les fistules dentaires.

Certaines cependant peuvent être rapidement éliminées.

Les *fistules congénitales* sont très rares ; elles siègent exceptionnellement à la face ; celles de la région cervicale avoisinent l'articulation sterno-claviculaire. Le cathétérisme, l'époque d'apparition de la fistule vous permettront de penser à l'origine congénitale du trajet fistuleux, surtout si l'examen dentaire est resté négatif.

Les *fistules salivaires, les fistules consécutives à la dacryocystite, les fistules sinusiennes* ne vous embarrasseront guère. Il n'en est pas de même de certaines *fistules actinomycosiques*, qui viennent généralement s'ouvrir au fond d'une dépression infundibuliforme, au milieu de tissus scléreux et adhérents à l'os. Cependant la marche de l'affection, la suppuration généralement plus abondante, la présence de multiples trajets s'ouvrant et se fermant tour à tour, la présence de grains jaunes dont l'aspect microscopique est si caractéristique ; tout cet ensemble clinique de l'actinomycose vous permettra le plus souvent d'écarter tous les doutes.

De même les *nécroses de la mâchoire fistulisées*, seront aisément mises de côté ; nous avons déjà dit pour quelles raisons.

Les *suppurations ganglionnaires chroniques, simples ou*

bacillaires sont parfois plus difficiles à éliminer. Nous ne parlons pas bien entendu des volumineuses adénites sous-maxillaires ou sous-angulo maxillaires qui ne pourront guère vous donner le change, mais il existe par contre 'e petits amas ganglionnaires, *ganglions géniens, ganglions sous-mentaux*, dont la fonte purulente simule assez bien la fistule. Nous en reparlerons plus loin mais disons de suite que ce qui vous permettra de fixer le diagnostic des fistules ganglionnaires, c'est leur siège, leur suppuration plus abondante, l'aspect irrégulier, bourgeonnant, de leurs bords, l'absence du cordon fibreux qui correspond au trajet fistuleux et qui est tendu entre l'orifice cutané et l'os. Enfin si vous essayez de les cathétériser, votre sonde se trouve arrêtée dans un infundibulum à quelques millimètres de l'orifice.

Nous nous en voudrions enfin de ne pas vous signaler une erreur de diagnostic dont nous avons été le témoin, où une fistule dentaire de la fosse canine fut prise pour un cancroïde de la face et traitée comme tel. Évidemment un peu d'attention, et la recherche des signes positifs de la fistule eut permis d'éviter cette confusion.

Ayant donc ainsi écarté toutes les affections qui peuvent présenter quelque ressemblance avec la fistule dentaire, il nous restera à vous demander *quelle dent en est la cause*.

Ici encore voyez s'il n'y a pas dans la région de la fistule une dent morte ou une dent cariée. Vous serez toujours aidés d'ailleurs dans votre investigation *par la présence du cordon fibreux qui relie l'orifice fistuleux à l'apex causal*. Recherchez attentivement ce cordon, et pour cela écartez la joue du massif osseux à l'aide d'un instrument, de façon à tendre la muqueuse du cul-de-sac vestibulaire que vous explorez alors avec la pulpe de l'index.

Vous pourrez encore pratiquer *le cathétérisme du trajet fistuleux*, avec un mince fil d'argent dont l'extrémité aura été arrondie en bouton. Il vous conduira vers la dent causale et même vous permettra d'atteindre son apex. Au besoin *une radiographie, avec le fil d'argent in situ*, serait tout à fait démonstrative.

Enfin, recourez au signe véritablement pathognomonique de la fistule dentaire. Il consiste à pousser à travers le canal radiculaire une petite quantité de liquide antiseptique, lequel parcourt le trajet fistuleux et vient ressortir par l'orifice cutané.

Servez-vous pour cela d'une des seringues à fines aiguilles dont on se sert pour l'anesthésie intragingivale, ce qui vous permettra d'exercer une pression suffisante. Après avoir nettoyé *grosso modo* la chambre pulpaire et le canal radiculaire, poussez vers l'apex la pointe de votre aiguille, et maintenez-la en place par une boulette de coton ou de gutta-percha ramollie ; injectez alors quelques centimètres cubes d'eau oxygénée, qui viendra sourdre à l'orifice fistuleux en formant quelques bulles de gaz facilement perceptibles.

Nous le répétons à dessein, toutes les fistules dentaires n'ont pas pour origine une dent cariée ; un certain nombre sont causées par des *dents mortes*, c'est-à-dire par des dents d'apparence saine mais dont la pulpe est infectée. C'est surtout pour les *fistules mentonnières* que cette étiologie est fréquente. Nous reviendrons d'ailleurs longuement sur ce sujet.

TRAITEMENT

Il est bon que vous sachiez qu'*une fistule peut être guérie tout en conservant la dent qui l'a causée*. La thérapeutique conservatrice est ici très variée, elle comprend, en passant du plus simple au plus compliqué, l'injection de créosote ou la vaporisation formolée à travers le trajet fistuleux, le curetage alvéolo-dentaire, la résection apicale et enfin la greffe dentaire par restitution. Ce sont là de interventions délicates qui doivent rester dans les attributions du médecin spécialiste. Il est incontestable d'ailleurs qu'elles donnent des résultats très encourageants ; vous les conseillerez à vos patients toutes les fois que ceux-ci pourront s'y soumettre. Dans le cas contraire l'extraction de la dent causale s'impose, et sera suivie à bref délai de la disparition de la fistule, *sans qu'il soit besoin, ni de traiter spécialement le trajet fistuleux, ni de pratiquer un curetage de l'os.* Si l'écoulement persistait malgré cette intervention, c'est que le diagnostic aurait été erroné, ou encore que la fistule aurait été provoquée par une double infection pulpaire. Les fistules mentonnières présentent parfois cette double origine ; vous la décélerez par un examen plus approfondi des dents de la région : incisives et canines.

Malheureusement les fistules cutanées guéries laissent souvent après elles une dépression infundibuliforme au niveau de laquelle la face profonde du tégument adhère intimement à l'os. Après cicatrisation des lésions, vous pourrez remédier à cette déformation disgracieuse par une opération plastique sans gravité que vous pratiquerez sous anesthésie novocaïnique. Elle comportera deux temps : 1° l'excision des téguments adhérents ; 2° l'accolement des lèvres de la plaie par suture intradermique.

CHAPITRE III

ADÉNITES PÉRIBUCCALES

L'abcès dentaire aigu ou chronique, nous venons de le voir, est une complication locale de la désintégration pulpaire, dû à l'envahissement de proche en proche du processus infectieux. Les adénites d'origine dentaire sont des accidents septiques d'un ordre tout différent. Vous savez

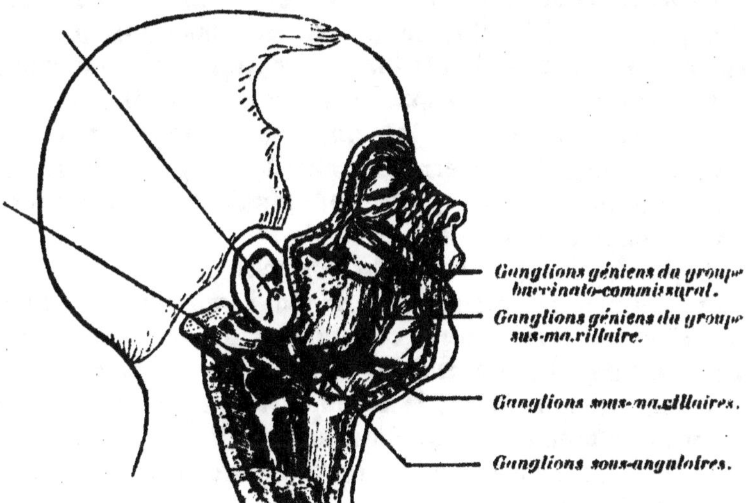

Fig. 13. — *Groupes ganglionnaires en relations avec la circulation lymphatique de la cavité buccale.*

que les dents (ou tout au moins leur organe pulpaire), les gencives, les articulations alvéolo-dentaires possèdent un riche réseau de vaisseaux lymphatiques. Ceux-ci pourront donc véhiculer jusqu'aux ganglions dont ils sont tributaires, les microorganismes de la cavité buccale, et provoquer dans des conditions déterminées des adénites aiguës ou chroniques.

Les relais lymphatiques sont assez nombreux autour de la cavité buccale et ils ont une topographie bien établie ; nous allons rapidement les énumérer.

Les ganglions sous-angulaires sont situés assez profondément, sous le bord inférieur et la face interne de l'angle de la mandibule. Ils reçoivent les vaisseaux lymphatiques de la dent de sagesse inférieure et de la région qui l'avoisine.

Les ganglions sous-maxillaires sont accolés à la face externe de la glande de même nom, immédiatement sous le bord inférieur de la partie moyenne de la mandibule. Leurs vaisseaux afférents proviennent de toute la mâchoire supérieure et de la partie latérale de la mandibule. Leur groupement est le plus important de tous ceux qui sont en relation avec la circulation lymphatique bucco-dentaire.

Les ganglions sous-mentaux sont situés immédiatement en dessous et en arrière de la symphyse mentonnière, où ils reposent sur la face externe du muscle mylo-hyoïdien. Les lymphatiques qu'ils reçoivent sont ceux de la région des incisives et canines inférieures.

Enfin les ganglions géniens forment deux groupements bien définis. Le premier, *buccinato-commissural*, occupe la région comprise entre la commissure des lèvres et le bord antérieur du muscle masséter, il reçoit les lymphatiques de la mâchoire supérieure ; le second, *sus-maxillaire*, situé en dessous du premier, est appliqué sur la face externe de la mandibule. Ses vaisseaux afférents proviennent strictement de la mâchoire inférieure.

Symptomatologie

Quel que soit le groupement ganglionnaire en cause l'évolution inflammatoire est toujours la même.

S'agit-il d'une *adénite aiguë*, vous percevez au début une petite masse dure, douloureuse au toucher, peu mobile. Puis l'atmosphère celluleuse qui l'entoure s'empâte et

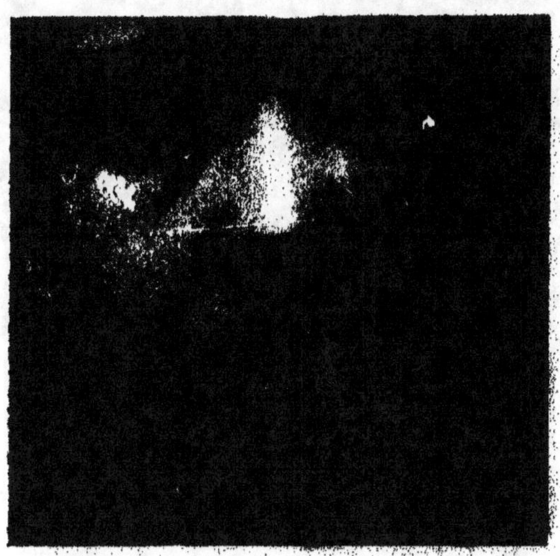

Fig. 1. — Adénite naso-génienne suppurée non fistulisée forme exceptionnelle de l'adénite génienne.

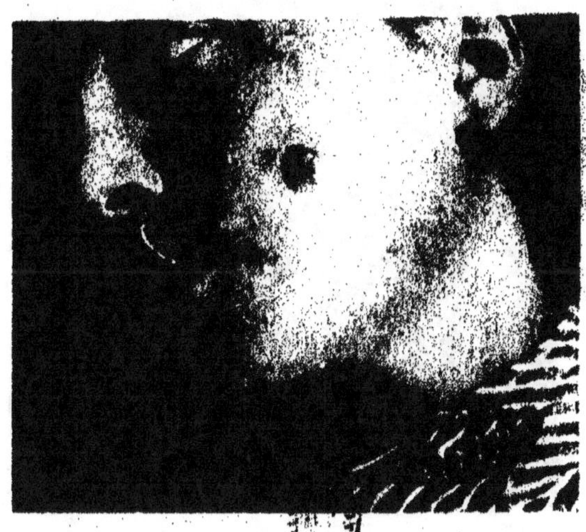

Fig. 2. — Adénite buccinato-commissurale suppurée et fistulisée

[p. 48.]

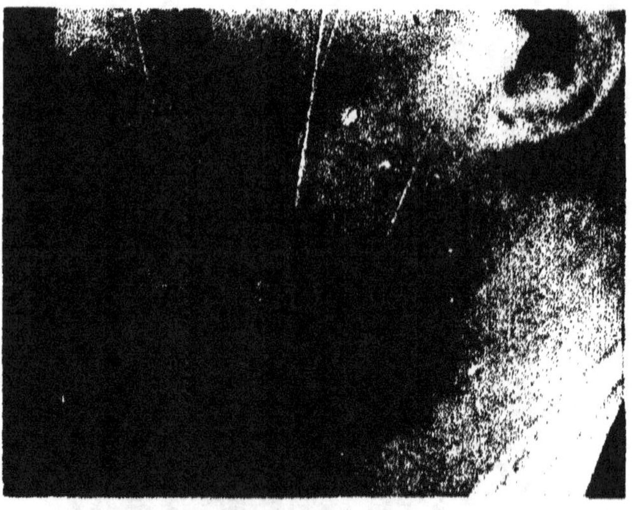

Fig. 1. — Adénite buccinato-commissurale suppurée et fistulisée.

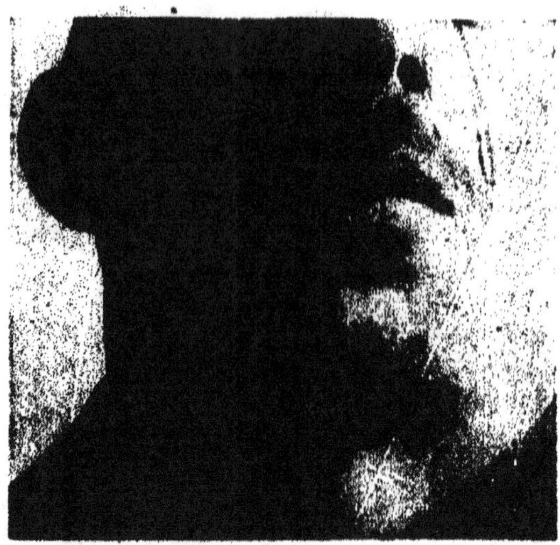

Fig. 2. — Adénite du groupe sus-maxillaire suppurée non fistulisée.

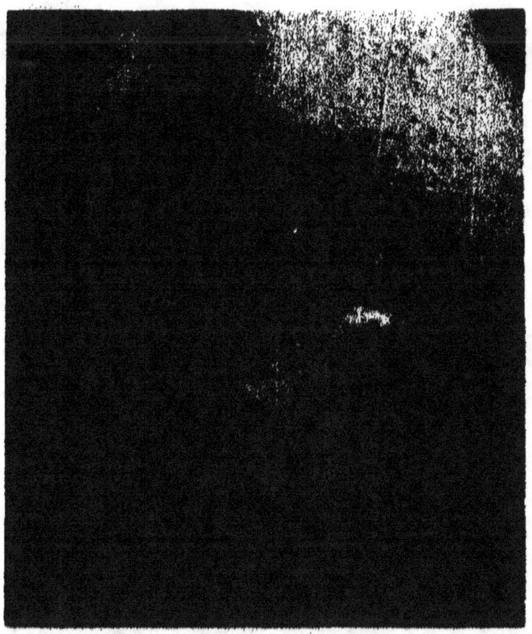

Fig. 1. — Adénite du groupe sus-maxillaire suppurée non fistulisée.

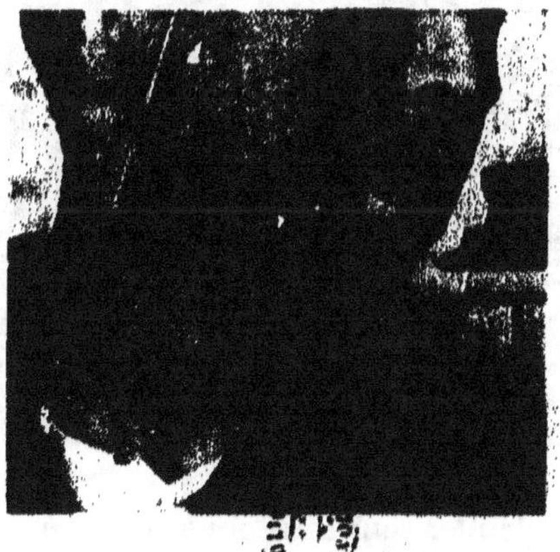

Fig. 2. — Adénite du groupe sus-maxillaire suppurée et fistulisée.

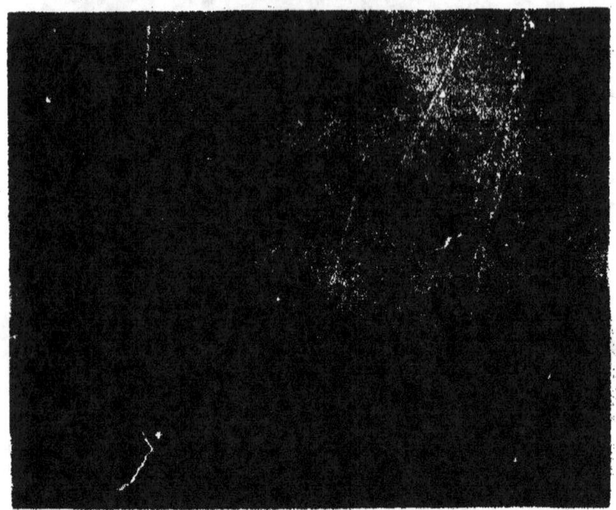

Fig. 1 et 2. — Adénites sous-mentonnières suppurées et fistulisées.

Les figures des planches I à IV proviennent des Collections du Dr LEBEDINSKY.

devient sensible à son tour. Si, à ce moment, la cause de la poussée phlegmasique est supprimée, les lésions peuvent rétrocéder ; sinon la peau devient rouge, tendue, luisante, et bientôt vous percevez au centre de la tuméfaction, en un point qui correspond à la petite masse indurée du début, un point nettement fluctuant. C'est à ce niveau que le pus s'est collecté et qu'il finit par s'évacuer spontanément.

Il s'ensuit une atténuation notable des phénomènes aigus ; mais tant que la cause n'a pas été supprimée, la suppuration n'a aucune tendance à se tarir et *l'adénite chronique fistulée* est ainsi constituée.

Bien entendu la tuméfaction et l'intensité des phénomènes inflammatoires seront en rapport avec l'importance du groupement ganglionnaire envahi, et la violence du processus infectieux originel, c'est à ce titre que les adéno-phlegmons sous-maxillaires et sous-angulaires s'accompagneront de déformations notables, de réactions locales et de phénomènes généraux souvent intenses, tandis qu'au contraire ces accidents seront plus atténués s'il s'agit d'adénites géniennes ou sous-mentonnières.

Comme nous venons de l'indiquer, *l'adénite chronique* est généralement précédée d'un état aigu. Toutefois dans certains cas l'adénite revêt d'emblée une allure torpide. Les ganglions s'hypertrophient insensiblement, sans que le patient y prête attention. Ils sont à peine douloureux : ils sont mobiles, ne s'accompagnent pas de périadénite et restent dans cet état pendant un temps indéfini. La fonte purulente de l'organe lymphoïde peut alors survenir, accompagnée souvent d'une poussée inflammatoire subaiguë, et l'on assiste enfin à l'évacuation spontanée de la collection purulente et à sa fistulisation.

En règle générale l'adénite aiguë et plus particulièrement l'adénophlegmon interviennent comme complications d'un état infectieux aigu de la cavité buccale ; vous l'observerez au cours des accidents osseux ou muqueux de dent de sagesse, des accidents de dents incluses, des ostéopériostites étendues avec ou sans nécrose osseuse, des stomatites, etc.

Au contraire, l'adénite subaiguë ou chronique tirera son origine, tantôt d'une carie dentaire, avec pulpe infectée, tantôt d'une lésion subaiguë ou chronique de la muqueuse, gingivite tartrique, aphtes, herpès, etc., accidents infectieux atténués, passant parfois inaperçus.

Diagnostic

A. — DIAGNOSTIC DIFFÉRENTIEL

Vous avez à établir tout d'abord qu'il s'agit bien d'une adénite.

Les adénites sous-maxillaires et *sous-angulaires aiguës* surtout quand elles se compliquent d'une tuméfaction importante des tissus environnants ne peuvent guère être confondues de prime abord qu'avec l'*ostéopériostite mandibulaire*. Cependant le palper digital du vestibule buccal vous décélera un maxillaire sain, ni tuméfié, ni douloureux, et vous permettra ainsi d'éliminer facilement cette affection. Notez de plus que le maximum de la tuméfaction et de la douleur à la pression siège nettement en-dessous de l'arc mandibulaire lorsqu'il s'agit d'une adénite. N'oubliez pas d'ailleurs que ces deux affections peuvent se superposer.

La *sous-maxillite aiguë* se traduit par une déformation qui simule celle de l'adénite sous-maxillaire; mais il s'agit là d'une affection rare, et qui se manifeste d'autre part par un écoulement séro-purulent au niveau de l'orifice du canal de Wharton.

Nous n'insistons pas sur le diagnostic différentiel des *adénites sous-maxillaires chroniques, suppurées ou non;* il s'impose habituellement.

Le diagnostic de l'*adénite sous-mentonnière* est simple si elle est *aiguë*; aucune autre affection ne peut en cette région lui être opposée. Si elle est *chronique et suppurée* le diagnostic est parfois plus hésitant. Vous savez en effet que *les fistules mentonnières sont fréquentes* et que leur aspect clinique se rapproche beaucoup de celui de l'affection qui nous occupe. Rappelez-vous cependant que s'il s'agit d'une fistule la suppuration est insignifiante ; qu'en second lieu le cathétérisme mènedans un trajet et non dans une poche peu profonde, comme c'est le cas dans l'adénite ; et qu'enfin si vous poussez l'injection de quelques gouttes d'eau oxygénée dans le canal de la dent causale, le liquide viendra sourdre à l'orifice cutané du trajet, ce qui, bien entendu, ne se produira pas si vous avez affaire à une adénite.

Le diagnostic de *l'adénite génienne aiguë suppurée ou non* est facile à établir ; il suffit pour ainsi dire d'y penser. Cette tuméfaction plus ou moins régulière, qui se prolonge vers la lésion infectante par un cordon de lymphangite, qui siège dans l'épaisseur de la joue, en des points bien déterminés, ne peut guère prêter à confusion.

Quant à *l'adénite génienne chronique et fistulée* vous en établirez la nature en utilisant les procédés d'examen énoncés à propos des adénites sous-mentonnières. A vrai dire l'adénite du groupe buccinato-commisural ne vous embarrassera guère, car vous savez qu'à ce niveau les fistules dentaires sont exceptionnelles. Il n'en est pas de même pour l'adénite sus-maxillaire, d'autant plus que sa face profonde se prolonge souvent vers l'os par une traînée de lymphangite tronculaire. Or cette *queue de l'adénite*, comme on l'a appelée, simule quelquefois à s'y méprendre le cordon fibreux qui caractérise la fistule cutanée, et qui correspond, nons l'avons dit plus haut, au trajet fistuleux. Mais ici encore l'injection antiseptique transapicale et le cathétérisme lèveront tous les doutes.

Si *l'adénite génienne chronique est simple, non suppurée*, elle pourra dans certains cas être confondue avec un kyste sébacé, un furoncle ; à vrai dire ce sont là des erreurs que vous éviterez facilement avec un peu d'attention.

B. — DIAGNOSTIC CAUSAL

Après avoir ainsi établi le diagnostic différentiel des adénites péribuccales il vous reste à en rechercher *la cause*.

Une erreur qui est fréquemment commise est celle qui

consiste à méconnaître l'origine bucco-dentaire et à les considérer d'emblée comme des *adénites tuberculeuses*. Cette dernière étiologie ne devra être affirmée que si vous y êtes autorisés par les indications tirées de l'état général du sujet, par
ses antécédents, par la multiplicité des lésions ganglionnaires, par leur allure clinique et par l'absence d'affection bucco-
dentaire pouvant les expliquer. Rappelez-vous bien d'ailleurs, qu'avant d'entreprendre le traitement d'une adénite
scrofuleuse péri-buccale, *vous devrez procéder à un examen
bucco-dentaire sérieux et, s'il est besoin, à des soins dentaires complets*. L'on a soutenu en effet, non sans raison, que
l'infection bacillaire des ganglions péribuccaux pouvait avoir
comme porte d'entrée une carie dentaire, ou toute autre
lésion buccale. Cette affirmation est peut-être discutable, et en
tous cas difficile à vérifier ; mais un fait est certain, c'est que
*la présence de nombreuses dents cariées compromet ou
retarde la guérison des adénites tuberculeuses*.

D'autre part vous n'aurez aucune difficulté à éliminer la
polyadénite qui accompagne le chancre syphilitique des
lèvres, de la langue ou des amygdales ; et nous n'insisterons
pas ici sur le caractère de la lésion infectante, pas plus que sur
l'ensemble des symptômes qui vous permettront d'établir la
spécificité des lésions.

De même nous ne rappelons que pour mémoire les *adénites néoplasiques*.

Ayant ainsi rapidement éliminé les causes spécifiques des
adénites péribuccales, cherchez à mettre en évidence l'infection bucco-dentaire causale.

Lorsqu'il s'agit d'une *adénite aiguë* ou d'un *adéno-phlegmon* les lésions causales sont généralement assez importantes et passent difficilement inaperçues.

Il en sera de même pour les *adénites subaiguës ou chroniques*, lorsqu'elles ont pour point de départ une lésion de la
muqueuse, car seules les gingivo-stomatites de quelque
importance retentissent sur les ganglions péribuccaux.

Au contraire le diagnostic sera plus difficile si c'est une
carie dentaire qui est en cause. Vous savez cependant que

seule une carie avec infection pulpaire peut être à l'origine de l'adénite, et vous éliminerez *a priori* toute dent atteinte d'une carie non pénétrante et possédant une pulpe saine, c'est-à-dire réagissant normalement aux excitants physiques, chimiques ou mécaniques. Ne retenez donc que les dents cariées avec pulpe infectée ainsi que les dents mortes.

Puis rappelez-vous que vous trouverez la cause des *adénites mentonnières* en interrogeant les incisives ou les canines inférieures.

En ce qui concerne *les adénites géniennes* vous vous souviendrez que *celles du groupe buccinato-commissural* sont en relation avec des altérations pulpaires *des dents de la mâchoire supérieure*, et *celles du groupe sus-maxillaire*, avec des lésions semblables *de la mâchoire inférieure*. Vous trouverez d'ailleurs pour les adénites géniennes une excellente indication dans la présence de cette queue de l'adénite génienne, qui de la face profonde de l'adénite se dirige vers l'apex de la dent causale.

Enfin, en présence d'une *adénite sous-angulaire* ou *sous-maxillaire*, c'est du côté de la dent de sagesse inférieure, des molaires et des prémolaires inférieures, que devront principalement porter vos investigations. Examinez en dernière analyse les dents de la mâchoire supérieure.

TRAITEMENT

1° L'ADÉNITE N'EST PAS SUPPURÉE

Vous devez *tout d'abord supprimer la cause* de l'adénite, c'est-à-dire traiter l'affection gingivale ou dentaire. A défaut de soins dentaires conservateurs qui sont assez délicats et que nous ne vous conseillons guère d'entreprendre, *vous pratiquerez l'extraction*. Sachez d'ailleurs que cette intervention n'amène pas une sédation immédiate des phénomènes inflammatoires ; parfois même ils sembleront s'accentuer, et cette exacerbation des accidents phlogistiques est due vraisemblablement à ce fait que l'extraction crée une plaie alvéolaire, large porte d'entrée pour l'infection lymphatique.

Puis, plus ou moins rapidement la tuméfaction inflammatoire disparaît et tout rentre dans l'ordre, à moins que la fonte purulente du ganglion n'ait été imminente au moment de l'extraction, auquel cas il ne faut pas compter l'enrayer. Le traitement bucco-dentaire sera naturellement accompagné de soins locaux : pansements résolutifs, enveloppements ouatés, etc.

2° L'ADÉNITE EST SUPPURÉE

mais non fistulisée, vous ferez précéder l'avulsion de la dent causale d'une ponction évacuatrice toujours préférable à l'incision large.

3° L'ADÉNITE EST FISTULISÉE

Veillez toujours à supprimer la cause et vous verrez plus ou moins rapidement la fistule ganglionnaire se tarir et la tuméfaction disparaître, sans que vous ayez eu besoin pour cela de recourir au curetage. La guérison de l'adénite laisse cependant après elle une cicatrice disgracieuse qu'il vous appartiendra par la suite de faire disparaître.

Dans certains cas les suppurations mettent un certain temps à se tarir malgré la suppression de l'affection causale. Redoublez alors d'attention et cherchez si quelque lésion bucco-dentaire méconnue ne s'oppose pas à la guérison de la fistule. Ne vous prononcez en définitive en faveur de la nature bacillaire des lésions que si le traitement bucco-dentaire s'est montré inopérant. L'on peut observer d'ailleurs des adénites géniennes fistulisées d'origine manifestement bucco-dentaire, qui demeurent rebelles au simple traitement causal. On doit recourir dans des cas de ce genre à l'injection d'éther iodoformé, puis au curetage de l'adénite et la guérison survient alors avec une rapidité qui ne s'observe jamais quand il s'agit de lésions bacillaires.

CHAPITRE IV

POLYARTHRITE ALVÉOLO-DENTAIRE CHRONIQUE

Cette affection est aussi décrite sous le nom de *pyorrhée alvéolaire*, de *gingivite arthro-dentaire expulsive* ou encore de *maladie de Fauchard*, de *maladie de Rigg*.

Elle est caractérisée par une infection arthro-dentaire chronique qui débute au voisinage du collet, envahit de proche en proche le ligament alvéolo-dentaire et le détruit, mobilise la dent et aboutit en définitive à son expulsion.

Cette affection se limite rarement à une seule dent et atteint d'emblée les différents éléments de l'articulation alvéolo-dentaire : le cément qui à la période d'état est érodé ; le ligament dont les fibres sont envahies, dilacérées par des bourgeons charnus ; l'alvéole enfin dont les parois, sous l'effet d'un processus d'ostéite raréfiante, s'atrophient progressivement et finissent par disparaître en totalité. La muqueuse gingivale qui recouvre ces parois est généralement congestionnée, hypertrophiée, si bien qu'au niveau du collet siègent des culs-de-sac plus ou moins profonds, se vidant mal du pus qu'ils contiennent.

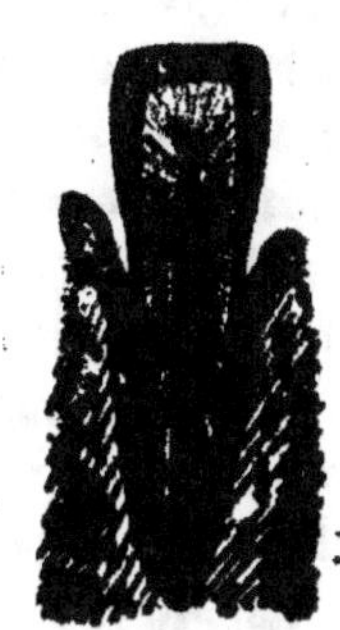

Fig. 14. — Polyarthrite alvéolo-dentaire. Lésions du ligament alvéolo-dentaire : destruction progressive et dissociation de ses fibres par des fongosités. Atrophie des parois alvéolaires. Culs-de-sac gingivaux péricervicaux.

Pathogénie

L'on admet généralement que le facteur infectieux seul, représenté par les multiples microorganismes de la cavité buccale, est incapable de déterminer l'ensemble anatomo-clinique qui caractérise la polyarthrite alvéolo-dentaire chronique. Les *causes prédisposantes générales* jouent ici un rôle primordial ; elles créent des conditions de terrain indispensables à l'éclosion et au développement de la maladie. Certaines maladies infectieuses (syphilis, mal de Bright), dystrophiques (diabète, goutte) ou nerveuses (tabes) ; certaines diathèses (arthritisme ou neuro-arthritisme) sont le plus souvent relevées dans l'étiologie de la pyorrhée alvéolaire ; elles agissent soit en créant des lésions atrophiques des parois alvéolaires, qui ont pour résultat de restreindre les insertions du ligament et de le rendre ainsi plus vulnérable, soit en provoquant des troubles circulatoires de l'articulation alvéolo-dentaire, soit plus simplement en détruisant l'équilibre biologique du milieu buccal par les fermentations anormales qu'elles y occasionnent, ce qui favorise l'éclosion de toute infection.

Il faut aussi tenir compte de certaines *causes prédisposantes locales* telles que les vices d'engrènement, les malpositions dentaires, la présence de tartre. On a incriminé de même le régime végétarien.

L'on peut dire en définitive que chez l'individu normal l'infection du milieu buccal se traduira par de la gingivite simple, qui prendra une forme plus ou moins aiguë, suivant la réceptivité momentanée du sujet ; tandis que chez le prédisposé, au contraire, la gingivite du début prendra l'allure progressivement envahissante et destructive de la polyarthrite alvéolo-dentaire.

Symptomatologie

La polyarthrite alvéolo-dentaire n'atteint en général que des individus *âgés de plus de quarante ans* et sa fréquence augmente avec l'âge.

Assez fréquemment son début n'est marqué que par les symptômes habituels de la gingivite tartrique : hyperémie et boursouflement de la muqueuse dus aux concrétions tartriques du collet des dents.

Plus rarement ce sont des symptômes dystrophiques qui apparaissent les premiers : rétraction de la muqueuse et atrophie du rebord alvéolaire qui se traduisent par l'allongement apparent de la dent.

A cette période les phénomènes subjectifs sont nuls : à peine quelques sensations de chaleur, de picotements au niveau du groupement dentaire envahi.

Il y aura toujours grand intérêt à dépister ces signes prémonitoires de la pyorrhée, d'abord

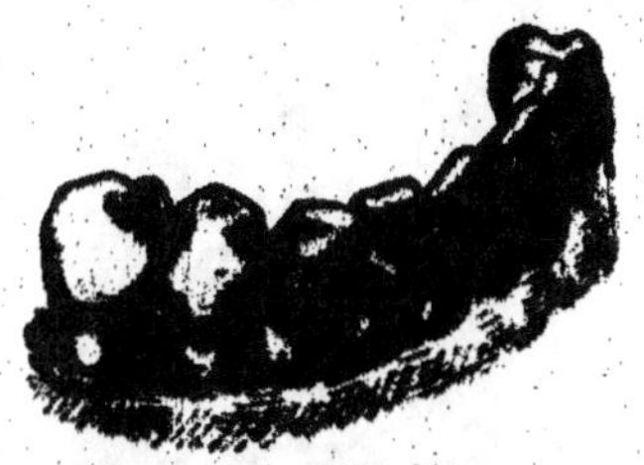

Fig. 15. — Polyarthrite alvéolo-dentaire. *Aspect clinique : dents déchaussées et déviées.*

parce qu'ils attirent parfois l'attention sur une affection générale latente, mais surtout parce que l'efficacité du traitement dépend de sa précocité.

A la période d'état ces symptômes s'accentuent. Des culs-de-sac gingivaux péricervicaux se forment, et sont remplis de sécrétions purulentes que fait sourdre la pression digitale. Les dents s'allongent, se mobilisent, se dévient. La muqueuse gingivale saigne au moindre contact. Des phénomènes douloureux d'ordres divers apparaissent. Les dents, dont la zone cervicale généralement mal pourvue d'émail est découverte, deviennent sensibles au chaud, au froid, aux substances irritantes. La laxité de plus en plus grande du ligament et l'état congestif permanent de la muqueuse rendent également la mastication pénible, souvent même douloureuse. De plus, à la fin de cette période peuvent apparaître des crises de névralgie dentaire dues à l'altération pulpaire. Les microorganismes finissent en effet par gagner le filet radiculaire au niveau de l'apex et par y déterminer des lésions de pulpite.

Nous étudierons dans un chapitre consacré aux altérations

pulpaires sans carie, ces pulpites *a retro* et nous insisterons sur leur diagnostic un peu spécial.

Enfin à la *période terminale* le processus de désintégration ostéo-ligamentaire s'accentue à tel point que la dent est pour ainsi dire expulsée de son alvéole. Sa chute est suivie de la disparition de la suppuration et de la cicatrisation rapide de la plaie alvéolaire.

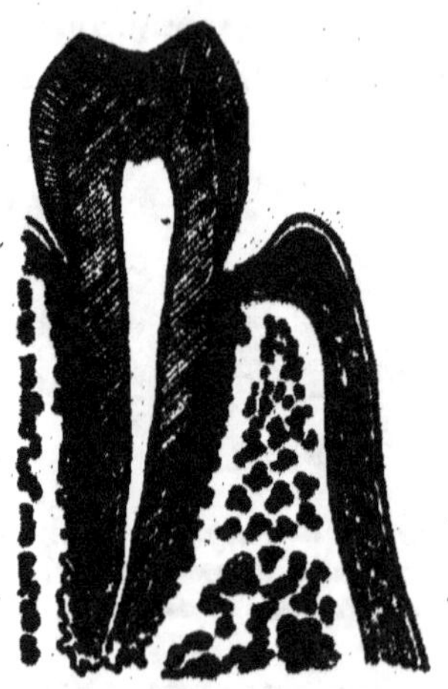

Fig. 16. — *L'abcès sous-muqueux juxta-cervical ou parulie, complication assez fréquente de la polyarthrite alvéolo-dentaire.*

Parfois la pyorrhée alvéolo-dentaire se complique de petits abcès sous-muqueux-péricervicaux qui ont une évolution subaiguë pendant laquelle les phénomènes douloureux deviennent plus intenses. Vous inciserez ces « parulies », ainsi qu'on les appelle communément, dès que le pus s'y trouvera collecté.

Le type clinique que nous venons de décrire, dans lequel lésions atrophiques et lésions infectieuses se trouvent associées, est évidemment le plus fréquent ; mais il existe aussi une *forme sèche de l'affection* (Cruet) où existent seuls les phénomènes atrophiques, sans que l'on puisse à aucun moment constater la présence de pus. Celle-ci quoique plus rare n'est pas cependant exceptionnelle. Elle évolue beaucoup plus lentement que la forme suppurée.

Pronostic

Le pronostic de la polyarthrite expulsive varie suivant les causes prédisposantes qui l'ont déterminée. Relativement favorable quand il s'agit de causes purement locales telles que vices d'engrènement, présence de tartre, etc., il devient au contraire très sombre quand la pyorrhée est sous la dépendance d'un état général défectueux, et, bien entendu, dans ce cas la thérapeutique locale ne sera efficace, que si elle est secondée par une thérapeutique causale appropriée.

TRAITEMENT DE LA PYORRHÉE ALVÉOLAIRE

Le traitement local est très délicat et *doit rester dans les attributions du médecin stomatologiste*. Il ne devra être entrepris que si les lésions alvéolo-dentaires ne sont pas trop avancées et comporte trois indications principales : *le détartrage minutieux* des dents et des racines mises à nu, *l'immobilisation absolue* des organes atteints par des appareils de prothèse fixes, et *la destruction des clapiers purulents* soit au bistouri, soit au galvano-cautère, soit encore à l'aide de caustiques chimiques : acide chromique, acide sulfurique de Nordhausen, acide lactique, fluorure d'ammonium, etc.

Le médecin praticien devra se contenter d'intervenir à la période de début, et procédera à des nettoyages répétés de la cavité buccale, à l'ablation du tartre ; il veillera à ce que ses patients se soumettent à une hygiène bucco-dentaire rigoureuse : brossage minutieux des dents, nettoyage après chaque repas des espaces interdentaires à l'aide du cure-dent ou des soies, lavages de bouche fréquents avec des solutions antiseptiques et légèrement astringentes.

Il leur conseillera en même temps les massages des gencives pratiqués fréquemment, et qui ont pour but de vider les culs-de-sac péricervicaux, et d'activer la circulation défectueuse de l'articulation alvéolo-dentaire.

De même le médecin praticien est mieux placé que quiconque, pour mettre en évidence l'affection qui a provoqué l'éclosion de la pyorrhée. Il ne manquera pas de la rechercher avec soin, et complétera par une *thérapeutique causale* appropriée le traitement local mis en œuvre par le spécialiste.

CHAPITRE V

ALTÉRATIONS PULPAIRES
SANS CARIE DENTAIRE. DENTS MORTES

Sous l'influence de certains processus autres que la carie dentaire, l'organe pulpaire peut s'altérer, subir une désintégration progressive et arriver en définitive à se mortifier.

Ce sont ces altérations pulpaires sans carie, altérations dont le terme ultime *est la dent morte* que nous allons étudier maintenant.

Les causes de ces accidents peuvent se ramener au traumatisme ou à l'infection. Suivant que l'un ou l'autre de ces facteurs entre en jeu, l'aspect clinique s'en trouve modifié. Nous serons donc obligé, pour être clair, de décrire successivement chaque variété étiologique.

ALTÉRATIONS PULPAIRES TRAUMATIQUES

Qu'un choc brutal vienne porter sur une dent, il la mobilise dans son alvéole ; le filet radiculaire constitué par les vaisseaux et nerfs de la pulpe est distendu et se rompt au niveau de l'apex. Le bourgeon pulpaire se trouve dès lors en état de nécrobiose, et plus tard, après une période plus ou moins longue, l'infection l'atteindra et en amènera la désintégration avec toutes ses conséquences.

Symptômes et diagnostic

C'est surtout chez les enfants et les adolescents que l'on observe ces accidents. A l'occasion des jeux, dans la pratique des sports, une dent, le plus souvent incisive ou canine, reçoit un choc violent. Son ébranlement est plus ou moins considérable, suivant qu'il y a eu simple arrachement ligamenteux ou fracture alvéolaire; il s'accompagne généralement d'une douleur assez vive. Ces phénomènes aigus durent quelques jours, quelques semaines au plus, puis tout rentre dans l'ordre; la dent se consolide, n'est plus douloureuse et récupère son aptitude fonctionnelle. Bref rien ne rappellerait l'accident, si le choc n'avait déterminé parfois une fêlure ou même une fracture partielle de la couronne.

Or, si l'on examine ces dents de plus près, on observe un ensemble de symptômes qui traduisent la mortification pulpaire. La teinte est plus ou moins grisâtre, et à la transillumination, pratiquée en portant à sa face postérieure une petite lampe électrique, elle apparaît opaque. Enfin sa sensibilité est abolie; ni les très hautes températures (pointe de galvano-cautère portée au rouge), ni les très basses (stypage) ne sont perçues, alors que l'épreuve témoin pratiquée sur les dents saines est nettement positive.

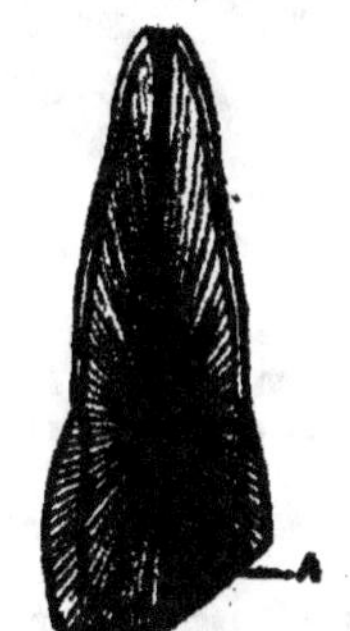

Fig. 17. — Coupe d'une dent atteinte d'une fracture partielle. En A les canalicules de Tomes, mis à nu par suite de la disparition de l'émail, sont envahis par les microorganismes de la cavité buccale.

Il s'écoule alors une période silencieuse plus ou moins longue, pendant laquelle le praticien n'est généralement pas consulté.

Puis apparaissent spontanément et fatalement des phénomènes infectieux divers, parfois aigus, mais le plus souvent chroniques. Les premiers sont facilement diagnostiqués, ce sont l'arthrite apicale, la fluxion et l'abcès dentaire.

Les seconds passeront plus facilement inaperçus à moins qu'il ne s'agisse de fistules cutanées mentonnières ou géniennes. Ces complications de l'infection pulpaire nous ont déjà suffisamment retenu pour ne pas nous arrêter plus longuement (voir pages 30 à 45).

Leur pathogénie est facile à saisir. Sous l'influence du

traumatisme, des fêlures de la couronne se sont produites, des éclats d'émail ont été détachés, découvrant l'orifice des canalicules de Tomes. C'est par ces différentes brèches que les microorganismes du milieu buccal pénétreront jusqu'au bourgeon pulpaire dépourvu de toute réaction de défense, puisqu'il est en état de nécrobiose, et en détermineront la désintégration. De la chambre pulpaire les éléments infectieux gagneront le foramen apical, envahiront l'espace péniapical et provoqueront en définitive les accidents que nous venons de signaler.

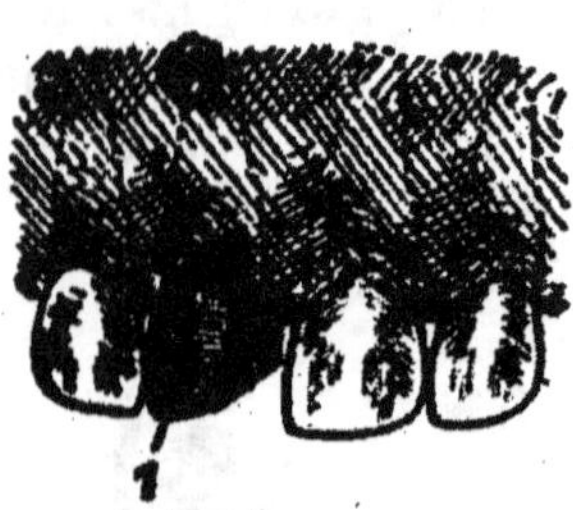

Fig. 18. — 1. *Dent morte par traumatisme. Elle tranche sur ses voisines par sa coloration grise. Elle porte une fistule muqueuse paraapicale.*

Pronostic

Les dents mortes par traumatisme, même après avoir été la cause des phénomènes infectieux graves, peuvent, grâce au traitement approprié, récupérer leur aptitude fonctionnelle et être conservées longtemps. Toutefois il ne faut pas oublier que le bourgeon pulpaire joue un rôle primordial dans l'accroissement de la racine; dès lors, si le traumatisme vient supprimer trop prématurément sa fonction, le développement radiculaire restera incomplet et la dent sera moins fermement implantée dans son alvéole. Ainsi l'avenir de la dent sera d'autant plus compromis que l'accident se sera produit chez un enfant plus jeune.

.

Dents insensibles avec pulpe vivante : La section des troncs nerveux (nerfs maxillaires ou leurs branches) crée des altérations pulpaires d'un genre tout particulier et c'est un fait sur lequel nous devons insister, car les blessures de guerre ont fréquemment entraîné des lésions de ce genre. Dans les fractures comminutives de la mandibule le nerf dentaire inférieur est toujours sectionné, et de ce fait toutes les dents situées en avant du trait de fracture sont privées de leur innervation. On observe de semblables lésions à la mâchoire supérieure, à la suite de blessures intéressant la fosse ptérygoïde ou la région sous-orbitaire. *Il ne faut pas considérer ces dents comme des dents mortes; leur pulpe a perdu sa sensibilité mais non sa vitalité*, puisqu'elle continue à être irriguée, et *les complications infectieuses ne sont pas à craindre*. Il faut donc se garder de leur appliquer le traitement réservé aux dents mortes.

ALTÉRATIONS PULPAIRES DANS LA PYORRHÉE ALVÉOLAIRE

Cette affection est caractérisée anatomiquement (voir page 55) par une notable résorption alvéolaire et la destruction progressive du ligament alvéolo-dentaire. Il est facile de comprendre qu'à travers un ligament ainsi réduit et modifié les microorganismes gagneront aisément l'apex, y atteindront le filament radiculaire et provoqueront en définitive la désintégration du bourgeon pulpaire. Il s'agit là, comme on l'a très bien dit, d'une *infection pulpaire « a retro »*.

Il est à retenir que cette infection frappera ici une pulpe en pleine vitalité, et aura pour conséquence l'apparition des symptômes de la pulpite : crises douloureuses spontanées, fixes ou irradiées.

Symptômes

Rappelons rapidement le tableau clinique de la pyorrhée. Cette affection frappe généralement l'âge mûr et atteint le plus souvent un groupe de dents. Ces dents s'allongent, se dévient, s'ébranlent; la sertissure gingivale qui entoure leur collet se boursoufle, prend un aspect violacé, et saigne au moindre contact. Du pus stagne dans le sillon gingivo-dentaire et apparaît au collet à la moindre pression. Ces phénomènes s'accentuent fatalement et aboutissent, en définitive, à la chute de la dent (voir page 57).

Il n'est pas rare de voir cette affection évoluer jusqu'au bout sans avoir provoqué la moindre souffrance véritable ; à peine quelques sensations d'agacement, de picotements, de cuisson. Dans ce cas la mortification pulpaire s'est accomplie sans que se soient manifestés les symptômes subjectifs de la pulpite.

Par contre, des phénomènes douloureux, dus à l'altération pulpaire, peuvent éclater. Parfois, c'est une sorte de tension douloureuse accompagnée de battements, et bien limitée à la dent, désignée nettement par le patient (*rage de dents*). Le contact d'une boisson chaude fait naître ou exagère ces accès douloureux

Plus fréquemment, c'est le tableau clinique *de la névralgie faciale* que l'on a sous les yeux. Nous n'y reviendrons pas ; déjà, à propos de la carie pénétrante, nous avons abordé l'étude de la prosopalgie d'origine dentaire, et nous vous prions de vous y reporter. Insistons seulement sur le caractère imprévu et spontané de ces crises douloureuses (voir page 20).

Diagnostic

Avant même de procéder à l'inspection de la bouche, il est possible, d'après le siège des irradiations névralgiques, de poser un *diagnostic approximatif*. La douleur siège-t-elle à droite ? Il s'agit de lésions dentaires droites, car la névralgie dentaire est toujours homo-latérale. La névralgie se localise-t-elle aux régions sus ou sous-orbitaires ? C'est sur la mâchoire supérieure que devra porter l'examen. Le patient se plaint-il d'otalgie ? C'est vraisemblablement une molaire inférieure qui doit être mise en cause. La névralgie affectionne-t-elle la région mentonnière ? Les phénomènes douloureux sont-ils exagérés par la pression au niveau du trou mentonnier ? Ce sont alors les dents antérieures et inférieures qu'il faut incriminer.

Ces notions étant acquises, éliminez *la carie dentaire*, cause possible de phénomènes de même nature, et cherchez *la dent causale*. Cela n'est pas toujours facile, car, nous l'avons déjà dit, l'affection qui nous occupe atteint presque toujours plusieurs dents voisines, dont les lésions pyorrhéiques peuvent en être à peu près au même point. La transillumination des dents, utilisée suivant la technique décrite plus haut, pourra certes être de quelque utilité, uniquement d'ailleurs s'il s'agit de dents antérieures ; mais c'est surtout l'examen de la sensibilité des dents aux températures extrêmes qui, dans la plupart des cas, permettra d'établir un diagnostic précis. Au contact, soit d'une boulette de coton imbibée de chlorure d'éthyle (stypage), soit de préférence d'une pointe de galvano-cautère portée au rouge sombre, la dent réagit d'une façon anormale.

S'agit-il d'une lésion pulpaire avancée ? C'est l'insensibilité la plus absolue. S'agit-il, au contraire, d'une pulpite à son début, d'une pulpite hypérémique, la douleur provoquée est très vive ; elle est d'abord locale, puis donne rapidement des irradiations névralgiques, enfin elle persiste quelques instants après l'application de l'excitant thermique. Tout autres sont les réactions des dents saines qui traduisent, sans les exagérer, les sensations de chaleur ou de froid.

Dans la recherche de ces phénomènes subjectifs, il est nécessaire, si l'on veut obtenir quelque précision, de répéter plusieurs fois l'expérience et de se servir successivement du galvano-cautère et du stypage.

Les accidents infectieux de rétention : fluxion et abcès dentaire dus à la gangrène pulpaire, sont exceptionnels dans la pyorrhée ; cela tient à ce fait que le foyer infectieux se trouve tout naturellement drainé par le trajet qu'ont suivi les microbes pathogènes pour parvenir jusqu'à lui. Ajoutons enfin que l'on observe parfois, comme conséquence de la pyorrhée, l'adénite et l'adénophlegmon, mais il faut en chercher la cause, bien plus dans les lésions des tissus mous (muqueuse gingivale et ligament), que dans la désintégration pulpaire qui seule nous occupe ici.

Pronostic

Le pronostic de ces accidents est lié à celui de la pyorrhée alvéolaire. C'est dire qu'il est franchement mauvais ; une dent dont le ligament alvéolo-dentaire a été altéré au point de permettre une infection *a retro* est évidemment bien peu solide et ne mérite, le plus souvent, que l'extraction.

ALTÉRATIONS PULPAIRES PAR ABRASION MÉCANIQUE, PAR ÉROSION CHIMIQUE, SOUS UNE OBTURATION, PAR INFECTION GÉNÉRALE

A côté des processus pathogéniques que nous venons de décrire, d'autres affections peuvent aboutir à la mortification pulpaire.

Au premier rang de celles-ci se place l'*abrasion mécanique des dents.*

Ici la couche d'émail qui protège normalement la surface triturante des dents s'est progressivement usée, soit sous l'effort normal de la mastication, soit sous l'action adjuvante d'un tic, tel que le grincement des dents pendant le sommeil. C'est surtout au niveau des dents monoradiculaires : incisives et canines, que ces lésions sont les plus marquées, et elles peuvent aboutir à la disparition totale de la couronne, lorsqu'aucune thérapeutique n'est appliquée. Il va de soi que de semblables lésions déterminent l'ouverture de la chambre pulpaire et son infection. Mais celle-ci peut d'ailleurs se produire dès que, par suite de la disparition de l'émail, les canalicules de Tomes sont mis à nu. Ils constituent, en effet, autant de

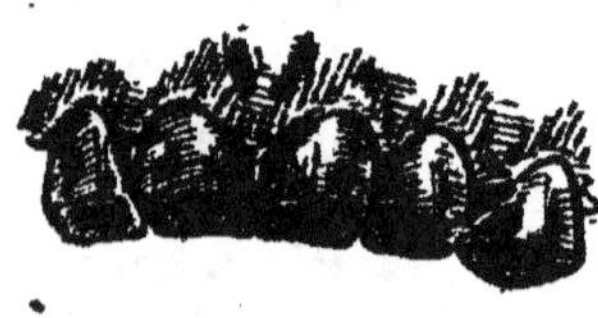

Fig. 19. — *Abrasion mécanique des dents.*

petits conduits capillaires par où les microorganismes pathogènes pénètrent jusqu'au bourgeon pulpaire.

Dans l'érosion chimique du collet des dents, ou *érosion cunéiforme*, pareil processus peut aussi être observé. Il s'agit là d'encoches se différenciant bien de la carie dentaire, et par leur forme régulière, *en coin*, taillé comme à l'emporte-pièce, et par l'aspect de leur cavité, dont les parois sont dures, lisses et non teintées.

Elles siègent de préférence sur les dix dents antérieures.

On les observe particulièrement chez les arthritiques, et elles seraient dues au brossage

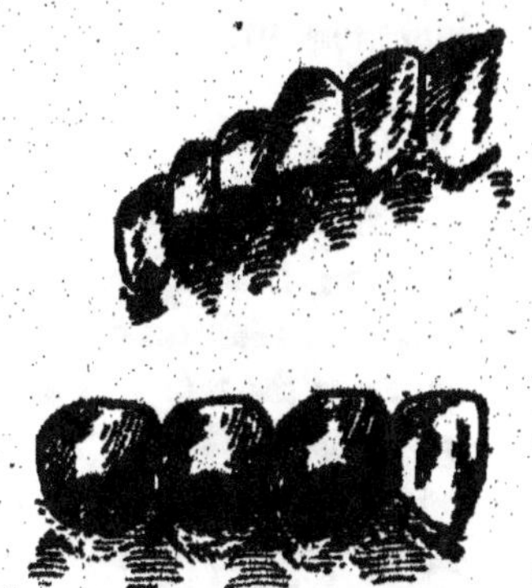

Fig. 20. — *Erosions cunéiformes ou érosions chimiques.*

exagéré (Miller-Cruet) de dents dont la constitution est anormale (dyscalcification de Frey).

Sur toute leur surface l'émail a disparu ; d'autre part, la paroi dentaire qui protège la chambre pulpaire diminue progressivement, si bien que les microorganismes finissent par atteindre le bourgeon pulpaire dont ils déterminent la désintégration.

Enfin nous ne pouvons passer sous silence toute une série de faits qui, bien que ne rentrant pas strictement dans le cadre tracé par notre définition, revêtent l'aspect clinique des dents mortes. Nous voulons parler *des dents portant des caries obturées, mais dont l'organe pulpaire sain, ou présumé sain au moment de l'obturation, s'est ensuite mortifié sous elle.* Une mauvaise appréciation de la vitalité pulpaire, le nettoyage insuffisant de la cavité avant l'obturation, l'usage d'amalgame ou de ciment transparent au silicate dans les cavités profondes, prépulpaires, sont les causes les plus fréquentes des mortifications de la pulpe sous l'obturation.

Nous ne serions pas complet si nous omettions de rappeler que, parfois, très rarement d'ailleurs, *des infections générales, circulantes (grippe, phlébite, etc., etc.), peuvent déterminer l'embolie ou la thrombose des vaisseaux pulpaires.* Ces lésions vasculaires entraînent les lésions nerveuses et provoquent l'apparition des symptômes que nous allons décrire maintenant.

Symptomatologie

Dans les altérations pulpaires *par abrasion mécanique, par érosion chimique, sous une obturation, par infection générale*, les lésions de la pulpe évoluent progressivement et *parcourent tout le cycle qui va de la simple altération vasculonerveuse jusqu'à la destruction totale de l'organe.* Nous pourrons donc observer, en conséquence, les différents accidents décrits plus haut et qui répondent les uns (crises névralgiques) aux réactions pulpaires, les autres (accidents infectieux), à la rétention des produits gangréneux.

Le plus souvent, les phénomènes douloureux sont les premiers en date et existent seuls. Tels nous les avons observés comme complication de la pyorrhée alvéolaire, tels nous les retrouvons ici ; nous ne répèterons donc pas notre description.

Parfois ils se compliquent d'arthrite légère : l'infection pulpaire, atténuée, a pu atteindre le ligament alvéolo-dentaire et déterminer son inflammation, si bien que la dent est sensible à la pression et donne au malade la sensation d'allongement.

Dans certain cas même, où la virulence microbienne est particulièrement exaltée, des phénomènes de rétention graves (fluxion et abcès dentaire) viennent se superposer aux accidents névralgiques.

Ces accidents de rétention, aigus et chroniques, peuvent enfin n'avoir jamais été précédés de phénomènes dénotant la réaction pulpaire et apparaître d'emblée.

Diagnostic

Les caractères bien spéciaux *de l'abrasion mécanique* et *de l'érosion chimique*, la localisation facile des accidents douloureux ou infectieux, permettront le plus souvent de fixer le diagnostic. Parfois cependant, surtout quand il s'agit d'altérations pulpaires sous une obturation, le diagnostic est plus hésitant.

En cas de doute, on mettra en œuvre les procédés d'examen décrits plus haut (transillumination, recherche des réactions dentaires aux températures extrêmes, etc.).

Le *pronostic* est favorable, car il n'est aucun de ces accidents, qui ne puisse céder au traitement conservateur apporté en temps voulu.

TRAITEMENT DES DENTS MORTES

L'indication générale du traitement est de supprimer l'organe pulpaire, cause de tout le mal, et les résultats obtenus seront parfaits si les lésions qui ont eu pour origine l'infection pulpaire ne sont pas trop accusées ; c'est-à-dire si l'affection causale n'a pas trop gravement compromis l'avenir de la dent malade. Ce traitement conservateur pourra donc s'appliquer non seulement à des dents ayant été la cause de phénomènes névralgiques, mais même à des organes ayant été la cause d'abcès aigus ou chroniques.

Ce traitement consiste dans la trépanation de la dent causale et l'extirpation du bourgeon pulpaire infecté, suivie de l'obturation des canaux radiculaires. Il est du ressort du médecin spécialiste et doit être appliqué dès qu'apparaissent les premières manifestations de l'altération pulpaire ; c'est la condition principale de son succès.

Nous ne ferons exception à cette règle que pour les dents mortifiées à la suite d'un traumatisme, lorsque cet accident se produit dans l'enfance ou l'adolescence, à l'époque où l'édification radiculaire est encore incomplète.

Il est bon dans ce cas de pratiquer la pulpectomie, non pas aussitôt après l'accident, mais seulement lorsqu'apparaissent les phénomènes de rétention. Jusque-là, en effet, on peut espérer que la pulpe n'a été que partiellement altérée, et qu'il lui sera possible de remplir plus ou moins imparfaitement son rôle dans la formation radiculaire, et cela mérite considération.

Vous ne pratiquerez en définitive l'extraction que lorsqu'il s'agira de dents très ébranlées par la pyorrhée alvéolaire ou par de volumineux abcès.

L'état général du sujet, la crainte de complications graves, telles que l'angine de Ludwig ou les adénophlegmons sous-maxillaires, motiveront aussi la suppression de la dent causale.

CHAPITRE VI

ACCIDENTS LIÉS A L'ÉRUPTION DES DENTS

1° ACCIDENTS DE PREMIÈRE DENTITION

L'on attribuait parfois à l'éruption des premières dents une influence prédominante dans l'éclosion d'accidents aussi nombreux que variés : convulsions, troubles gastro-entéritiques, broncho-pneumonies, etc. Cette opinion se basait uniquement d'ailleurs sur la coexistence des phénomènes bucco-dentaires et des différentes affections que nous venons de signaler.

La conception des accidents dits de première dentition est aujourd'hui toute différente. L'on admet bien que les phénomènes bucco-dentaires qui accompagnent l'éruption de la première dentition : douleurs, congestion de la muqueuse, infection du sac folliculaire, peuvent avoir quelque retentissement sur l'état général de l'enfant et faciliter ainsi l'éclosion de troubles morbides variés ; mais il semble bien démontré que les accidents bucco-dentaires sont à eux seuls incapables de créer de toutes pièces l'ensemble des affections comprises autrefois parmi les accidents de dentition.

L'on est donc amené à ne décrire sous cette dénomination, que les accidents locaux causés par l'éruption des premières dents.

La *pathogénie* de ces accidents est très simple. Lorsque l'éruption dentaire s'effectue, l'organe, poursuivant son mouvement ascensionnel, rencontre la muqueuse gingivale, la soulève et finit par la perforer. Ce pertuis gingival s'agrandit progressivement, de manière à livrer passage à la couronne. Mais si la muqueuse est anormalement épaissie, la poussée éruptive détermine des phénomènes douloureux que l'enfant traduit par ses cris et ses gestes instinctifs. Puis la muqueuse s'amincit, et la palpation permet de percevoir sous elle les cuspides dentaires entourés de tissus plus ou moins congestionnés. Dès ce moment le sac folliculaire, qui entoure la couronne à la façon dont la coque d'une amande entoure son fruit, peut s'infecter, car la muqueuse extrêmement amincie peut laisser filtrer jusque dans la cavité folliculaire les microorganismes buccaux. A plus forte raison cet envahissement microbien peut-il se produire, lorsque les cuspides, perforant enfin la gencive, créent une communication plus ou moins large entre la cavité buccale et la cavité folliculaire. Des accidents infectieux peuvent alors se manifester : lésions de stomatite localisée, suppuration du sac folliculaire; ils sont analogues à ceux que nous décrirons plus loin sous le nom d'accidents muqueux de dent de sagesse.

Nous devons ajouter d'ailleurs que *ces accidents infectieux sont rares* et ne prennent une réelle gravité que lorsque l'état général lui-même est assez profondément atteint.

Pour nous résumer, les accidents locaux dus à l'éruption de première dentition relèvent de deux facteurs, *l'action traumatisante des cuspides dentaires sur la muqueuse anormalement adhérente ou épaissie*, et *l'infection du sac folliculaire.*

Quelle thérapeutique devrez-vous conseiller ?

A vrai dire *les accidents traumatiques* toujours bénins ne constituent qu'un épisode de l'éruption des premières dents, et le praticien se bornera à prescrire des badigeonnages gingivaux avec le sirop Delabarre, ou l'un des multiples collutoires qui ont été préconisés à cet effet et dont nous vous donnons quelques formules.

1°. — *Sirop de dentition :*

    Stovaïne . . . .   0 gr. 10
    Teinture de safran . . . . .   X gouttes.
    Sirop simple . . . . . .   10 gr.
En applications répétées sur les gencives.

2°. — Teinture de vanille . . . . } ââ 5 gr.
    —   de coca. . . . . }
    —   de myrrhe. . . .)
    —   de safran . . . . } ââ 10 gr.
Miel de mercuriale . . . .)
Miel rosat . . . .   60 gr.

D'après Descomps (*in P. M. C.*)

3°. — Glycérine. . . . . . . } ââ 15 gr.
    Eau . . . . }
    K Br. . . . .   1 gr.
    Borate de soude . . . . .   2 gr.
    Teinture de safran . . . .   V gouttes.

3 fois par jour en application sur les gencives (Le Gendre).

Il ne paraît pas certain d'ailleurs que cette thérapeutique ait un autre effet que de satisfaire l'entourage de l'enfant.

L'on ne recourra à l'incision du capuchon gingival qu'assez rarement, et seulement lorsqu'il apparaîtra clairement que la dent déjà très saillante sous la muqueuse doit achever son éruption en très peu de temps.

Quant aux *accidents infectieux* proprement dits : suppuration de la cavité folliculaire et lésions des tissus péricoronaires, stomatite érythémateuse ou ulcéreuse, vous devez sans tarder y apporter un traitement efficace. Vous vous baserez pour instituer ce traitement sur ce que nous vous dirons à propos des stomatites et des accidents de dent de sagesse. Rappelez-vous seulement que cette thérapeutique devra comprendre : 1° le drainage large de la cavité péricoronaire infectée ; 2° l'attouchement des lésions de stomatite par des topiques appropriés.

2° ACCIDENTS DE LA DEUXIÈME DENTITION

Vous assisterez parfois lors de l'éruption des dents permanentes, plus particulièrement à l'occasion de l'éruption des première et deuxième molaires, à des accidents semblables à ceux que nous venons de décrire. Ils sont attribuables comme eux au traumatisme et à l'infection et sont justiciables d'une thérapeutique identique ; nous ne nous y attarderons donc pas.

3° LES ACCIDENTS DE DENT DE SAGESSE

On entend par accidents de dent de sagesse les phénomènes inflammatoires, muqueux ou osseux, qui sont provoqués par l'éruption de la dent de sagesse.

Les accidents de dent de sagesse existent très rarement à la mâchoire supérieure, et, quand ils s'y développent, ils se limitent habituellement à des accidents locaux de stomatite simple ou ulcéreuse.

Au contraire vous les observerez couramment à la mâchoire inférieure, et ce sont ces derniers que la description qui va suivre envisagera spécialement.

La pathogénie de ces accidents semble bien établie.

On admettait autrefois sans conteste que ces accidents étaient *d'origine purement mécanique* et qu'ils étaient dus uniquement aux obstacles divers que rencontrait la dent au cours de son éruption. On accusait tantôt la muqueuse anormalement épaissie et adhérente à l'os, tantôt l'insuffisance du développement de l'arc mandibulaire et le manque de place qui en résultait. L'éruption de la dent en était entravée ; il en résultait une irritation des tissus intéressés et en définitive des accidents inflammatoires à prédominance muqueuse ou osseuse.

Il est aujourd'hui démontré que les faits allégués par les partisans de cette théorie mécanique sont le plus souvent inexacts, et en tout cas qu'il est antiphysiologique de leur

attribuer un rôle étiologique aussi important. Les dispositions anormales de la muqueuse ou de l'os peuvent prolonger la durée de l'éruption, ils peuvent commander la
direction plus ou moins anormale de la dent, mais ils sont
incapables à eux seuls de donner naissance aux accidents
qui nous occupent.

Au contraire leur *origine infectieuse* est admise maintenant
presque sans conteste. Ce fut Rédier (de Lille) qui eut le
mérite d'être le premier à soutenir cette thèse. Plus tard,
Capdepont reprit la question. précisa certains détails anatomiques et mit en lumière bien des points restés obscurs.
C'est sa description pathogénique que nous reproduirons en
la résumant.

*Trois faits d'anatomie normale doivent retenir votre atten-
tion.*

A. — Il existe en arrière de la deuxième molaire un cul-de-sac

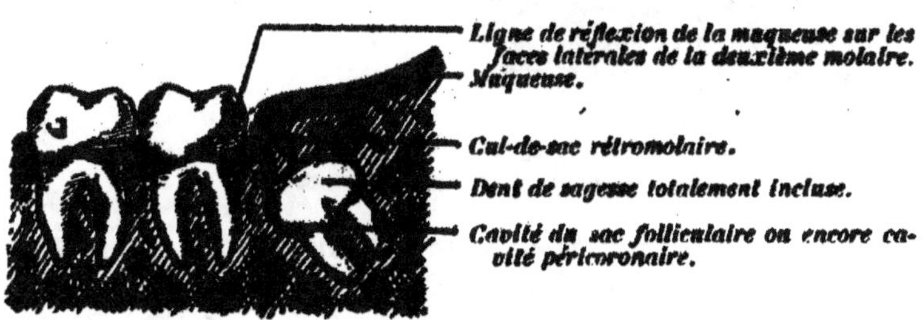

Fig. 21. — *Dent de sagesse à la phase prééruptive.*

rétro-dentaire formé par la muqueuse normalement épaissie à ce
niveau.

B. — Au cours de son éruption, la dent de sagesse est orientée
d'une façon bien spéciale, *obliquement en avant et en haut.*

C. — *La couronne de la dent est entourée du sac folliculaire* qui
l'accompagne au cours de l'éruption (1). Comme on le sait, ce sac

(1) Des derniers travaux de Galippe et Malassez il résulte que
ce n'est pas le sac folliculaire qui enveloppe la couronne de la
dent au cours de son éruption, mais bien le *gubernaculum dentis.*
Nous n'insisterons pas sur ce détail, qui n'enlève rien à la théorie

est formé du feuillet externe de l'organe adamantin doublé de tissu conjonctif ; il s'insère au collet de la dent et circonscrit donc autour de la couronne une cavité virtuelle, *la cavité folliculaire*, appelée encore *cavité péricoronaire* (Fargin-Fayolle).

Ceci étant établi, suivez l'éruption de la dent, vous la voyez, sous la poussée éruptive, arriver au contact de la deuxième molaire ; ses cuspides antérieures écrasent contre cette dernière la paroi du sac folliculaire et en déterminent la rupture.

Par cette ouverture, qui siège au plus profond du cul-de-sac rétrodentaire, la cavité péricoronaire entre en communi-

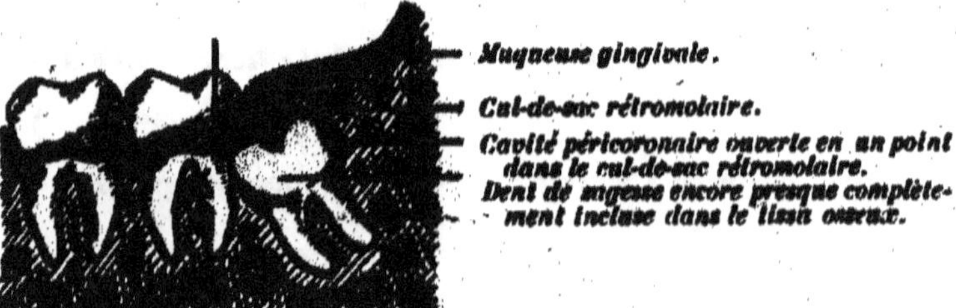

Fig. 22 — Dent de sagesse au début de son éruption ; stade des accidents osseux.

cation avec le milieu buccal éminemment septique. Que ce pertuis, généralement infime, s'obstrue pour une raison quelconque et une cavité close se trouve constituée. Des micro-organismes pathogènes s'y trouvent enfermés, leur virulence s'y exalte (c'est là une loi biologique bien connue) et ils acquièrent alors la propriété de pouvoir traverser sans l'ulcérer la paroi du sac folliculaire (les accidents infectieux appendiculaires et périappendiculaires nous offrent un exemple semblable). Ils envahissent ainsi le tissu osseux (car la dent se trouve encore profondément enclavée dans le maxillaire) et l'on assiste en définitive à l'*accident osseux*.

A un stade plus avancé de son éruption la couronne s'est

que nous exposons, et ne fait qu'y ajouter une précision histologique.

élevée peu à peu, guidée dans son ascension par la face postérieure de la deuxième molaire. Les cuspides antérieures émergent plus ou moins, mais elle est encore, dans sa presque totalité, recouverte d'un capuchon muqueux. La couronne est ainsi entourée d'une cavité anfractueuse, baignée de liquides septiques, mal drainée, insuffisamment nettoyée ; elle est recouverte en partie par un bourrelet muqueux facilement contusionné dans la mastication, et il est évident que ces conditions spéciales favoriseront singulièrement l'éclosion d'accidents inflammatoires. Ceux-ci éclateront sous le moindre prétexte et, à ce stade déjà avancé de

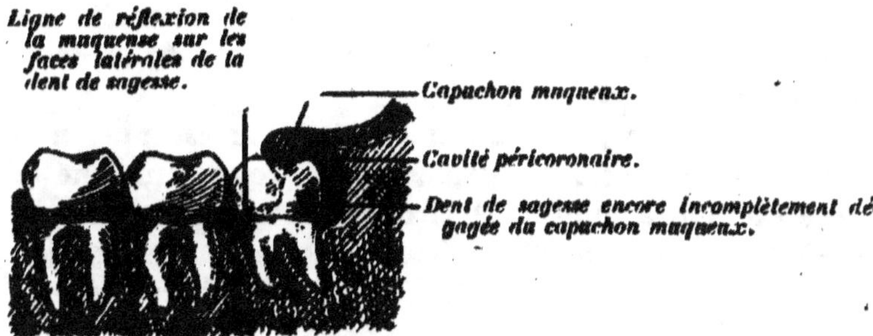

*Fig. 23. — Dent de sagesse à la fin de son éruption ;
stade des accidents muqueux.*

l'éruption dentaire, ils se limiteront généralement à la muqueuse, ce sont les *accidents muqueux* (1).

L'infection d'origine buccale est donc à la base de l'accident de dent de sagesse. Quant aux facteurs invoqués par les partisans de la théorie mécanique, tels que manque de place, insuffisance de développement du maxillaire, résistance anormale de la muqueuse, ils sont à eux seuls incapables de produire l'accident : leur rôle, indiscutable d'ailleurs, se trouve ramené à ceci : en retardant l'éruption de la dent

(1) Nous n'ignorons pas que dans ces dernières années d'autres opinions pathogéniques ont été émises, mais il n'entre pas dans le cadre de ce chapitre de les exposer et de les discuter. Aux lecteurs désireux de les connaître nous indiquons l'article très documenté de Capdepont dans la *Revue de Chirurgie* du 10 juin 1910.

ils augmentent les chances d'infection de la cavité péricoronaire.

Symptomatologie

ACCIDENT MUQUEUX

L'accident muqueux sera, un peu schématiquement il est vrai, celui dont les lésions se limiteront à la muqueuse. Celles-ci seront parfois très simples, se bornant à des poussées congestives du capuchon péricoronaire. Il en résulte une impression de gêne plutôt qu'une véritable douleur qui disparaît au bout de quelques jours, pour revenir plus ou moins périodiquement jusqu'à l'éruption totale de la dent. C'est l'*accident muqueux fruste*.

Dans d'autres cas, l'infection péridentaire est plus nettement inflammatoire. Le capuchon est rouge, tuméfié et saigne au moindre contact. Il circonscrit une cavité anfractueuse où la couronne de la dent baigne dans un liquide séro-purulent généralement très fétide. Les régions voisines participent à l'infection et présentent l'aspect clinique de la *stomatite erythémateuse ou erythémato-pultacée*. La muqueuse buccale, surtout au niveau du collet des dents, est boursouflée, congestionnée et recouverte par endroits d'enduits blanchâtres. Le pilier antérieur du voile du palais et la muqueuse jugale qui l'avoisine sont également infiltrés et épaissis.

Parfois enfin l'on a sous les yeux les lésions de la *stomatite ulcéreuse*. Des fragments du capuchon muqueux se sphacèlent ; des ulcérations grisâtres plus ou moins larges apparaissent sur le pilier antérieur, sur la face interne des joues et au niveau de la sertissure gingivale des molaires.

Des lésions aussi accusées ne vont pas sans entraîner des *troubles fonctionnels* de gravité variable. L'haleine est fétide, la salivation abondante, la dysphagie plus ou moins accentuée. *Le trismus* existe toujours, bien qu'il soit ici moins serré que dans l'accident osseux ; il ne s'agit en effet que d'une attitude antalgique, dont le rôle est d'immobiliser la région malade.

Indépendamment de la douleur locale, spontanée ou provoquée, toujours assez vive, on observe fréquemment des crises névralgiques à irradiations diverses, mais le plus souvent auriculaires.

L'état général enfin suit la marche de l'infection et il n'est pas rare de voir la température s'élever jusqu'à 39° et 40°.

L'adénite sous-maxillaire ou sous-angulaire est une complication constante de l'accident muqueux ; elle peut varier, suivant l'intensité des lésions, du petit ganglion dur et à peine sensible à la volumineuse adénite avec périadénite et peut même aboutir à l'adénophlegmon.

ACCIDENT OSSEUX

L'os est ici seul en cause, c'est autour de lui qu'évoluent les différents symptômes de l'accident. Le premier en date, comme aussi celui qui frappe le plus l'esprit du patient et du médecin, est le *trismus*.

Il ne manque jamais ; parfois même il constitue à lui seul tout l'accident, les phénomènes douloureux étant à peine ébauchés ; c'est là si l'on veut *l'accident osseux fruste*. La constriction est alors, à vrai dire, peu serrée.

Dans *l'accident osseux franc*, au contraire, le *trismus* peut aller jusqu'à la constriction absolue, et empêcher toute alimentation solide ; il ne s'agit plus ici, comme dans l'accident muqueux, de contracture musculaire réflexe, mais bien d'une véritable myosite des muscles masticateurs (ptérygoïdien interne et masseter) qui, en raison de leur insertion à l'os et de leur contact avec ses faces, participent à l'inflammation ostéopériostique. C'est là un fait d'anatomie pathologique important à noter ; en effet, pour peu que l'accident se prolonge, les fibres musculaires atteintes subissent la transformation scléreuse, et il peut en résulter une constriction permanente, justiciable des moyens chirurgicaux.

En même temps qu'apparaît le trismus, l'aspect de la région mandibulaire se modifie ; l'angle de la mâchoire est envahi par une *tuméfaction dure*, ligneuse même parfois et peu douloureuse à la pression, du moins au début. Le palper digital du vestibule buccal permet souvent de percevoir cette tuméfaction nettement osseuse et qui peut s'avancer jusqu'à la région des prémolaires. Pour la déceler plus aisément il est bon de pratiquer en même temps et par comparaison le palper digital du vestibule sain.

Dès ce stade l'*adénite sous-angulaire* se superpose aux lésions osseuses. Elle peut rester purement inflammatoire, mais elle évolue parfois vers l'adéno-phlegmon.

Des *phénomènes douloureux* variables accompagnent ces accidents, ce sont tantôt une sensation de tension siégeant dans la région de l'angle, tantôt de véritables accès névralgiques, avec irradiations diverses, mais surtout auriculaires ou mentonnières. Rappelez-vous en effet que le canal dentaire qui traverse le maxillaire inférieur, de l'épine de Spix au trou mentonnier, contient le nerf dentaire inférieur, sur lequel retentiront toutes les inflammations mandibulaires graves. Il en résultera des symptômes variables : crises névralgiques le plus souvent, mais parfois aussi troubles d'ordre paralytique décelant une altération profonde du nerf : c'est ainsi que l'*anesthésie de la région mentonnière*, connue sous le nom de signe de Vincent, peut être observée.

L'*inspection de la cavité buccale* est difficile, voire même impossible en raison du trismus ; parfois cependant l'examen à la sonde permet de déceler en arrière de la deuxième molaire dans le fond du cul-de-sac rétromolaire que nous avons décrit plus haut, l'existence d'un corps arrondi, dur, irrégulier, qui ne peut être que la couronne plus ou moins décapuchonnée de la dent causale.

Sous l'influence du traitement approprié, parfois même spontanément, tous ces accidents peuvent s'amender et disparaître. Dans les cas moins heureux, on voit l'état général s'altérer ; la fièvre s'allume et les symptômes locaux se précisent. La tuméfaction de la région de l'angle s'accentue, ainsi que la douleur à la pression, qui de diffuse qu'elle était se circonscrit, et précise le siège de la collection purulente en voie de formation. Celle-ci se manifeste bientôt par ses symptômes habituels, et, si l'on n'intervient pas, le pus s'évacue en définitive par une ouverture cutanée, qui généralement siège sur le bord du maxillaire inférieur dans la région de l'angle. Il est rare que la fistule cutanée se forme en avant de la région massétérine, il est rare également que l'évacuation du pus ait lieu spontanément dans la cavité buccale. Quoi qu'il en soit, dès ce moment les phénomènes généraux s'amendent, le trismus même a tendance à se relâcher, et quelquefois l'on peut voir la fistule cutanée se tarir progressivement, soit que l'infection causale se soit atténuée peu à peu, soit qu'un drainage se soit effectué vers la cavité buccale. Le plus souvent cependant il n'en est pas ainsi, la fistule constitue une lésion interminable entretenue par l'accident primitif, ou encore par un *séquestre de la région angulaire.*

La constriction des mâchoires plus ou moins serrée accompagne bien entendu ces *accidents prolongés* ; elle rend difficile toute alimentation solide et s'oppose ainsi au nettoyage physiologique de la cavité buccale et des dents, qui résulte de la mastication. Dès lors des fermentations anormales se produisent, les dents et la langue se couvrent d'enduits putrides ; l'haleine du malade devient d'une fétidité extrême. De ce foyer hypervirulent l'infection gagne l'organisme, soit que l'absorption toxinique se fasse *in situ*, soit qu'elle ait lieu le long du tube digestif, par suite de la déglutition des sécrétions buccales. Cette intoxication prolongée altère profondément l'état général du malade qui pâlit, maigrit, perd ses forces, et présente en définitive l'aspect clinique que Chassaignac décrivait sous le nom de *cachexie buccale.*

Rappelez-vous qu'il n'est pas exceptionnel de voir survenir au cours de ces accidents aigus ou prolongés des phénomènes généraux et locaux très graves. Brusquement un œdème dur, ligneux, envahit toute la région cervicale ; le patient présente tous les signes de l'intoxication grave : fièvre intense, faciès terreux, pouls petit, urines rares et albumineuses, diarrhée, phénomènes dyspnéiques attribuables aussi bien à l'état général qu'à l'infiltration locale. Ce sont là les symptômes de la *cellulite hyperseptique* de la région *cervicale* que l'on est convenu de désigner sous le nom *d'angine de Ludwig* : complication extrêmement grave, qui, à moins d'intervention précoce, évolue fatalement vers la mort.

Nous signalerons aussi les complications exceptionnelles des accidents de dent de sagesse ; l'arthrite temporo-maxillaire, la phlébite des sinus et l'abcès du cerveau.

Pour la commodité et la précision de notre description nous avons décrit successivement les *accidents osseux* et *muqueux types*. Nous devons ajouter que parfois l'on observe en même temps des lésions muqueuses et des lésions osseuses, dont les symptômes se superposent.

Rappelons enfin que fréquemment les accidents de dent de sagesse muqueux ou osseux revêtent l'allure *d'affections récidivantes* ; tant que la cause n'est pas supprimée, des poussées successives peuvent se produire, entrecoupées d'accalmies plus ou moins longues.

Diagnostic

Le diagnostic des accidents muqueux est toujours facile. Devant une poussée de stomatite simple ou ulcéreuse, siégeant au niveau des molaires, vous penserez toujours, surtout si l'âge du sujet vous y invite (de 18 à 25 ans), à l'éruption d'une dent de sagesse, et vous trouverez aisément la dent causale se présentant sous les différents aspects décrits plus haut.

Le diagnostic de l'accident osseux est toujours plus difficile à établir. Les symptômes qui le caractérisent sont, en somme, ceux de *l'ostéo-périostite de la région angulaire*. Or cette affection peut être sous la dépendance d'une carie dentaire pénétrante, intéressant une des molaires. Mais dans ce cas, la sonde à examen dentaire même sans le secours de la vue (n'y a-t-il pas du trismus) vous renseignera, décelant une cavité plus ou moins profonde, à parois tapissées de dentine ramollie. La dent qui porte cette carie présente des signes d'arthrite alvéolo-dentaire ; elle est mobile, sensible à la pression latérale ou verticale, elle présente de l'allongement objectif ou subjectif. Parfois vous faites sourdre par la pression un peu de pus au niveau du collet. Pratiquez alors le palper digital du vestibule ; au milieu de la tuméfaction que vous percevez, précisez avec soin le point douloureux maximum, il vous indiquera d'une façon très nette le point de départ de l'infection ostéo-périostique et l'apex radiculaire qui l'a causée. Vous parvenez ainsi à éliminer l'accident de dent de sagesse.

Dans l'adénophlegmon sous-maxillaire la tuméfaction et la douleur siègent plus bas, le palper digital du vestibule révèle un os normal, nous ne parlons pas bien entendu des cas où cette affection complique l'accident de dent de sagesse.

Après avoir ainsi fixé le diagnostic différentiel de l'accident osseux, établissez votre diagnostic positif au moyen des investigations que nous avons décrites plus haut. En dernier recours utilisez la *radiographie* qui pourra vous éclairer en vous montrant la dent causale plus ou moins enclavée dans la mandibule.

Nous ne signalons que pour mémoire les autres affections cervico-faciales qui pourraient de prime abord faire penser à l'accident de dent de sagesse telles que parotidites, adénophlegmons parotidiens, oreillons, etc., etc. Un examen attentif et méthodique ne permettra pas un seul instant de s'y tromper.

Pronostic

L'ACCIDENT MUQUEUX

est généralement bénin ; il ne faut pas oublier cependant qu'il se complique parfois d'adénophlegmon sous-maxillaire, qui laisse après son évacuation spontanée ou provoquée une marque indélébile tout à fait disgracieuse.

L'ACCIDENT OSSEUX

est évidemment plus grave, surtout quand il aboutit à la suppuration.

Souvent la collection purulente se fait jour à la peau et il en résulte une très désagréable déformation de la région cervico-faciale.

De plus il n'est pas rare, sous l'empire d'accidents infectieux suraigus, d'assister à la nécrose d'une partie plus ou moins importante de la région angulaire. La suppuration abondante et chronique qui en résulte peut avoir des conséquences graves que nous avons signalées plus haut.

Il ne faut pas oublier d'autre part, si vous vous trouvez en présence d'un organisme débilité, que des complications infectieuses d'une gravité exceptionnelle peuvent être observées, telles que le phlegmon diffus de la région sus-hyoïdienne, improprement appelé angine de Ludwig, dont le pronostic est fatal à moins d'une intervention large, précoce, et pratiquée sans le secours de l'anesthésie générale, particulièrement à redouter en pareil cas.

TRAITEMENT

Certains auteurs ont préconisé l'extraction systématique soit de la deuxième, soit de la première molaire comme traitement préventif des accidents de dent de sagesse. Nous ne partageons pas cette façon de voir. Que l'on sacrifie volontiers telle molaire profondément cariée lorsque la mandibule semble insuffisamment développée pour permettre l'évolution normale des dents de sagesse, ceci nous l'admettons volontiers, car il est incontestable que cette thérapeutique met à l'abri des accidents de dent de sagesse, mais nous nous prononçons nettement contre l'extraction de toute dent saine.

D'ailleurs la question du traitement préventif de l'accident de dent de sagesse se pose rarement ; habituellement les patients se présenteront à vous lorsque l'accident muqueux ou osseux sera confirmé, et voici quelle thérapeutique curative vous devrez mettre en œuvre.

ACCIDENTS MUQUEUX

Les indications thérapeutiques qui doivent vous guider sont d'abord de combattre les accidents aigus de stomatite, puis de supprimer la cavité anfractueuse péricoronaire en excisant (à froid autant que possible) le capuchon muqueux.

Conseillez donc en premier lieu les *grandes irrigations chaudes* de la cavité buccale, qui devront être pratiquées de la façon suivante. Le bock est placé à 5o centimètres au-dessus du plan de la bouche. Il est rempli à moitié d'eau bouillie à 40° environ, que l'on réchauffe progressivement en y ajoutant de l'eau bouillie portée à une température de plus en plus élevée. Le patient arrive ainsi à supporter une irrigation très chaude, ce qui est indispensable pour qu'agisse ce moyen thérapeutique. Les lavages doivent comprendre 3 à 4 litres d'eau et seront aussi fréquents que possible.

Vous verrez souvent le trismus céder sous ce premier moyen, et il vous sera possible alors de compléter son action, par le *nettoyage* et le *brossage des dents*, et par l'*emploi de topiques appropriés*.

Au premier stade : *stomatite simple*, des attouchements à *la teinture d'iode*, sur et sous le capuchon, ainsi que sur les gencives congestionnées, seront le plus souvent suffisants, surtout s'ils sont précédés du détartrage des dents.

Observez-vous des *lésions ulcéreuses*, la *teinture d'iode* pourra vous rendre encore de très grands services (Vincent). A son défaut, vous pourrez utiliser *le chlorure de chaux sec* en application pulvérulente sur les ulcérations, ou encore *le bleu de méthylène*. On a préconisé de même *l'acide sulfurique de Nordhausen*, *l'acide chromique*, mais ce sont là des médicaments qu'il faut manier avec beaucoup de prudence surtout dans une affection aiguë.

Recourez en dernière analyse *au néosalvarsan*, qui agit ici en vertu de son action élective sur les affections spirillaires. Vous l'emploierez en poudre que vous porterez sur les ulcérations, et sous le capuchon, à l'aide d'un tampon d'ouate imbibé de glycérine.

Le néosalvarsan présente l'inconvénient de se décomposer, et de perdre ainsi ses propriétés thérapeutiques, lorsqu'il a été en contact avec l'air, si bien que chaque application nécessite une nouvelle ampoule. Ce mode de traitement devient donc assez dispendieux quand il s'agit de traiter un seul patient, il est au contraire tout à fait indiqué lorsque, dans une salle d'hôpital par exemple, plusieurs patients présentent des lésions identiques. Les résultats de ce mode de traitement sont d'ailleurs tout à fait remarquables.

Pour toutes ces applications de topiques il est indispensable que vous vous mettiez à l'abri de la salive (voir page 144) ; un coton roulé et placé dans le vestibule en regard de la

Fig. 24. — *Gingivotome.*

région des molaires supérieures, voilà pour le canal de Sténon ; un autre placé sous la langue et maintenu avec la main

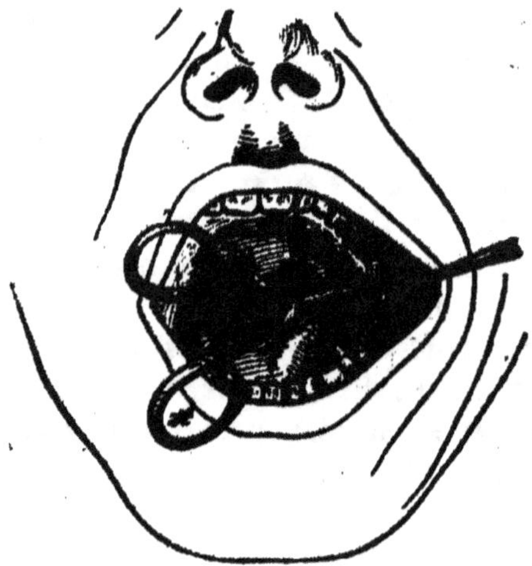

Fig. 25. — *Excision du capuchon muqueux à l'aide du gingivotome.*

gauche, voilà pour les canaux excréteurs des glandes sous-maxillaires et sublinguales. Détergez alors les ulcérations, séchez-les et portez-y le topique que vous aurez choisi.

A l'aide de ces différents moyens vous obtiendrez presque constamment la sédation des accidents aigus et c'est alors seulement que vous *exciserez le capuchon muqueux*, intervention qu'il faut toujours éviter autant que possible de pratiquer à chaud.

Voici comment vous procéderez :

Injectez dans l'épaisseur du capuchon muqueux un demi-centimètre cube de solution de novocaïne adrénaline à 2 o/o. Puis après avoir attendu une minute ou deux, saisissez le bourrelet muqueux dans les mors d'une pince à griffes, et détachez-le largement par une incision en *V* ou en *U* soit au bistouri, soit aux ciseaux courbes et pointus à manche long appelés gingivotome.

Appliquez enfin sur les bords cruentés une pointe de galvano ou de thermo-cautère. Cette cautérisation s'opposera à l'accolement des lèvres de la plaie, et plus tard, par suite de la rétraction cicatricielle, exagérera le débridement obtenu.

Faites suivre cette petite intervention de quelques irrigations chaudes.

ACCIDENTS OSSEUX

1° Il n'y a pas de suppuration

Efforcez-vous alors d'amener la sédation des phénomènes inflammatoires par des irrigations chaudes fréquemment renouvelées. Puis pratiquez à froid l'extraction de la dent causale.

N'intervenez à chaud que si la médication antiphlogistique appliquée pendant plusieurs jours est restée sans succès, ou encore si vous êtes sous la menace de phénomènes généraux d'une certaine gravité.

2° Il y a suppuration

Si le pus bien collecté fait saillie sous la peau ou sous la muqueuse, si d'autre part l'état général ne réclame pas une intervention rapide et radicale, évacuez la collection purulente par une incision muqueuse ou cutanée. Faites suivre cette première intervention de grands lavages chauds fréquents, qui, dans les cas heureux, feront céder assez rapidement le trismus, atténueront les lésions d'ostéopériostite et vous permettront ainsi d'extraire la dent dans des conditions bien préférables.

Si au contraire l'état général est défectueux, n'hésitez pas à recourir d'emblée à l'extraction de la dent causale, mais n'oubliez pas que cette intervention peut devenir une opération délicate et longue, pour laquelle l'anesthésie générale de longue durée peut être indispensable, bien que l'anesthésie tronculaire du nerf maxillaire inférieur au trou ovale, puisse donner ici des résultats tout à fait satisfaisants (voir page 172).

CHAPITRE VII

LES GINGIVO-STOMATITES

Les gingivo-stomatites peuvent se développer :

Soit sous l'influence d'un état buccal défectueux : présence de tartre ou de débris radiculaires infectés, accidents de dentition et surtout accidents de dent de sagesse ;

Soit au cours d'une maladie infectieuse aiguë ou chronique ;

Soit enfin à la suite d'une intoxication : mercure, plomb, bismuth, etc...

On admet généralement aujourd'hui que quelle qu'en soit la cause, leur processus pathogénique est le même ; elles traduisent la rupture de l'équilibre biologique de la cavité buccale (Lebedinsky), et elles sont sous la dépendance d'éléments microbiens multiples, hôtes habituels de la cavité buccale, dont la virulence s'est anormalement exaltée.

Quant à leurs formes cliniques diverses, elles ne sont pas, comme on avait tendance à le croire autrefois, déterminées par un agent microbien ou toxique spécifique ; elles sont simplement en rapport avec la virulence plus ou moins grande de l'infection, et les réactions de défense plus ou moins efficientes du milieu buccal.

Les gingivo-stomatites érythémateuses, les gingivo-stomatites érythémato-pultacées, les gingivo-stomatites ulcéreuses, les gingivo-stomatites ulcéro-membraneuses, les gingivo-stomatites gangréneuses ou noma sont donc des manifestations locales pathogéniquement identiques.

Symptomatologie

Nous avons déjà à propos des accidents muqueux de dent de sagesse tracé le tableau clinique des diverses formes de gingivo-stomatites (voir page 78).

Comme nous l'avons vu, la forme la plus banale de la stomatite est la forme érythémateuse, puis se succèdent par ordre de gravité la forme érythémato-pultacée, la forme ulcéreuse, la forme ulcéro-membraneuse et enfin le noma ou gingivo-stomatite gangréneuse.

Ce qui différencie ces modalités cliniques, c'est non seulement les lésions locales, mais surtout les symptômes surajoutés : phénomènes réactionnels locaux (abondante salivation, adénopathies) et phénomènes généraux (fièvre, abattement, symptômes septicémiques) ; ils sont insignifiants dans la première de ces formes et acquièrent au contraire une gravité exceptionnelle dans le noma.

C'est surtout sur l'intensité de ces symptômes surajoutés que se basera le *pronostic*.

TRAITEMENT

Le traitement local a été exposé en détail à propos des accidents muqueux des dents de sagesse, nous jugeons donc inutile d'y revenir ici.

Il aura toujours un précieux adjuvant dans la thérapeutique générale, qui s'adresse à l'affection causale.

CHAPITRE VIII

EROSIONS DENTAIRES
DENTS D'HUTCHINSON

Nous ne pouvons mieux faire que de reproduire la définition de l'érosion dentaire donnée par Fournier dans son *Traité de la Syphilis héréditaire*.

« Sous le nom impropre mais consacré d'érosion, on désigne diverses malformations dentaires se produisant au cours de la vie intrafolliculaire de la dent et se traduisant par une altération particulière de la couronne qui semble usée, rongée, taraudée sur une certaine étendue de sa surface. »

« La dent rappelle ainsi l'aspect du bois entamé par les vers ou du marbre corrodé par un acide et c'est précisément cette apparence qui consacre le mot d'érosion. »

Cette définition morphologique de l'érosion s'applique à tous les types d'érosion : sillons, facettes, pointillés, dents en gâteaux de miel, etc., ce qui nous évite d'entrer dans le détail de leur description.

De même il n'entre pas dans notre plan de passer en revue les diverses *théories pathogéniques* mises en avant pour expliquer ces malformations particulières des dents. Il est d'ailleurs peu de sujets qui aient été aussi discutés.

Il nous suffira de vous signaler qu'on laisse aujourd'hui de côté les hypothèses qui attribuaient à l'érosion une cause purement locale : action corrosive du liquide folliculaire, stomatite mercurielle. L'on admet au contraire que *l'érosion est l'expression de troubles généraux qui se fixent sur le follicule dentaire en pleine évolution et en vicient le fonc-*

tionnement normal. La vraie cause des érosions réside ainsi dans l'action des divers poisons de l'organisme sur le follicule dentaire ; mais, tout en admettant l'action possible des poisons exogènes (plomb, mercure, etc.) et de l'auto-intoxication, *c'est aux toxines déversées dans le sang au cours des maladies infectieuses que doit être attribué le principal rôle.* Cette théorie qui a été brillamment défendue par Capdepont tient compte de toutes les hypothèses antérieures ; elle n'est contredite par aucun fait ; et il semble bien qu'elle soit définitive. Il faut donc considérer tous les processus infectieux qui envahissent l'organisme pendant la période de formation des dents comme susceptibles de créer des érosions ; les fièvres éruptives aussi bien que les maladies infectieuses des voies respiratoires et digestives ; la coqueluche aussi bien que la syphilis héréditaire. Quant aux convulsions si fréquemment signalées dans l'étiologie des érosions sont-elles autre chose qu'un symptôme traduisant une intoxication de l'organisme ?

Le champ pathogénique des érosions est ainsi considérablement accru *et il ne peut plus être question aujourd'hui d'interpréter ces malformations dentaires comme des lésions spécifiques,* du rachitisme, des convulsions, de la syphilis ainsi qu'on avait tendance à le faire autrefois.

On s'est également demandé si les érosions présentent dans leur forme quelque caractère de spécificité, et si leur aspect clinique permet de tirer quelque conclusion au sujet de leur étiologie.

Certains auteurs l'ont soutenu et ont tenté de décrire des formes d'érosion correspondant aux fièvres éruptives, à la variole, au rhumatisme, aux intoxications gastro-intestinales, etc., mais il ne semble pas qu'une telle opinion ait été appuyée de faits suffisamment probants.

Par contre la *topographie de l'érosion,* et, par suite, jusqu'à un certain point, la déformation dentaire qu'elle entraine permet de tirer des conclusions certaines sur la *chronologie* de l'infection causale. Telle érosion annulaire observée sur le milieu de la première molaire par exemple sera la signature indubitable d'une maladie infectieuse qui aura frappé l'enfant au moment où la couronne était à demi formée. Or vous savez que l'édification des dents a une chronologie bien établie ; le siège de l'érosion permettra donc de fixer d'une façon assez précise la date de la maladie infectieuse causale ; c'est là le seul renseignement que vous pourrez tirer de l'aspect clinique des érosions.

La dent d'Hutchinson elle-même, que les syphiligraphes décrivent comme pathognomonique de la syphilis héréditaire, ne donne pas à proprement parler d'indications d'un autre ordre, mais nous montrerons cependant par quelle suite de déductions on peut la considérer en fait comme la signature à peu près certaine de la syphilis héréditaire.

Nous allons vous en rappeler rapidement la morphologie.

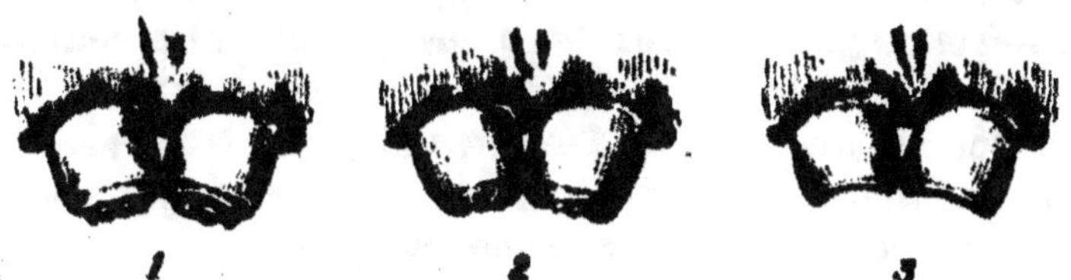

Fig. 36. — Dents d'Hutchinson : 1. A une époque voisine de l'éruption. 2. De 15 à 20 ans. 3. Lorsque leur bord libre est usé par l'âge (d'après E. Fournier).

Les dents décrites sous le nom de *Dents d'Hutchinson* sont les incisives centrales supérieures, et le caractère qui est considéré comme spécifique de la syphilis héréditaire, est constitué essentiellement par *une érosion du bord libre* de ces dents.

Au moment de son éruption la dent d'Hutchinson est divisée en deux zones bien distinctes, par un sillon en coup d'ongle ; la première, de beaucoup la plus petite, est constituée par une portion plus ou moins importante du bord incisif irrégulièrement érodé ; la seconde représente à peu près les quatre cinquièmes de la couronne, elle est constituée de tissus sains et présente à peu près la forme d'un ovoïde aplati (Chompret). Cette déformation de la partie saine de la dent n'est d'ailleurs pas absolument constante, pas plus que la convergence de deux incisives érodées que l'on signale parfois, et dont la valeur étiologique est à peu près nulle.

Plus tard le bord incisif érodé, relativement friable en raison de sa constitution anormale, s'abrase petit à petit et finit même par disparaître. Il ne reste plus alors de la dent d'Hutchinson que l'ovoïde aplati constitué par la partie non corrodée de la couronne, dont le pôle inférieur présente une encoche en coup d'ongle, soit semi-lunaire, soit rectiligne.

Les lésions que nous venons de décrire présentent-elles des caractères de spécificité analogues à ceux du chancre syphilitique, des plaques muqueuses ou des gommes, ainsi que certains l'admettent encore? Evidemment non : les déformations de la dent d'Hutchinson permettent bien d'affirmer qu'au moment de l'édification adamantine du bord incisif, c'est-à-dire pendant les six à huit premiers mois de la vie, une infection générale s'est fixée sur les follicules dentaires et en a troublé les propriétés formatrices, mais c'est là la seule donnée que procure l'examen clinique. Nous ajoutons d'ailleurs immédiatement, ainsi que le fait remarquer Capdepont, que la dent d'Hutchinson ne perd pas pour cela toute sa valeur pathogénique. Nous savons en effet que la syphilis héréditaire se manifeste précisément à la période où se forme le bord libre des incisives supérieures ; elle est rare avant deux mois et après huit mois. Nous savons encore que la syphilis héréditaire est à peu près la seule infection grave de cet âge qui permette la survie ; les autres processus infectieux importants tels que l'ictère grave, la broncho-pneumomie, les phénomènes gastro-intestinaux ou athrepsiques ayant presque constamment une évolution fatale. Si bien qu'en fait la dent d'Hutchinson sans posséder des caractères spécifiques conserve néanmoins une valeur diagnostique indubitable.

Cette valeur se trouve encore accrue lorsqu'en même temps que les lésions incisives coexistent des érosions en « gâteau de miel » des premières molaires, dents dont l'évolution est à peu près contemporaine, ou encore des érosions annulaires des molaires de lait qui se forment elles aussi à peu près à la même époque.

A plus forte raison les dents d'Hutchinson sont-elles tout à fait probantes en faveur de la syphilis, lorsqu'elles s'accompagnent des lésions oculaires (kératite interstitielle) ou auriculaires (surdité) qui, avec elles, constituent la triade spécifique.

Rappelons incidemment que certains syphiligraphes ont cru voir dans certaines malpositions ou malformations dentaires des signes d'hérédo-syphilis. C'est ainsi qu'ont été incriminés, l'écartement des incisives supérieures (Gaucher) et la présence d'un cinquième tubercule (tubercule de Carabelli) sur la couronne des premières molaires supérieures. De nombreux auteurs et en particulier Galippe ont fait justice de ces conceptions erronées (1).

(1) V. Galippe. Académie de médecine, 6 novembre 1917.

CHAPITRE IX

INFLUENCE DE L'ÉTAT GÉNÉRAL
SUR LES AFFECTIONS BUCCO-DENTAIRES

Un grand nombre de maladies ou même d'états physiologiques ont un retentissement sur les organes bucco-dentaires et se traduisent par des lésions variées. Tantôt il s'agit de caries dentaires multiples, évoluant avec rapidité à la suite d'une pyrexie, tantôt ce sont des lésions inflammatoires de la muqueuse buccale qui au cours d'une infection générale attirent l'attention des cliniciens ; tantôt enfin la maladie ou la diathèse se manifeste par des lésions primitives de l'articulation alvéolo-dentaire ; lésions que l'on a coutume de désigner sous le nom de « polyarthrite chronique a'véolo-dentaire ».

Le mécanisme suivant lequel l'état général intervient dans la genèse de ces différents accidents bucco-dentaires a depuis longtemps retenu l'attention des cliniciens.

En ce qui concerne *les polycaries dentaires*, l'on admet aujourd'hui qu'elles sont conditionnées par la déminéralisation générale de l'organisme, qui entraîne la décalcification plus ou moins profonde des dents (*odontocie* (Ferrier)). Or, depuis longtemps déjà, les travaux de Galippe ont démontré que ce qui constitue la principale sauvegarde des dents contre la carie, leur *coefficient de résistance*, c'est leur richesse plus ou moins grande en sels de chaux.

Il résulte de ce fait que tout état physiologique, toute maladie qui entraîne une décalcification notable, prédisposera à la carie dentaire.

Le mécanisme de l'éclosion des *stomatites* est également

bien connu. Il n'est pas, vous le savez, de milieu où la flore microbienne soit aussi abondante et aussi variée que dans la cavité buccale ; mais, à l'état normal, il s'établit une sorte d'équilibre entre les éléments d'attaque et les réactions de défense. La nocivité des multiples microorganismes qui ont pour habitat la cavité buccale, et qui y trouvent d'excellentes conditions de développement (humidité, chaleur optima et constante, recessus interdentaires, substances nutritives, etc.) est utilement contrebalancée par de puissants moyens défensifs. Ceux-ci sont constitués surtout par la phagocytose, ainsi qu'en témoigne la richesse des réseaux et relais lymphatiques buccaux et péribuccaux, puis par la salive, par le balayage actif de la cavité buccale au moment de la mastication et de la parole, par l'antagonisme des différentes espèces microbiennes, par les soins d'hygiène buccale, etc., etc. Or les principaux de ces éléments, qui maintiennent l'équilibre biologique du milieu buccal (Lebedinsky), sont sous la dépendance directe de l'état général ; ils ne sont donc agissants que si l'équilibre biologique général qui constitue l'état de santé est sauvegardé. A l'état de maladie au contraire les réactions de défense de l'organisme se trouvent affaiblies ; en même temps la diminution de la salive, la diète lactée souvent imposée au cours d'une pyrexie, etc., etc., créent des conditions locales défavorables pour la défense biologique. Il en résulte que la virulence des microorganismes se trouve exaltée, ce qui détermine en définitive des lésions plus ou moins importantes de la muqueuse buccale.

Quant aux *lésions primitives de l'articulation alvéolodentaire*, leur étiologie et leur pathogénie sont encore incomplètement élucidées.

Nous nous sommes déjà étendu sur ce sujet (voir page 56). Nous avons noté que certaines maladies infectieuses ou dystrophiques, certaines diathèses entraînent des troubles trophiques de l'os et du ligament, et facilitent ainsi l'évolution du processus infectieux, dont les agents proviennent de la cavité buccale.

Telles sont en peu de mots les différentes modalités suivant lesquelles l'état général marque son influence sur l'état bucco-dentaire.

Voici maintenant fidèlement résumées par Cruet toutes les affections susceptibles de s'accompagner de manifestations pathologiques bucco-dentaires.

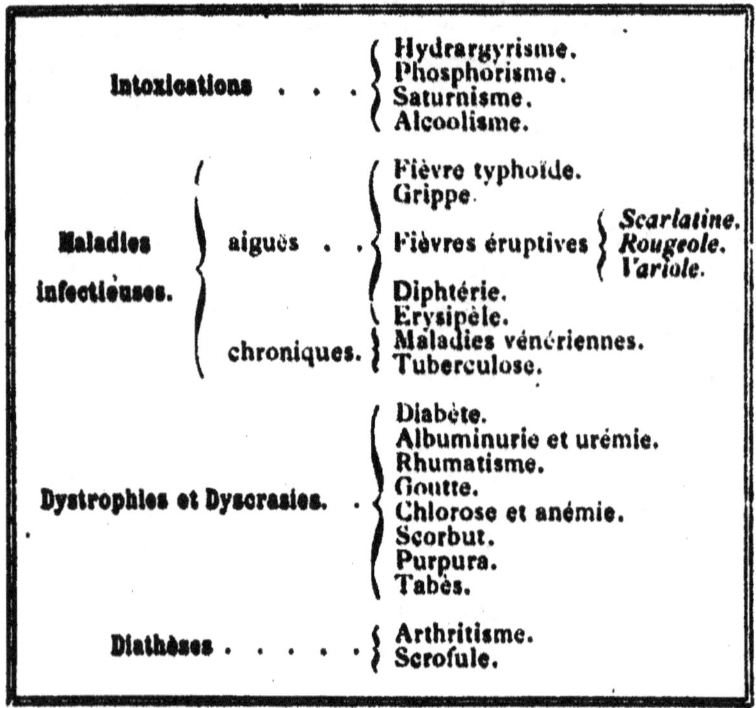

Il n'est pas inutile d'ailleurs de préciser suivant quel mode tel ou tel trouble pathologique incriminé agit sur le milieu buccal, et quelle doit être la conduite du médecin praticien dans tel ou tel cas particulier.

à leur période d'état stimulent la virulence des microorganismes buccaux pour les raisons que nous avons indiquées. Les gingivo-stomatites seront donc particulièrement à craindre à cette période. Plus tard, à la période de défervescence de la pyrexie, et aussi pendant la convalescence, ce que l'on devra redouter ce seront plus particulièrement les polycaries dentaires dues à la décalcification des dents, corollaire de la déminéralisation de l'organisme tout entier, qui est la conséquence de toute pyrexie.

Vous devez donc *pendant la phase aiguë* d'une maladie infectieuse porter toute votre attention sur la cavité buccale et prescrire des soins d'hygiène minutieux : brossages et savonnages répétés des dents et des gencives, lavages antiseptiques ou alcalins de la cavité buccale, râclage de la langue. C'est souvent autour du collet des dents garni de tartre, ou encore au voisinage de racines infectées qu'apparaîtront les premiers signes de gingivite ; vous veillerez donc tout particulièrement au nettoyage de ces régions, et vous procéderez au besoin à l'ablation des concrétions tartriques et des débris radiculaires.

Plus tard, *au moment de la convalescence*, vous surveillerez ou vous ferez surveiller les dents avec le plus grand soin, et vous pourrez ainsi déceler dès leur début les caries blanches et multiples, qui traduisent leur décalcification.

Ces lésions constituent en quelque sorte *des séquelles dentaires ;* elles doivent être dépistées et combattues au même titre que les séquelles rénales, cardiaques ou hépatiques. C'est dans ce but qu'a été préconisée *la médication récalcifiante* (Ferrier, Sergent), dont voici les éléments.

Deux des cachets suivants seront ingérés chaque jour, au début des principaux repas.

Phosphate tricalcique . . .	o gr. 5o
Carbonate de chaux	o gr. 3o
Chlorure de sodium	o gr. 15
Magnésie calcinée.	o gr. 10

Suivant les conseils de Sergent vous prescrirez en même temps, chaque jour, dix à quinze gouttes de solution d'adrénaline au millième. Vous connaissez en effet l'action favorable de ce médicament sur la rétention des sels de chaux dans l'organisme ; action parfaitement démontrée par les travaux de P. Carnot et Slavu.

Un régime alimentaire approprié doit compléter cette médication, et sera basé sur la suppression de tous les aliments et boissons acides, ou susceptibles de subir dans le tube digestif des fermentations acides. Il faut s'opposer en effet à l'hyperacidité des milieux organiques qui a pour conséquence la dissolution et l'élimination des sels de chaux. C'est à ce titre que seront interdits les boissons acides : vins, cidres, bières ; les aliments acides : oseille, tomates, salades ; les fruits acides : citrons, oranges, confitures acides ; et enfin les graisses, beurre, lait, fromages forts qui se transforment dans l'intestin en acides lactique et butyrique.

Par contre toutes les viandes maigres, tous les légumes, surtout les farineux (lentilles, pois, haricots), les œufs sous toutes leurs formes ; les dattes, les bananes, les fruits cuits sont permis. Il ne faudra user du pain qu'avec modération (200 grammes par jour). Vous prescrirez enfin comme eau de boisson, l'eau de Pougues, qui est bicarbonatée-calcique.

MALADIES INFECTIEUSES CHRONIQUES

Parmi elles, la *syphilis* et la *tuberculose* peuvent se manifester par des lésions spécifiques de la muqueuse buccale. Il n'entre pas dans notre plan de les décrire, et vous les trouverez au contraire très soigneusement exposées dans les traités spéciaux de syphiligraphie et de dermatologie.

Nous ne retiendrons que les affections banales de la muqueuse *stomatite des tuberculeux*, et *surtout caries dentaires par décalcification, si fréquentes dans la tuberculose*. L'on a établi d'ailleurs une certaine corrélation entre la décalcification des dents, indice de déminéralisation générale, et l'aptitude à la transformation calcaire du tubercule, mode de guérison habituel de la tuberculose. Il découle de cette notion

que le tuberculeux porteur de caries multiples se trouve en
état d'infériorité vis-à-vis de l'infection bacillaire ; le pronostic, dans des cas de ce genre, doit donc être particulièrement réservé.

Gingivo-stomatite et décalcification des dents chez les
tuberculeux seront justiciables de la thérapeutique que nous
avons signalée et sur laquelle nous ne reviendrons pas.

INTOXICATIONS

C'est surtout sur la muqueuse que porteront les manifestations buccales des intoxications exogènes quelles qu'elles
soient : mercurielles, phosphoriques, etc., etc.

La pathogénie de ces stomatites d'origine toxique est
aujourd'hui bien élucidée. Alors qu'autrefois on accordait
aux stomatites mercurielles, phosphoriques, saturnines, etc.,
une certaine spécificité, on considère aujourd'hui que les
produits toxiques n'ont d'autre rôle que celui de détruire
l'équilibre biologique du milieu buccal, et de déterminer,
suivant le mécanisme que nous avons rappelé plus haut,
l'éclosion d'une stomatite septique banale.

Vous pourrez mettre vos patients à l'abri de semblables
complications en veillant de la façon la plus rigoureuse à
l'hygiène de la cavité buccale, toutes les fois qu'ils seront
soumis à une cause d'intoxication. C'est ainsi que jamais un
traitement mercuriel ne sera institué avant que le tartre dentaire n'ait été gratté ; les racines infectées enlevées, les caries
traitées et obturées. De même les travailleurs exposés aux
intoxications professionnelles, plomb, bismuth, phosphore,
devront recevoir des soins d'hygiène buccale particulièrement minutieux.

Rappelons à ce sujet que les différents liserés gingivaux
qui dénotent la présence du toxique dans la cavité buccale
sont : bleu grisâtre pour le plomb, brun violacé pour le bismuth, brun jaunâtre pour le cuivre.

DYSTROPHIES, DYSCRASIES

Les dystrophies et les dyscrasies peuvent jouer un certain rôle dans l'éclosion des gingivo-stomatites : mais, comme nous l'avons déjà noté, c'est surtout dans la pathogénie de la pyorrhée alvéolaire qu'elles interviennent.

Les signes prémonitoires de cette affection devront donc être recherchés avec attention chez les diabétiques, les goutteux, les brightiques, les rhumatisants, les tabétiques ; auxquels vous ne manquerez jamais de prescrire les mesures d'hygiène préventive que nous vous avons signalées.

ÉTATS PHYSIOLOGIQUES

Certains états physiologiques enfin, la grossesse, la croissance, retentissent nettement sur l'éclosion de la carie dentaire. La déminéralisation qui en est la conséquence entraîne la décalcification des dents et les prédispose ainsi à la carie, suivant le mécanisme que nous avons indiqué. De ce fait, vous conclurez que l'état bucco-dentaire des enfants, des adolescents et des femmes enceintes doit être minutieusement surveillé. Les caries dentaires qui se développent dans ces conditions défectueuses évoluent avec la plus grande rapidité, et doivent être soignées dès leur début. Ici encore vous pourrez prescrire à titre préventif le traitement récalcifiant que nous vous avons signalé plus haut.

CHAPITRE X

INFLUENCE DU MILIEU BUCCAL
SUR L'ÉTAT GÉNÉRAL

Il n'y a pas très longtemps que l'attention des cliniciens a été attirée sur le rôle du milieu bucco-dentaire dans l'éclosion de certaines maladies, et pourtant la liste des répercussions pathologiques de cette nature est déjà longue.

Il ne nous paraît pas douteux tout d'abord que l'agent microbien encore inconnu des diverses *fièvres éruptives* ait pour habitat constant la cavité buccale ; les lésions buccales, péribuccales ou pharyngées, symptômes habituels de ces affections, semblent le démontrer, et vous en tirerez cette conclusion que devant les menaces épidémiques, des soins tout particuliers d'hygiène buccale devront être prescrits.

Le retentissement d'un mauvais état buccal sur les maladies du tube digestif n'est pas moins évident. L'on possède aujourd'hui de nombreuses observations de *gastrites* septiques, causées et entretenues par un état bucco-dentaire défectueux, dont la guérison a été obtenue par le traitement buccal.

La pyophagie, conséquence forcée des lésions suppuratives de la cavité buccale (pyorrhée alvéolaire, gingivites chroniques, débris radiculaires infectés ou abcédés) est ici la vraie cause de l'infection.

Les *affections broncho-pulmonaires* peuvent également trouver leur origine dans un état bucco-dentaire défectueux. A ce sujet la thèse de Vermeille est tout à fait démonstrative. Les observations qu'elle rapporte prouvent en effet d'une façon évidente, que les broncho-pneumonies survenues au cours de la rougeole, sont liées intimement à la présence de lésions plus ou moins accentuées de gingivo-stomatites, et il nous semble que cette notion pourrait être logiquement appliquée à d'autres maladies.

C'est dans le but de diminuer les risques de semblables complications broncho-pulmonaires, toujours à craindre après l'administration du chloroforme ou de l'éther, que de nombreux chirurgiens prescrivent à leurs malades des soins buccaux sévères avant de les soumettre à l'anesthésie générale. C'est là une sage précaution que nous ne saurions trop recommander.

Il n'est pas exceptionnel enfin d'assister à l'éclosion d'*accidents septicémiques* d'origine bucco-dentaire, et nous ne voulons pas parler seulement des symptômes aigus graves que nous vous avons signalés à l'occasion des ostéopériostites de la mâchoire ou des accidents des dents de sagesse, mais surtout des symptômes de *septicémie chronique* trop souvent méconnus.

Les malades qui en sont atteints présentent des troubles gastro-intestinaux divers : constipation avec alternatives de diarrhée, de l'anorexie. Ils maigrissent, ils se plaignent d'asthénie. Souvent on les traite comme des nerveux ou des déprimés, alors que la cause de cet état morbide se trouve dans une suppuration, ou une infection chronique de la cavité buccale, puisqu'ils guérissent dès que les lésions bucco-dentaires sont traitées. Ce chapitre de l'infection générale d'origine buccale est d'ailleurs tout récent ; il se complétera selon nous très rapidement, bien plus encore par les observations des praticiens que par les recherches des spécialistes.

La pelade d'origine dentaire est le symptôme le plus frappant de toute une série de répercussions sensitives (hyperesthésie et névralgie), vaso-motrices (érythrose, hyperthermie), secrétoires et trophiques qui ont pour origine une irritation bucco-dentaire. C'est Jacquet et ses élèves qui ont surtout étudié et fait connaître en France, ces manifestations pathologiques toutes particulières. Leurs recherches ont établi que sous l'influence d'une carie dentaire, plus particulièrement du 3ᵉ ou 4ᵉ degré, et surtout d'une suppuration alvéolaire ou péridentaire, des plaques péladiques peuvent apparaître. Elles sont généralement peu étendues, bien limitées. Elles apparaissent de préférence dans certaines zones prédisposées (*zones peladophores* de Jacquet) et il existe généralement entre le siège de la plaque peladique et les dents incriminées une certaine corrélation. C'est ainsi que les plaques péladiques de la nuque ont le plus souvent pour origine une lésion des molaires inférieures ; celles de la tempe une lésion portant dans la région des molaires supérieures : une dépilation de la moustache correspond à une lésion des prémolaires canines et incisives supérieures : tandis que les irritations qui proviennent des mêmes dents de la mâchoire inférieure se répercutent sur la lèvre inférieure et le menton. L'origine dentaire de ces lésions péladiques est prouvée par le fait qu'elles disparaissent par le seul traitement dentaire. Le pronostic en est donc bénin.

De ce court chapitre où nous n'avons fait qu'indiquer les répercussions morbides qui peuvent résulter de l'infection du milieu buccal, vous tirerez cette conclusion que le médecin praticien devra toujours tenir compte de l'état bucco-dentaire de ses malades. Par une hygiène sévère, par une thérapeutique appropriée, il évitera bien des complications graves dont l'origine est manifestement buccale et il obtiendra parfois des guérisons inattendues.

CHAPITRE XI

LA SINUSITE MAXILLAIRE D'ORIGINE DENTAIRE

La sinusite maxillaire est une complication relativement fréquente de la carie dentaire, et ce fait n'a rien qui puisse surprendre, lorsque l'on se rend compte de la forme anatomique de l'antre d'Highmore, et de ses relations avec les dents.

NOTIONS ANATOMIQUES

On a coutume, pour la facilité de la description, de reconnaître à la cavité antrale une forme pyramidale. La base de cette pyramide est un quadrilatère irrégulier qui correspond à la face externe de la fosse nasale ; son sommet s'enfonce dans la base de l'apophyse zygomatique. De ses quatre faces la supérieure correspond à l'orbite, l'antérieure à la fosse canine, l'externe à la face interne de la joue, et se continue par un angle dièdre avec la postérieure, qui se trouve en regard de la tubérosité du maxillaire supérieur.

La zone la plus intéressante pour nous est l'angle dièdre que forment en se rejoignant la base et la face externe de cette cavité pyramidale. C'est en effet au niveau de ce recessus, appelé pour cette raison prolongement alvéolaire, que vient affleurer l'extrémité apicale des alvéoles dentaires, se traduisant le plus souvent sur le plancher sinusien par de petites saillies mamelonnées. Généralement les alvéoles sont séparées de la cavité antrale par une lamelle osseuse plus ou moins épaisse, mais parfois cette lamelle est déhiscente, si bien que les apex radiculaires entrent directement en contact avec la muqueuse du sinus. Vous concevez aisément que c'est là une condition éminemment favorable à la propagation de proche en proche d'une infection d'origine dentaire.

Remarquez d'autre part, que les racines qui sont le plus immédiatement en relations avec le plancher du sinus, sont celles de la deuxième prémolaire et des molaires. Quant aux autres dents elles présentent avec le sinus des rapports d'autant plus lointains qu'elles se trouvent plus proches de la ligne médiane. De même les racines courtes de la dent de sagesse sont généralement séparées de la cavité du sinus par une lame osseuse assez importante.

Ces rapports anatomiques vous expliquent pourquoi la *sinusite a pour origine dans la majorité des cas l'infection d'une deuxième prémolaire ou d'une première molaire.* Sont ensuite incriminées par ordre de fréquence la deuxième molaire, la première prémolaire ; puis la canine et la dent de sagesse, et enfin à titre tout à fait exceptionnel les incisives.

Rôle des lésions dentaires dans le développement de la sinusite maxillaire

Ce que nous avons dit de la pathogénie des abcès dentaires aigus ou chroniques, trouve ici son application. *Vous notez à l'origine de la sinusite l'infection pulpaire et ses différentes causes :* la carie dentaire ou les dents mortes par abrasion, par érosion cunéiforme, par traumatisme, etc. De la chambre pulpaire les microbes pathogènes gagnent l'espace périapical où leur virulence, sous l'action de causes locales ou générales, s'exalte et entraine la formation de l'abcès aigu ou chronique. Si la collection purulente se forme sur l'une des faces interne ou externe de l'os, vous avez sous les yeux le tableau clinique de l'abcès dentaire aigu ou chronique ; si au contraire elle trouve au plancher du sinus des conditions anatomiques favorables : faible épaisseur ou déhiscence de la paroi alvéolaire, c'est de ce côté qu'elle s'amasse et que finalement elle s'évacue. *L'empyème du sinus, le pyosinus* est alors constitué et nous devons ajouter que le plus souvent il succède à des lésions arthro-dentaires chroniques, et, la symptomatologie de ces lésions étant silencieuse, son début passe fréquemment inaperçu. Si dès ce moment on applique la thérapeutique voulue (extraction de la dent causale, drainage du sinus) la guérison s'obtient très rapidement, mais il n'en est pas de même si l'affection est traitée long-temps après son début. La présence de pus dans la cavité antrale détermine en effet des lésions inflammatoires plus ou moins accusées de la muqueuse, et celle-ci forme à son tour du muco-pus qui vient se surajouter aux sécrétions d'origine dentaire. L'affection mérite alors le nom de *pyosinusite* (Lermoyez).

Ajoutons d'ailleurs que les altérations de la muqueuse qui caractérisent la pyosinusite sont toujours assez longues à se produire.

A ce titre la sinusite maxillaire chronique d'origine dentaire est très différente de celle qui succède à une affection des fosses nasales. Celle-ci en effet s'accompagne dès le début de lésions importantes de la muqueuse, et elle se complique fréquemment d'altérations identiques s'étendant à d'autres cavités annexes des fosses nasales (sinus frontal, cellules ethmoïdales) dont la muqueuse a participé à l'infection initiale. Aussi le pronostic de la sinusite d'origine nasale est-il franche-ment plus mauvais que celui de la sinusite d'origine dentaire ; cette dernière est du reste infiniment plus fréquente, puis-qu'elle représente à elle seule (pyosinus et pyosinusites com-pris) 95 o/o des cas observés.

Quelle conduite tiendrez-vous en présence d'un malade atteint d'une sinusite d'origine dentaire ?

Il n'entre pas dans notre esprit de conseiller au médecin praticien d'intervenir lui-même, toutes les fois qu'il se trou-vera en présence d'une sinusite maxillaire. Nous professons au contraire que dans la majorité des cas le rhinologiste seul est qualifié pour établir avec certitude le diagnostic de cette affection, et surtout pour mettre en œuvre son traitement tou-jours délicat.

En effet les signes subjectifs ou objectifs notés par le méde-cin praticien sont loin d'être pathognomoniques, et le plus souvent ne peuvent guère fournir que des présomptions. Ni l'écoulement de pus par la narine correspondante, écoulement qui s'accentue lorsque le malade se penche en avant, ni les phénomènes douloureux sous-orbitaires ou irradiés, ni la cacosmie objective ou subjective, ni l'obstruction nasale ne permettent d'affirmer l'existence d'une sinusite maxillaire ; et il faut, le plus souvent, pour se prononcer avec certitude, faire appel à la rhinoscopie antérieure ou postérieure, à la diaphanoscopie, au cathétérisme de l'ostium maxillaire, au lavage du sinus par l'ostium, etc., techniques qui doivent rester dans les attributions du médecin rhinologiste, de même que les différents procédés thérapeutiques habituellement utilisés : lavages par le méat inférieur ou cure chirurgicale.

Mais à côté de ces cas, de beaucoup les plus nombreux d'ailleurs, qui dépassent la compétence du médecin praticien et ses moyens d'action, *il en est d'autres où son intervention est légitime.*

En voici deux exemples :

Tel de vos malades porte depuis longtemps une première molaire supérieure atteinte de carie pénétrante. Un jour cette dent devient sensible à la pression, s'allonge, se mobilise, la pression au niveau de l'apex devient douloureuse. La paroi vestibulaire est soulevée par une tuméfaction inflammatoire ; bref vous avez sous les yeux le tableau clinique de l'arthrite alvéolo-dentaire et de l'ostéopériostite des mâchoires. Puis brusquement vous assistez à la sédation des phénomènes inflammatoires, et à la disparition de la tuméfaction, en même temps que se produit par la narine correspondante un écoulement de pus plus ou moins abondant.

Rien n'est plus clair que la pathogénie de semblables accidents, il s'agit en somme d'un abcès dentaire aigu ouvert dans l'antre d'Highmore, et vous concevez aisément que l'extraction de la dent causale, suivie de quelques lavages trans-alvéolaires, amènera très rapidement la guérison de cet empyème aigu du sinus, aussi sûrement qu'elle ferait disparaître un abcès dentaire aigu développé du côté du vestibule buccal.

Tel autre de vos patients a présenté du côté bucco-dentaire

des accidents moins bruyants, mais cependant il vous indique telle ou telle molaire cariée, morte ou obturée, qui de temps à autre a été le siège des phénomènes douloureux assez obscurs, qui accompagnent l'évolution de l'ostéopériostite chronique, et que nous vous avons indiqués déjà (voir page 39). Il signale d'autre part qu'il s'écoule par la narine correspondante une quantité plus ou moins considérable de pus infect; cet écoulement s'accuse lorsqu'il se penche en avant. Là encore, si le malade a pu établir que cet écoulement est de date récente, vous pouvez attendre de l'avulsion dentaire suivie de quelques lavages transalvéolo-sinusiens une guérison rapide.

Parfois, la présence de plusieurs dents cariées du même côté vous fera hésiter un instant dans la recherche de la dent causale. *Rappelez-vous à ce propos que seules les dents à pulpe infectée peuvent être incriminées.* Eliminez donc les caries du deuxième degré qui laissent le bourgeon pulpaire intact. Ne retenez que les dents ou racines atteintes de carie du troisième et du quatrième degré, les dents mortes et enfin les dents obturées avec pulpe infectée. Nous nous sommes déjà expliqués longuement dans les chapitres précédents sur les moyens de mettre en évidence ces différentes lésions dentaires et vous nous prions de vous y reporter.

Ayant ainsi établi le diagnostic, vous pourrez alors recourir à la technique relativement simple que nous allons maintenant vous exposer.

TRAITEMENT

Le premier temps sera l'extraction de la dent causale. Vous la pratiquerez sous anesthésie locale. Souvent du pus s'écoule par l'alvéole aussitôt après l'extraction.

S'il s'agit d'une dent multiradiculaire, recherchez avec soin l'alvéole qui donne issue à l'écoulement purulent; elle constituera la meilleure voie d'accès à la cavité antrale. Si le pus n'apparaît pas, cathétérisez avec soin les cavités alvéolaires à l'aide d'un stylet fin, vous parviendrez toujours à mettre en évidence une petite perforation, à travers laquelle l'instrument pénétrera dans le sinus.

Notez avec soin cette alvéole infectante : pour les dents multiradiculaires il s'agit très fréquemment de la racine palatine ; et il est très rare au surplus que plusieurs racines de la même dent puissent être incriminées.

Passez alors *au second temps opératoire*, l'élargissement de la cavité alvéolaire et de la perforation alvéolo-sinusienne. Si vous possédez le tour de dentiste il vous sera ici d'une très grande utilité. Servez-vous d'abord de fraises dites fraises à fissures, de grosseur moyenne, et utilisez ensuite les fraises plus volumineuses connues sous le nom de fraises à racines. Ne vous arrêtez que lorsque la cavité alvéolaire et la perforation alvéolo-sinusienne possèdent un diamètre de 4 à 5 millimètres environ.

Si vous ne possédez pas de tour à pédale, servez-vous d'un perforateur à main.

Puis procédez au *lavage du sinus*, à l'eau bouillie. Le bock irrigateur sera placé à 50 centimètres au-dessus du plan de la bouche, de façon à donner au jet du liquide une faible pression.

Vous renouvellerez ces lavages deux fois par jour. Lorsque l'affection est récente, et, nous le répétons, c'est uniquement dans des cas de ce genre que se justifie l'intervention du médecin non rhinologiste, la guérison s'obtient après quelques lavages, qui deviennent inutiles dès que le liquide, primitivement très chargé de muco-pus, conserve, après son trajet transinusien, sa limpidité. En raison de la brièveté de ce traitement il est tout à fait inutile de laisser à demeure dans le trajet alvéolo-sinusien soit une mèche de gaze, soit un drain, soit une canule spéciale, dans le but de maintenir sa perméabilité.

Après suppression des lavages l'alvéole agrandie se comble petit à petit et la communication sinusienne finit par disparaître.

L'efficacité de cette technique tient d'abord à ce fait qu'elle supprime la cause, mais aussi à ce que le drainage s'opère dans le recessus alvéolaire de l'antre, qui est le point le plus déclive de la cavité sinusienne. Cependant les rhinologistes lui ont fait le reproche de mettre le sinus en communication avec le milieu buccal éminemment septique, et pour cette raison ils lui préférent les lavages par voie nasale. A vrai dire cette objection est surtout valable lorsqu'il s'agit des sinusites anciennes dont le traitement menace de se prolonger ; il est évident que dans ces conditions il y aurait peut-être certains inconvénients à maintenir béante pendant un long espace de temps la fistule bucco-sinusienne.

Nous pensons cependant qu'il ne faut pas exagérer les dangers du polymicrobisme buccal. N'est-il pas énergiquement combattu par l'activité et la multiplicité exceptionnelles des organes de défense constitués par les nombreuses formations lymphoïdes de la cavité buccale, et les multiples relais lymphatiques péribuccaux. Nous en trouvons journellement la preuve, dans l'extrême simplicité et la rapidité remarquable avec laquelle se cicatrisent les plaies buccales, depuis la plaie alvéolaire créée par l'avulsion dentaire, jusqu'à la cavité parfois volumineuse déterminée par la cure radicale d'un kyste paradentaire ou d'une tumeur bénigne des mâchoires. L'évolution généralement banale, sans complications inflammatoires graves, des fractures comminutives des mâchoires dont le foyer communique avec le milieu buccal est aussi à ce sujet particulièrement démonstrative.

Aussi la technique que nous conseillons et qui utilise la voie buccale nous paraît-elle tout à fait indiquée dans les cas récents ; elle est alors tout à fait inoffensive, et l'on peut en attendre les meilleurs résultats.

CHAPITRE XII

RELATIONS ENTRE LES AFFECTIONS BUCCO-DENTAIRES ET LES MALADIES DE LA VISION

Il est indubitable qu'un certain nombre d'observations assez démonstratives ont été rapportées, qui établissent le rôle des affections bucco-dentaires dans l'étiologie de certaines maladies de la vision.

Il ne faut évidemment retenir parmi les faits que ceux où le rôle de l'affection bucco-dentaire est manifestement établi ; ceux par exemple où l'apparition des phénomènes oculaires a suivi immédiatement le développement d'une lésion bucco-dentaire, ceux encore où le traitement bucco-dentaire a amené la guérison ou l'atténuation d'affections oculaires.

Il n'entre pas dans notre cadre d'examiner une à une les différentes affections oculaires où l'étiologie dentaire a été incriminée, ni de discuter les observations qui ont été publiées. A ceux de nos lecteurs qui désireraient une documentation aussi complète nous signalons le travail de Terson dans le *Traité de stomatologie*.

Certains troubles de la vision où le rôle de la carie dentaire a été mis en évidence ne s'accompagnent d'aucune lésion objective. Les uns frappent les paupières : blépharospasme ou blépharoptose, et s'accompagnent le plus souvent de troubles névralgiques. D'autres intéressent le système lacrymal : larmoiement par hypersécrétion ; d'autres encore, quoique assez rares, la musculature externe de l'œil : troubles paralytiques le plus souvent, se traduisant par de la diplopie. De même on a signalé des troubles de l'accommodation et le rétrécissement du champ visuel.

Enfin l'on a publié un certain nombre d'observations de cécité monoculaire survenant brusquement, soit à la suite d'une extraction, soit au cours d'une rage de dent, soit à la suite d'une obturation intempestive.

Toutes les manifestations oculaires ou para-oculaires que nous venons d'énoncer ont été observées dans des conditions telles que nier l'étiologie dentaire serait nier l'évidence. Il est bon d'ajouter du reste, que dans la plupart des cas l'influence du terrain est non moins manifeste. C'est en effet presque toujours chez des sujets présentant des tares névropathiques certaines que de tels accidents ont été enregistrés ; et c'est ce qui explique que leur pronostic est généralement bénin.

En dehors de ces troubles purement subjectifs, il a été constaté que parfois des *lésions de l'œil ou de ses annexes étaient, sinon causées, du moins entretenues par un mauvais état bucco-dentaire*. Pareils faits ont été signalés à propos de certaines kératites superficielles ou interstitielles, de sclérites, d'iritis, de choroïdites et de rétinites ; ces diverses affections ayant été manifestement améliorées, à la suite du traitement de lésions bucco-dentaires.

En ce qui concerne l'abcès de la paupière inférieure la filiation est plus évidente. En effet, vous en trouverez fréquemment la cause dans une carie infectée de la canine ou de la première prémolaire compliquée ou non d'un abcès chronique périapical.

Il est enfin des complications oculo-dentaires heureusement très rares, mais que vous devez cependant connaître en raison de la gravité exceptionnelle de leur pronostic. Ce sont *le phlegmon de l'orbite* et *la phlébite orbitaire*.

Le phlegmon de l'orbite a un début brusque et revêt d'emblée une allure aiguë ou même suraiguë. La fièvre est violente. Les symptômes physiques sont très particuliers. Indépendamment de l'œdème des paupières et du chémosis de la paupière inférieure, on note de l'exophtalmie unilatérale, et une dureté toute spéciale des tissus infiltrés qui enchâssent le globe oculaire. Les douleurs sont très accusées, elles sont continues avec exacerbations momentanées et irradiations névralgiques. Toutefois le symptôme le plus impressionnant est l'abolition de la vision qui survient en quelques heures.

L'état général est le plus souvent profondément atteint ; et la mort peut survenir assez rapidement si l'on ne pratique dès le début le débridement large de la zone infectée.

Le plus souvent c'est à la suite d'une sinusite maxillaire d'origine dentaire que ces accidents sont observés, mais nous devons ajouter toutefois que de simples abcès dentaires de la mâchoire supérieure peuvent entraîner de semblables complications.

La phlébite orbitaire consécutive aux lésions dentaires présente un aspect clinique moins impressionnant. Son allure est torpide ; l'exophtalmie qu'elle provoque ne se manifeste que petit à petit ; les douleurs sont moins vives ; l'on ne constate pas cette disparition rapide de la vision. Par contre elle se complique toujours d'accidents cérébraux et de phénomènes généraux graves et elle a comme aboutissant presque fatal la thrombo-phlébite des sinus et la mort.

Alors que le phlegmon de l'orbite ne succède jamais qu'à des lésions du sinus ou des dents de la mâchoire supérieure, la phlébite orbitaire peut au contraire avoir son origine non seulement dans une lésion inflammatoire de la mâchoire supérieure mais encore dans une ostéo-périostite de la mandibule.

Dans le premier cas la phlébite est dite *primitive* (Terson) car alors la voie suivie par le processus infectieux est directe puisqu'il s'agit d'une thrombo-phlébite de la veine angulaire se propageant aux ramifications terminales de la veine ophtalmique avec lesquelles elle s'anastomose.

Lorsque au contraire la thrombo-phlébite orbitaire vient

compliquer une lésion inflammatoire de la mâchoire inférieure, et plus particulièrement un accident de dent de sagesse
le trajet de l'infection est moins direct. Elle gagne alors les
plexus veineux ptérygoïdiens, détermine ensuite, par l'intermédiaire des veines du trou ovale, la thrombo-phlébite du
sinus caverneux et atteint enfin la veine ophtalmique ; dans
ce cas la thrombo-phlébite orbitaire est dite *secondaire*
(Terson). Cette marche *a retro* de l'infection, et notamment
la thrombo-phlébite du sinus caverneux explique bien pourquoi la phlébite orbitaire secondaire est fréquemment double
d'emblée, se manifestant de chaque côté par l'ensemble de ses
symptômes caractéristiques.

Devant des complications aussi graves que la phlébite
orbitaire, primitive ou secondaire, la thérapeutique est bien
souvent impuissante. En dehors de la médication générale
destinée à combattre les phénomènes septicémiques, et sur
laquelle il ne nous appartient pas de nous étendre, vous
interviendrez localement en drainant le plus largement possible le foyer infectieux. Il n'est pas indiqué toutefois de
pratiquer à ce moment l'extraction de la dent causale qui
crée une plaie alvéolaire, où les vaisseaux du tissu spongieux
largement béants pourront absorber en masse des microorganismes hypervirulents, ce qui serait de nature à augmenter notablement l'intensité des phénomènes infectieux.

CHAPITRE XIII

TUMEURS DES MACHOIRES

ASPECT CLINIQUE ET INDICATIONS THÉRAPEUTIQUES

Les tumeurs des mâchoires se présentent sous deux formes cliniques essentielles : les épulis et les néoplasmes à point de départ central.

A. — ÉPULIS

Les épulis sont des tumeurs implantées sur la portion alvéolaire de l'os en faisant saillie dans la cavité buccale sous forme de masses plus ou moins volumineuses, le plus souvent sessiles.

Elles naissent généralement au niveau d'une languette gingivale interdentaire, et semblent faire corps avec le ligament alvéolo-dentaire des dents qui l'avoisinent et la cloison osseuse interalvéolaire. Elles sont habituellement dures et saignent facilement. Leur développement est lent ; il arrive cependant que la petite tumeur subisse des poussées d'accroissement, qui en peu de temps augmentent notablement son volume. Ce sont là des formes dont il faudra particulièrement vous méfier.

Les dents voisines sont petit à petit refoulées par le néoplasme ; elles se dévient et s'ébranlent. L'absence de douleurs locales ou névralgiques est la règle. Les phénomènes douloureux, de même que les adénopathies, n'apparaissent généralement que lorsque l'épulis vient à s'ulcérer.

Le diagnostic est facile ; l'épulis ne peut guère être confondu avec l'*hypertrophie gingivale*, affection rare, dans laquelle la muqueuse correspondant à tout un groupe de dents, voire même à toute une mâchoire, est envahie en sa totalité par un processus fibromateux diffus. De même vous le distinguerez facilement de ces petits *polypes gingivaux* qui se développent au voisinage d'une vaste carie para-cervicale, qui viennent en remplir la cavité, et qui disparaissent spontanément dès que la dent est enlevée ou la carie traitée. *Le diagnostic différentiel* ne présente donc aucune difficulté.

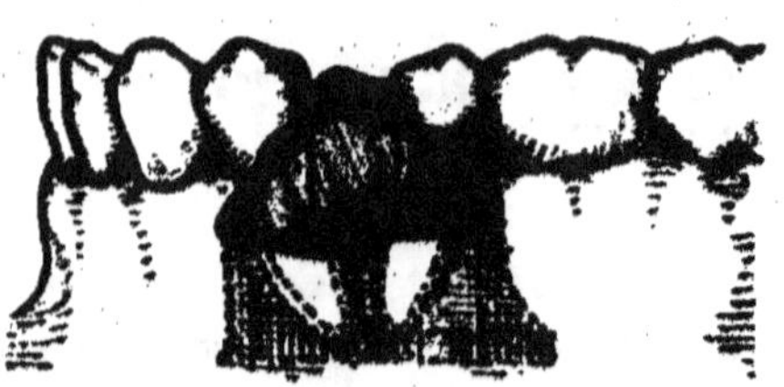

Fig. 27. — Epulis. *La tumeur implantée sur la cloison interalvéolaire a provoqué le déplacement des dents voisines.*

Le diagnostic de la variété anatomique, par contre, est aussi délicat qu'il est important à établir. Sachez en effet que si l'épulis est le plus souvent de nature fibreuse, elle présente parfois aussi les caractères du fibro-sarcome, voire même du sarcome sous ses différentes formes. Et il va de soi que plus l'élément sarcomateux prédomine, plus le pronostic s'assombrit.

Si la tumeur est très dure, si sa vascularisation est peu développée, pensez au fibrome : dans le cas contraire il s'agit

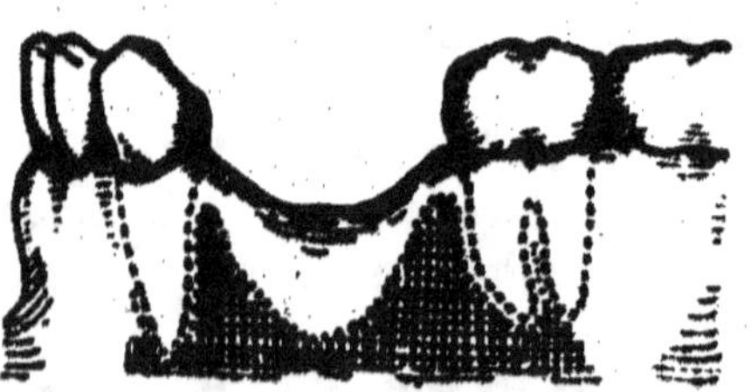

Fig. 28. — *Figure schématique destinée à montrer jusqu'où doit s'étendre l'exérèse dans la cure radicale de l'épulis fibromateux. Le tissu osseux est figuré en quadrillé.*

vraisemblablement du fibro-sarcome ou du sarcome. Ce ne sont là bien entendu que des éléments de présomption, *car l'examen biopsique seul* pourra lever tous les doutes, il devra donc être toujours pratiqué.

De toutes façons il sera procédé à l'exérèse du néoplasme. Cette exérèse comprendra non seulement le néoplasme et sa base d'implantation, mais elle se complètera par l'extraction des dents voisines et l'excision à la pince gouge de toute la portion alvéolaire correspondante.

Si l'examen biopsique a établi la nature sarcomateuse de l'épulis l'exérèse doit être plus large encore et confiée au chirurgien.

L'épithélioma central des mâchoires peut, au stade ultime de son évolution, se traduire par des masses plus ou moins volumineuses, bourgeonnantes, friables, saignant au moindre contact, qui viennent faire saillie dans la cavité buccale au niveau d'une alvéole, dont la dent a été expulsée par le néoplasme. On a appelé ces néoformations *épulis épithéliales*. C'est là un abus de langage. Elles n'ont en effet rien de commun avec les tumeurs que nous venons de décrire. Leur aspect clinique est tout différent ; en effet, l'épithélioma des mâchoires, dont elles sont l'expression ultime, possède une marche et des symptômes qui ne présentent aucune analogie avec l'évolution lente, indolore, et de caractère bénin de l'épulis fibreuse ou fibro-sarcomateuse.

B. — TUMEURS DES MACHOIRES
A POINT DE DÉPART CENTRAL

Les tumeurs dont le point de départ est central peuvent être rangées cliniquement en plusieurs catégories.

I) Les premières présentent l'allure *de tumeurs bénignes*. Elles se développent lentement, ne se manifestent par aucun phénomène douloureux et ne s'accompagnent pas d'adénopathies. La déformation osseuse seule attire l'attention sur elles ; et elles peuvent ainsi passer longtemps inaperçues. Elles se développent de préférence chez les jeunes gens et les adultes.

II) *Les tumeurs malignes* sont de deux sortes : *l'épithélioma* et *le sarcome*.

L'épithélioma frappe presqu'exclusivement les sujets de plus de cinquante ans. Il se manifeste dès son début par des douleurs névralgiques intolérables qui témoignent de l'envahissement et de la destruction précoces des tissus circonvoisins.

L'épithélioma évolue rapidement ; parfois même d'une façon foudroyante ; il retentit dès son début sur les groupes ganglionnaires péribuccaux. Il récidive presque constamment même après une très large exérèse.

Les sarcomes qui revêtent la plus grande malignité sont ceux où les éléments globo-cellulaires sont prédominants. On les rencontre plus particulièrement chez des sujets jeunes. Leur marche est généralement moins rapide que celle des épithéliomas. Les douleurs y sont moins précoces, car le sarcome, à son début du moins, n'envahit pas, mais refoule les tissus environnants. La déformation est en général plus accusée que dans l'épithélioma. Les adénopathies n'apparaissent qu'à la période des ulcérations.

III) Il existe enfin toute une catégorie *de tumeurs de mâchoires qui revêtent une allure torpide analogue à celles des tumeurs bénignes et qui toutefois sont susceptibles de récidiver sur place à la suite d'une exérèse incomplète, caractère qui les rapproche des tumeurs malignes.* Ces néoplasmes sont relativement fréquents puisqu'ils représentent d'après Ombrédanne plus de 75 p. 100 des tumeurs solides des mâchoires. Ils sont constitués histologiquement par des *sarcomes à myeloplaxes.* C'est généralement entre 15 et 30 ans qu'on les observe.

Dans les pages qui vont suivre c'est particulièrement sur les tumeurs bénignes des mâchoires que nous nous étendrons. Nous jugeons en effet qu'elles doivent retenir tout particulièrement votre attention, d'abord en raison de leur fréquence assez grande, et en second lieu parce que leur traitement chirurgical nous paraît devoir rentrer, dans les cas les plus simples tout au moins, dans les attributions du médecin praticien.

Au contraire nous nous bornerons à indiquer rapidement la conduite à tenir en présence des tumeurs malignes ou des sarcomes à myeloplaxes.

I. — TUMEURS BÉNIGNES

Celles-ci comprennent les néoplasmes les plus divers, liquides ou solides. Ceux que vous rencontrerez le plus souvent sont sans contredit les kystes dentaires ou paradentaires ; vous observerez ensuite les tumeurs solides qui tirent leur origine des débris épithéliaux paradentaires (adamantomes, odontomes et parodontomes), et enfin toute une série de néoplasmes bénins : fibromes, fibromyxomes, chondromes, ostéomes, que l'on considérait autrefois comme des néoformations analogues à celles que l'on observe dans les autres organes, mais que l'on tend de plus en plus à rattacher aux néoplasmes d'origine dentaire ou paradentaire.

La notion de l'origine dentaire des kystes et de certaines tumeurs des mâchoires n'est pas nouvelle.

On savait depuis longtemps que le germe dentaire, qui dans son ensemble est constitué comme vous le savez par un bourgeon ectodermique, l'organe de l'émail, et par une papille mésodermique l'organe de l'ivoire, était susceptible, sous l'empire de causes mal connues, d'être détourné de son évolution normale et de donner naissance à des formations néoplasiques, au lieu d'élaborer une dent.

Malassez a ajouté à cette notion celle des débris épithéliaux paradentaires. Il a montré qu'à côté des bourgeons épithéliaux dont l'évolution aboutit à la constitution du germe dentaire vrai, il existe chez l'embryon des cordons ectodermiques dont le développement s'arrête en chemin, et qui sont en quelque sorte des germes dentaires avortés. Il a montré également qu'une partie des éléments épithéliaux qui ont concouru à la formation du germe dentaire vrai persistent après la naissance. Tous ces débris épithéliaux constituent de petits amas de cellules incluses dans le tissu osseux, ou étagées tout le long des ligaments alvéolo-dentaires, depuis la zone péri-cervicale jusqu'à la zone péri-apicale, et ils peuvent, au même titre que le germe dentaire vrai, être l'origine des formations néoplasiques les plus diverses.

A. — *KYSTES DENTAIRES OU PARADENTAIRES*

Comme nous le disions plus haut, les plus fréquentes des tumeurs dentaires ou paradentaires sont incontestablement les kystes.

Encore faut-il faire ressortir que parmi ceux-ci deux formes se rencontrent rarement : ce sont *les kystes multiloculaires* et *les kystes dentifères*.

Les premiers sont constitués par une poche irrégulière,

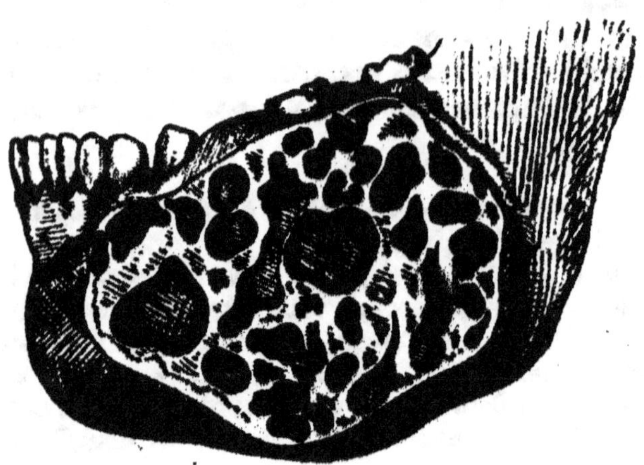

Fig. 29. — *Kyste multiloculaire (Heath) (in Maladies des mâchoires. Ombrédanne).*

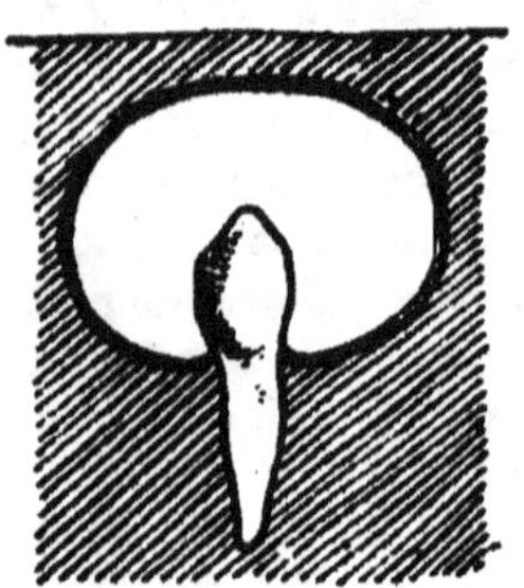

Fig. 30. — *Kyste dentifère (loc. cit.).*

bosselée, comprenant de multiples compartiments communiquant plus ou moins largement entre eux. Les seconds présentent cette particularité de contenir une dent plus ou moins développée, libre dans la cavité lorsqu'elle ne comprend que la calotte d'émail, adhérente au contraire à la paroi kystique lorsqu'une partie de la racine existe. Il semble bien ici que le kyste se soit développé au dépens d'un germe dentaire vrai ; le stade de développement plus ou moins avancé de la dent indique le moment où le germe dentaire a subi la transformation néoplasique. Il va de soi que les caractères anatomiques que nous venons d'indiquer ne seront guère mis en évidence qu'au cours d'une intervention.

Les kystes multiloculaires et kystes dentifères s'accompagnent le plus souvent de l'absence d'une dent, qui, aux dires du malade, n'a jamais évolué (son follicule n'a-t-il pas fourni les éléments du néoplasme ?) Ce signe est à vrai dire le seul qui, joint au jeune âge du sujet (de 10 à 20 ans), pourra vous permettre parfois de les différencier cliniquement des *kystes paradentaires* vrais, qui sont de beaucoup les plus fréquents.

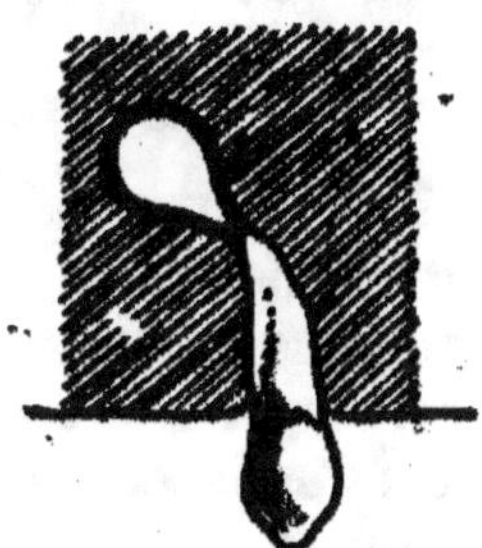

Fig. 31. — *Kyste paradentaire appendiculaire (loc. cit.).*

Comme leur nom l'indique ceux-ci tirent leur origine des débris épithéliaux paradentaires, et plus particulièrement des amas cellulaires qui avoisinent l'apex. Sous l'influence d'une irritation chronique, qui la plupart du temps est entretenue par une carie infectée (4° degré), ces masses épithéliales prolifèrent, s'entourent de tissus fibreux, puis subissent la dégénérescence kystique. Il n'y a jamais ici de dent non évoluée, par contre vous constaterez dans

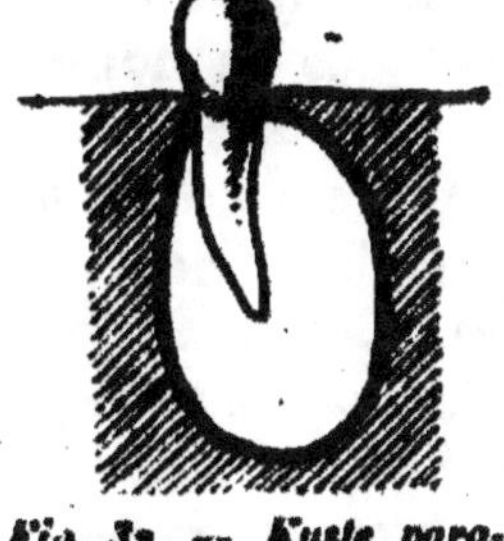

Fig. 32. — *Kyste paradentaire radiculaire (loc. cit.).*

presque tous les cas la présence au voisinage du kyste, d'une dent atteinte d'une carie pénétrante, ou d'une dent morte avec pulpe infectée.

Les petits kystes paradentaires périapicaux ou appendiculaires et les kystes-tumeurs qui seuls nous occuperont ici ont la même origine. Les premiers sont d'ailleurs le plus souvent des surprises de l'extraction et leur symptomatologie se confond avec celle de la carie du 4° degré

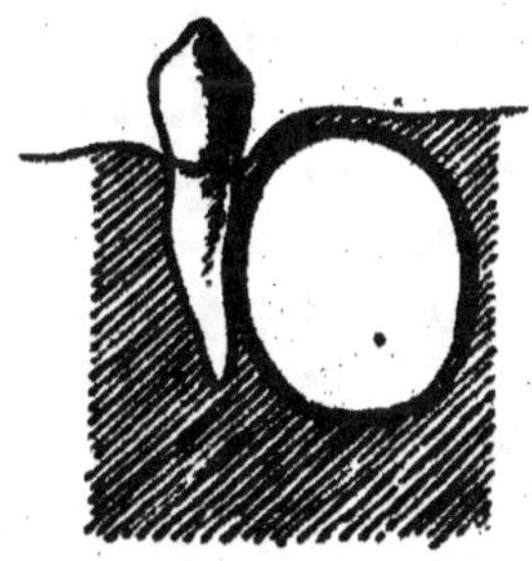

Fig. 33. — *Kyste paradentaire juxtadentaire (loc. cit.).*

simple, ou compliquée d'arthrite alvéolo-dentaire aiguë, subaiguë ou chronique (voir page 3o).

B. — *TUMEURS BÉNIGNES SOLIDES*

Les tumeurs solides dont l'origine dentaire ou paradentaire est établie d'une façon incontestable sont infiniment plus rares que les kystes. Elles se présentent d'ailleurs sous différents aspects. C'est ainsi que les néoplasmes englobés sous le nom d'*adamantomes* sont des tumeurs de consistance fibreuse (corps fibreux énucléable de Dupuytren), qui revêtent les caractères histologiques du germe dentaire au premier stade de son évolution, c'est-à-dire au moment où ni le bourgeon épithélial, ni la papille mésodermique n'ont subi une différenciation en émail et ivoire.

Ces formations néoplasiques peuvent au contraire ressembler plus ou moins parfaitement aux tissus dentaires adultes et elles portent alors le nom d'*odontomes*.

Entre ces deux formes anatomiques extrêmes, existent du reste des tumeurs de constitution intermédiaire dans lesquelles tissus fibreux et incrustations dentinaires, adamantines ét cémentaires se mélangent en proportions variées.

Enfin à titre tout à fait exceptionnel il vous arrivera d'observer des dents qui présenteront ce caractère de porter appendues, soit à leur couronne, soit à leur racine de petites masses de tissus dentaires adultes. Ce sont là des *odontomes coronaires* ou *radiculaires* de Broca. A plus juste raison Ombrédanne les appelle *parodontomes* en raison de leur origine, qui réside vraisemblablement dans les débris épithéliaux paradentaires. Ce sont des néoplasmes qui passent longtemps inaperçus à cause de leur faible volume, et qui ne se révèlent guère qu'au cours d'une extraction, qu'ils compliquent plus ou moins. Ils ne méritent donc pas de nous en occuper davantage.

Quant aux autres tumeurs bénignes, fibromes et fibromyxomes, chondromes, ostéomes on tend de plus en plus, comme nous l'avons dit plus haut, à les ranger parmi les tumeurs mixtes dentaires.

Évolution et diagnostic des tumeurs bénignes des mâchoires : kystes et tumeurs solides

Les tumeurs bénignes des mâchoires, qu'elles soient liquides ou solides, présentent un développement identique.

1° *Au premier stade de leur évolution* rien ne vient révéler leur existence puisqu'il n'existe ni déformation osseuse, ni symptômes subjectifs qui attirent sur elles l'attention du clinicien.

2° *A un stade plus avancé* kystes et tumeurs solides se traduisent par la déformation de la mâchoire. Cette tuméfaction est bien limitée. Quand elle siège à la mâchoire inférieure elle se manifeste de préférence sur la face externe du corps de l'os si la tumeur est kystique ; elle a tendance au contraire à déformer la portion alvéolaire, s'il s'agit d'une tumeur solide. Ce caractère évolutif est loin d'ailleurs d'être absolu et ne peut constituer qu'un élément de présomption.

Cette tuméfaction ne s'accompagne d'aucun phénomène douloureux, ni d'adénopathies ; elle s'est développée avec une extrême lenteur, ce qu. permet d'éliminer les *tumeurs malignes*.

L'ostéopériostite chronique se traduit parfois par une déformation de même nature. Rappelez-vous cependant que cette affection se caractérise par une tuméfaction plus diffuse que celle des néoplasmes ; vous apprenez d'autre part qu'elle a été précédée de poussées d'arthrite alvéolo-dentaire et d'ostéopériostite aiguë ou subaiguë, dont les phénomènes douloureux auront été sans aucun doute notés par le patient. Il est rare enfin que la palpation ne décèle pas un point douloureux ou simplement sensible, correspondant à l'apex de la dent qui a été l'origine de ces accidents, et qui présente une chambre pulpaire infectée (carie du 4° degré ou dent morte).

Vous n'aurez donc généralement aucune peine à vous convaincre que la déformation a bien pour origine un néoplasme bénin.

Cherchez alors à établir si la tumeur est solide ou kysti-que. Ceci est plus délicat, car, à ce stade, les signes cliniques sont encore bien obscurs ; vous savez que le kyste est de beaucoup le plus fréquent des néoplasmes bénins des mâchoires, et c'est tout. Seule *une radiographie* pourrait vous donner quelques indications. S'il s'agit d'une tumeur fibreuse le corps de l'os apparaîtra avec son aspect à peu près normal ; à peine un peu moins teinté au niveau de la déformation. Au contraire la présence d'un kyste se traduira par une zone claire plus ou moins arrondie, tandis que dans le cas plus rare d'un odontome, ce dernier apparaîtra avec une opacité comparable à celle des dents, et tranchera nettement sur le fond plus clair du tissu osseux.

Quel que soit d'ailleurs le résultat de ces investigations le traitement opératoire s'impose ; nous verrons plus loin quelle doit en être la technique.

3° Kystes et tumeurs solides *continuant à s'accroître* refoulent petit à petit le tissu osseux, le réduisent à une lame de plus en plus mince, au point qu'à un moment donné elle fournit à la palpation la *sensation parcheminée*, sauf toutefois quand il s'agit des tumeurs constituées en entier de tissus dentaires adultes, que nous avons appelées odontomes. Cette lame osseuse finit même par disparaître, si bien qu'en définitive la tumeur n'est plus recouverte que par la muqueuse gingivale, ce qui permet de procéder à un examen plus direct.

Vous pourrez donc à ce stade percevoir de *la fluctuation* qui établit alors péremptoirement la présence d'un kyste.

Si ce symptôme est peu net recourez à la *ponction explo-ratrice*, qui vous donnera du liquide clair quand il s'agira d'un kyste, qui restera blanche ou ramènera un peu de sang lorsque vous aurez affaire à une tumeur fibreuse ou fibro-sarcomateuse. Enfin dans le cas très rare d'un odontome l'aiguille percevra un corps dur, plus ou moins bosselé, dont la consistance est toute différente de celle du tissu osseux environnant.

Si la tumeur est solide, il est une notion que vous devrez

obtenir à tout prix, c'est celle de sa nature anatomique : *L'examen biopsique* devra donc en être toujours pratiqué, car même parmi les tumeurs d'allure bénigne il s'en trouve qui possèdent un certain degré de malignité; tels sont, ainsi que nous l'avons dit plus haut, les sarcomes à myéloplaxes. L'examen biopsique vous donnera sur ce sujet des certitudes et c'est lui qui vous permettra de déterminer les limites plus ou moins étendues de votre exérèse.

TRAITEMENT

KYSTES DE LA MACHOIRE

Le traitement qui convient aux kystes est relativement simple. Vous opérerez par voie buccale bien entendu. Vous obtiendrez le plus souvent une anesthésie suffisante par infiltration novocaïnique de la muqueuse qui recouvre la tumeur. Vous pourrez cependant compléter cette anesthésie locale par l'anesthésie des troncs nerveux : nerf dentaire à l'épine de Spyx pour la mâchoire inférieure, et nerf maxillaire supérieur au trou grand rond pour la mâchoire supérieure.

Commencez par extraire les dents implantées sur toute l'étendue du rebord alvéolaire qui correspond à la tuméfaction. Souvent vous déterminerez à ce moment l'ouverture du kyste, qui se vide par une ou plusieurs alvéoles.

Puis sur la face vestibulaire du kyste, au niveau où la saillie paraît la plus proéminente, taillez sur la muqueuse un lambeau en forme d'U dont la base correspond au corps du maxillaire.

Si la paroi osseuse est encore épaisse, détachez ce lambeau à la rugine ou à la curette et attaquez la coque osseuse, soit à la gouge et au maillet, soit de préférence à la fraise montée sur le tour dentaire. Pratiquez ainsi une large fenêtre dans la paroi osseuse, et prolongez-la jusqu'au rebord alvéolaire.

Si au contraire le kyste est déjà déhiscent, il vous suffira d'agrandir la brèche osseuse au bistouri fort ou aux ciseaux, et de procéder ensuite comme précédemment à l'abrasion à la pince gouge du rebord alvéolaire.

Ayez soin de ne sacrifier que la moitié vestibulaire du massif alvéolaire, respectez au contraire la portion linguale, qui sera très utile plus tard pour l'établissement d'une prothèse.

Vous aurez ainsi pratiqué dans la paroi vestibulaire du kyste, une fenêtre dont la dimension doit être en rapport avec celle de la tumeur, mais qui doit mesurer au moins 2 centimètres de largeur sur 2 ou 3 centimètres en hauteur.

Vous apercevez alors l'intérieur de la cavité kystique et vous procédez à son curetage minutieux. En aucun point la poche kystique ne doit rester intacte ; vous vous en assurerez en interrogeant de la curette les parois de la cavité, et vous n'aurez la certitude d'une intervention complète, que lorsque vous percevrez partout le contact osseux.

Une hémorragie assez importante accompagne toujours cette petite opération ; elle est généralement aussi passagère qu'elle est abondante. Attendez qu'elle se tarisse. Pratiquez au besoin un grand lavage de la cavité à l'eau bouillie très chaude ; et terminez enfin votre acte opératoire par un badigeonnage de la cavité à la créosote de hêtre, qui achèvera de détruire *in situ* les quelques lambeaux de la paroi kystique que la curette aurait ménagés.

Pas de tamponnement ; laissez la cavité kystique en large communication avec la bouche, sauf au moment de l'ingestion alimentaire, où le patient en obstrue l'entrée à l'aide d'un tampon de coton ou de gaze.

Conseillez trois ou quatre grands lavages par jour à l'eau bouillie très chaude et, à deux jours d'intervalle, pratiquez encore deux ou trois attouchements de la cavité à la créosote de hêtre.

Vous serez ainsi à l'abri de toute récidive et vous éviterez à plus forte raison la dégénérescence épithéliale, que l'on a signalée pour les kystes opérés ou non, mais qui nous paraît être très rare.

TUMEURS SOLIDES BÉNIGNES

Comme nous l'avons dit déjà, *l'on ne devra procéder à l'exérèse d'une tumeur solide de la mâchoire d'apparence bénigne qu'après examen biopsique*, qui seul fournit des indications précises sur la malignité de ces néoplasmes.

Les fibromes, les fibro-myxomes, la plupart des tumeurs d'origine dentaire ou paradentaire dont le tissu fibreux constitue l'élément principal, les odontomes, peuvent être considérés comme des tumeurs non récidivantes, et sont donc justiciables d'opérations économiques.

Vous procéderez à leur égard à peu près comme pour les kystes. Mêmes procédés d'anesthésie ; même technique, même curetage minutieux de la cavité.

Au cours de ces interventions vous serez frappés de ce fait que ces tumeurs (fibreuses ou calcifiées) sont nettement encapsulées, qu'elles s'énucléent avec facilité, et que même quand elles poussent dans divers sens des prolongements irréguliers, l'os creusé en logettes est simplement refoulé mais nullement envahi.

Il va de soi que si la tumeur se présente sous cet aspect, et si d'autre part l'examen biopsique témoigne en faveur de la bénignité, la résection même partielle de la mâchoire constituerait une intervention trop large, qui aurait pour résultat de mutiler irrémédiablement et inutilement le patient.

Si ce caractère particulier de la tumeur ne vous apparaissait pas en toute évidence, et si au contraire le néoplasme vous semblait en certains points faire corps avec l'os, émettez quelque réserve quant à sa nature, et pratiquez ou mieux faites pratiquer par le chirurgien une exérèse plus large.

II. — TUMEURS MALIGNES

Nous ne nous étendrons pas sur les signes cliniques des tumeurs malignes des mâchoires ; ce que nous en avons dit plus haut permet le plus souvent d'en établir le diagnostic, et c'est uniquement à cela que doit se borner le rôle du médecin praticien.

Qu'il s'agisse d'épithéliomas ou qu'il s'agisse de sarcomes encéphaloïdes l'exérèse la plus large s'impose, et elle devra être pratiquée dès que le diagnostic aura pu être établi.

III. — SARCOMES A MYÉLOPLAXES

Ces tumeurs, ainsi que nous l'avons dit, tiennent le milieu entre les néoplasmes bénins et les néoplasmes malins, et en raison de ce caractère elles devront bénéficier d'un traitement relativement économique. Une résection partielle du maxillaire, pourvu qu'elle dépasse la limite de la tumeur, met généralement à l'abri de la récidive.

Lorsque la tumeur siège à la mâchoire inférieure, Ombrédanne conseille de ménager un pont osseux correspondant au bord inférieur de la mandibule, et destiné à maintenir la continuité du levier osseux. On pourrait sans doute obtenir le même résultat, et l'on se mettrait plus sûrement à l'abri de la récidive, en pratiquant la résection partielle sous-périostée de l'os dans toute sa hauteur ; cette opération serait complétée par l'application d'une prothèse qui maintiendrait en bonne position les fragments mandibulaires, les immobiliserait, et permettrait ainsi une régénération osseuse analogue à celle que l'on observe dans les fractures mandibulaires avec perte de substance. On peut d'autant plus compter sur celle-ci qu'il s'agit en général de sujets jeunes. Nous verrons d'ailleurs dans un chapitre spécial comment nous concevons le rôle de la prothèse, non seulement dans des cas de ce genre, mais encore dans les résections plus étendues des maxillaires (voir page 257).

CHAPITRE XIV

SOINS D'HYGIÈNE BUCCALE

Le rôle du médecin chargé d'intervenir en matière d'hygiène buccale doit être de *débarrasser la cavité buccale de tout foyer infectieux*. C'est à ce titre que les caries dentaires devront être obturées ; la pyorrhée alvéolo-dentaire traitée, les débris radiculaires extraits, et enfin le tartre dentaire enlevé. Nous commencerons dans ce chapitre par vous dire quelques mots du tartre dentaire, et de la façon dont vous devez procéder à son ablation. Nous vous rappellerons ensuite les quelques préceptes d'hygiène buccale quotidienne.

LE TARTRE DENTAIRE

Le tartre dentaire s'amasse sur les dents en concrétions jaune-grisâtres plus ou moins épaisses, plus ou moins dures, particulièrement dans les *régions peu accessibles à la brosse*, et surtout en regard de l'orifice des canaux sécréteurs des glandes salivaires. C'est ainsi que vous le rencontrerez en plus grande abondance sur la face linguale des incisives inférieures, en regard de l'orifice des canaux de Wharton et Rivinus, et sur la face vestibulaire des molaires supérieures, en regard de l'orifice du canal de Sténon.

Le tartre s'amasse également sur toute dent qui ne concourt pas à la mastication, et qui par suite ne bénéficie pas du nettoyage physiologique qui en est la conséquence. C'est ainsi que les dents dépourvues d'antagonistes, ou encore celles sur lesquelles le patient perd l'habitude de manger (par suite d'une carie douloureuse, par exemple) se couvrent de tartre.

Cette substance est surtout constituée par des sels de chaux ; phosphate et carbonate, mais sa composition n'est pas uni-

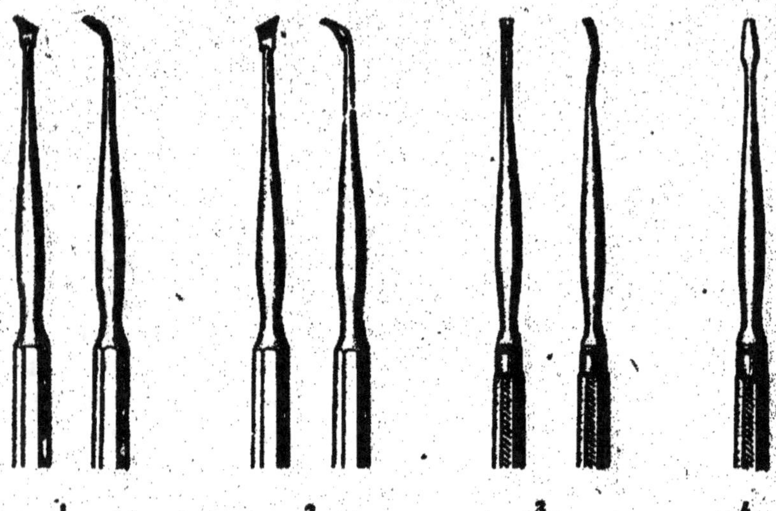

Fig. 34. — *Différentes formes d'instruments pour le détartrage des dents.*
1, 2, 3, 4.

quement minérale. Il renferme en effet, comme l'a démontré Galippe, de nombreux microorganismes, hôtes habituels de la cavité buccale. Il s'apparente ainsi aux différentes forma-tions calculeuses de l'économie : calculs hépatiques et rénaux.

Par le contact prolongé de leurs bords irréguliers, par leur septicité très grande, les amas tartriques finissent par déter-miner, au niveau des festons gingivaux, des lésions de gingi-vite chronique, et nous avons vu déjà que cette inflammation latente est souvent l'origine de la polyarthrite alvéolo-den-taire chronique. De plus la présence de tartre, imprégné de microorganismes, concourt à augmenter la septicité du milieu buccal.

Aussi *son ablation régulière est-elle indispensable*, et c'est une petite intervention avec laquelle tout médecin doit être familiarisé.

LES QUELQUES INSTRUMENTS

dont vous aurez besoin sont représentés ci-contre : quatre vous suffisent : les deux premiers sont des grattoirs à lame

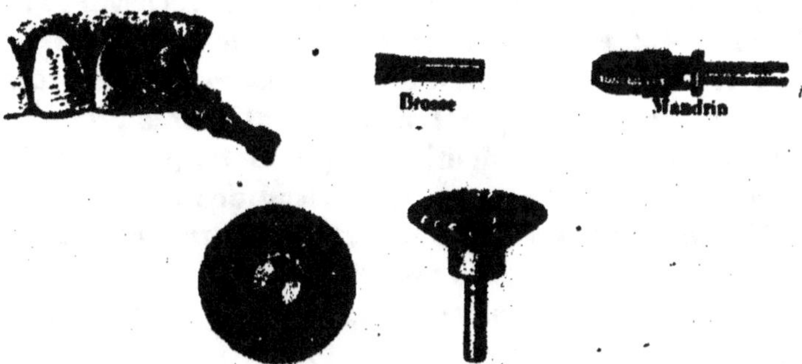

Fig. 35. — *Brosses circulaires et brosses pinceau pour le nettoyage des dents.*

incurvée destinée à atteindre la face postérieure des incisives inférieures, ainsi que les faces vestibulaire et linguale des dents supérieures, le troisième possède une lame mince, courbe et un peu flexible qui permettra le détartrage des faces interstitielles ; le quatrième enfin est muni d'une lame droite et robuste que vous utiliserez pour faire sauter le tartre déposé au collet des dents inférieures sur leur face vestibulaire.

Le détartrage de chaque dent doit être méthodiquement pratiqué : *commencez* par la face linguale, *puis* nettoyez les faces interstitielles et vestibulaires.

Lorsque déjà des lésions de polyarthrite alvéolo-dentaire chronique se sont développées, ne négligez pas les culs-de-sacs péricervicaux, veillez au contraire à l'ablation minutieuse de tous les débris tartriques qui s'y amassent avec prédilection.

Faites suivre ce râclage d'un brossage énergique des dents, utilisez pour cela les brosses circulaires et en pinceaux, montées sur le tour dentaire et chargées de poudre dentifrice.

SOINS QUOTIDIENS D'HYGIÈNE BUCCALE

Le but de l'hygiène buccale quotidienne est de lutter contre le polymicrobisme buccal, et de s'opposer aux fermentations anormales d'origine alimentaire.

C'est par le brossage des dents, de la sertissure gingivale péridentaire et aussi de la face dorsale de la langue, que l'on répondra à ces indications. L'action de la brosse sera d'ailleurs renforcée par l'usage de différents produits désignés sous le nom de dentifrices (poudres, pâtes, élixirs), sur la valeur respective desquels nous aurons à nous prononcer.

Il faut se brosser les dents deux fois par jour : le matin au lever, le soir avant de se mettre au lit.

Le brossage des dents doit être complet. L'on commencera par la face vestibulaire, que la brosse frottera non pas dans le sens transversal, comme la plupart ont coutume de le faire, mais dans le sens vertical, du collet des dents vers la face triturante ; c'est la seule façon de nettoyer comme il convient les espaces interdentaires. On passera ensuite à la face linguale, puis à la face triturante des dents, sans craindre dans ces différents temps de brosser la sertissure gingivale péricervicale, où s'amassent avec prédilection matières septiques ou alimentaires.

La brosse doit être choisie suffisamment dure ; il faut proscrire de façon absolue les brosses en blaireau ou en caoutchouc, plus nuisibles qu'utiles.

DENTIFRICES

Le Dentifrice le plus parfait est le savon sous toutes ses formes : savon blanc de Marseille, savon de toilette, poudres ou pâtes savonneuses. Il est alcalin comme le milieu buccal normal, il est antiseptique, il possède la qualité de dissoudre les matières grasses, telles sont les qualités qui militent en faveur de son emploi régulier.

Voici différentes formules de poudres savonneuses :

1° Essence de Wintergreen . . . . V gouttes
Carbonate de magnésie. . . . . 40 gr.
Savon médicinal desséché et pulvérisé . . . . 10 gr.
Carbonate de chaux précipité . . . . 50 gr.

On peut remplacer l'essence de Wintergreen par l'essence de menthe.

2° d'après R. Cerbelaud :

Craie précipitée . . . . 60 gr.
Borax pulvérisé finement . . . . 20 gr.
Résine de myrrhe pulvérisée . . . . 10 gr.
Poudre de savon . . . . 10 gr.
Essence de menthe . . . . V gouttes

3° Poudre alcaline au savon (d'après R. Cerbelaud) :

Craie précipitée . . . . 40 gr.
Bicarbonate de soude . . . . 10 gr.
Poudre de savon . . . . 10 gr.
Saponine. . . . . 1 gr.
Essence de menthe . . . . }
Essence de Badiane . . . . } àà X gouttes
Carmin n° 40 . . . . Q. S. pour colorer

Quant aux poudres non savonneuses elles seront toujours employées concurremment avec le savon blanc ou le savon de toilette, dont la brosse aura été préalablement chargée.

En voici quelques formules :

1° Craie camphrée (Codex) :

Carbonate de chaux . . . . . 90 gr.
Camphre . . . . 10 gr.

2° Poudre astringente à prescrire dans le cas de congestion gingivale chronique :

Craie	} àà 3o gr.
Tannin.	
Essence de menthe. . . .	XV gouttes

3° Autre poudre astringente :

Craie	20 gr.
Quinquina gris	10 gr.
Poudre d'iris.	5 gr.
Essence de menthe poivrée . .	Q. S.

4° Poudre dentifrice alcaline du Codex :

Carbonate de calcium précipité. . .	5o gr.
Poudre d'hydrocarbonate de magnésie	25 gr.
Essence de menthe	XXV gouttes

Les *pâtes dentifrices* sont le plus souvent à base de glycérine qui, dans le milieu buccal, peut se transformer en sucre, puis en acides ; nous ne les recommanderons pas.

Les *élixirs dentifrices* n'ont généralement d'autre valeur que d'aromatiser agréablement l'eau de rince-bouche ; il est possible toutefois de leur donner certaines propriétés antiseptiques ou astringentes, particulièrement utiles quand il s'agit de patients atteints de congestion gingivale chronique ou de polyarthrite alvéolo-dentaire.

a) Elixir dentifrice du Codex :

Essence de Cannelle de Ceylan	1 gr.
— de badiane	} àà 2 gr.
— de girofle.	
— de menthe	8 gr.
Teinture de benjoin	8 gr.
— de Cochenille	20 gr.
— de Gaïac.	} àà 8 gr.
— de pyrèthre.	
Alcool à 8o°	1.000 gr.

b) **Elixir dentifrice astringent :**

Thymol	
Essence de Cannelle de Ceylan	} ãã o gr. 25
— de Girofle	
Saccharine	
Essence de menthe	1 gr. 5o
Teinture de ratanhia	2 gr. 5o
Alcool à 90°	100 gr.

Une demi-cuillerée à café dans un verre d'eau bouillie.

(Hugenschmidt).

c) **Autre elixir dentifrice astringent :**

Teinture de Cochenille	X gouttes
Essence de menthe	} ãã LX gouttes
— d'anis	
Résorcine	2 gr.
Glycérine	20 gr.
Alcool	Q. S. pour 125 cc.

Quelques gouttes dans un verre d'eau bouillie.

(Lyonnet et Boulud).

Tels sont, très succinctement exposés, les quelques préceptes d'hygiène buccale que tout médecin doit connaître avec précision. Non seulement il ne devra jamais omettre d'en exiger la pratique chez ses malades, mais encore il devra s'efforcer de les répandre dans les familles, dont il est le conseiller en matière d'hygiène et de prophylaxie.

CHAPITRE XV

LES OBTURATIONS : GUTTA, CIMENTS, AMALGAMES

Nous vous avons exposé dans le chapitre I comment se présenteront à vous les patients atteints de carie dentaire ; vous connaissez les différents symptômes qui vous permettent de diagnostiquer cette affection à ses différents stades ; il nous reste à vous indiquer dans quelles limites, avec une instrumentation élémentaire, il vous sera possible d'intervenir pour soulager et guérir vos patients.

La thérapeutique curative de la *carie du 3e degré* nécessite des soins spéciaux et délicats qui doivent rester dans les attributions du médecin stomatologiste, votre rôle se bornera donc à calmer les phénomènes douloureux que nous vous avons décrits ; nous vous avons indiqué plus haut comment vous y parviendrez.

De même nous vous avons dit quelle devait être votre thérapeutique expectative *dans la carie du 4e degré*.

Au contraire nous vous conseillons de vous familiariser avec la technique curative des *caries du 2e degré,* car dans bien des cas elle est relativement simple, si vous limitez votre action thérapeutique aux obturations à la gutta-percha, aux ciments, à l'amalgame. Avec un peu d'entraînement vous arriverez à pratiquer ces opérations élémentaires de façon très satisfaisante, et vous permettrez ainsi à votre patient d'attendre l'intervention plus complète du spécialiste.

L'obturation d'une carie du 2e degré comporte deux temps :

1° *la préparation de la cavité ;*

2° *le remplissage de cette cavité avec la substance obturatrice.*

PRÉPARATION DE LA CAVITÉ

Une cavité sera prête pour l'obturation lorsqu'elle aura été

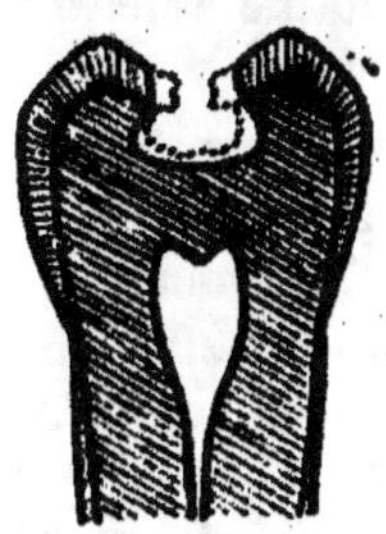
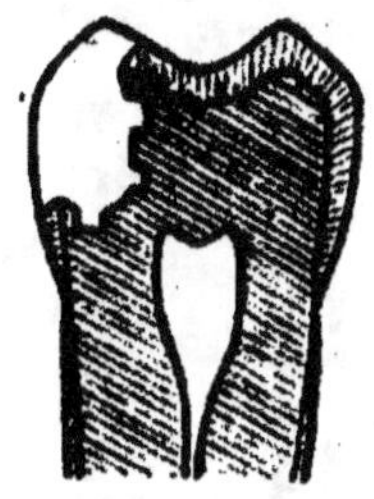

1   *Fig. 36.*   2

1. Cavité naturellement rétentive : orifice plus étroit que le fond.
2. Cavité rendue rétentive, au moyen des rainures et des points de rétention.

débarrassée de tous les débris septiques qui l'encombrent (détritus alimentaires et dentine ramollie), et que vous lui aurez donné en même temps la forme nécessaire à la rétention de la masse obturatrice.

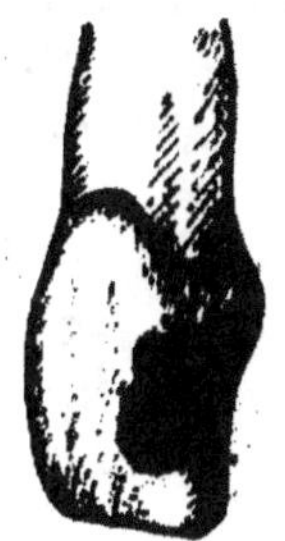

Vous serez sûr d'avoir enlevé tout ce qui devait l'être lorsque toute teinte anormale décelant la carie aura disparu, et lorsqu'avec l'excavateur ou la sonde dentaire vous percevrez sur toute l'étendue de la cavité la sensation de la résistance spéciale, que fournit le contact de l'instrument avec la dentine normale et dure (*cri dentinaire*).

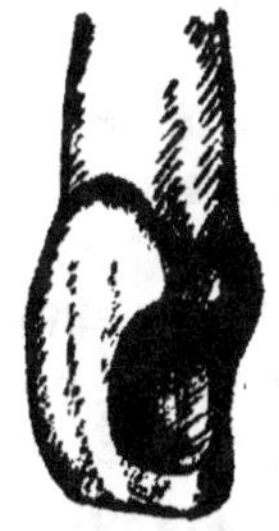
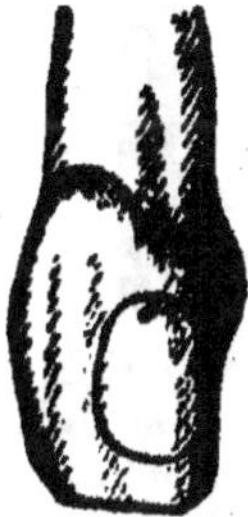

Fig. 37. — Préparation d'une cavité de la face mésiale d'une incisive centrale. Les bords irrégulièrement dentelés, sont correctement abrasés avant de recevoir l'obturation.

D'autre part, la cavité possède une forme rétentive lorsque d'une façon schématique l'orifice en sera plus étroit que le fond (fig. 36).

Il vous sera parfois difficile de lui donner une telle forme ; recourez alors aux rainures, aux points de rétention, tels qu'ils sont représentés sur la figure 37.

C'est surtout en vue d'une obturation à l'amalgame ou au ciment translucide au silicate qu'il est indispensable de s'en tenir fidèlement à ces quelques règles techniques. En effet, ni l'amalgame, ni le ciment au silicate n'adhèrent aux parois de la cavité, et ils ne s'y trouveront bien maintenus que si elle possède une forme appropriée. Vous pourrez au contraire, sans crainte d'insuccès, garnir de ciment à l'oxyphosphate et même de gutta-percha des cavités imparfaitement rétentives, car l'adhésivité de ces substances assurera jusqu'à un certain point leur rétention *in situ*.

N'oubliez pas enfin que les bords de la cavité offriraient une résistance tout à fait insuffisante, s'ils étaient constitués uniquement par de l'émail plus ou moins aminci en biseau ; il faudra donc que vous les abrasiez jusqu'à ce qu'ils comprennent toute l'épaisseur de la couche adamantine, renforcée d'une lame d'ivoire plus ou moins importante.

Dans certains cas simples vous pourrez mener à bien la préparation d'une cavité à l'aide de simples excavateurs et de ciseaux à émail ; mais le plus souvent vous serez obligés de recourir à l'emploi des fraises montées sur le porte-fraise (fig. 40) ou mieux sur le tour à pied (fig. 41). Vous commencerez par abraser les bords de l'émail en utilisant les fraises à fissure, ce qui vous

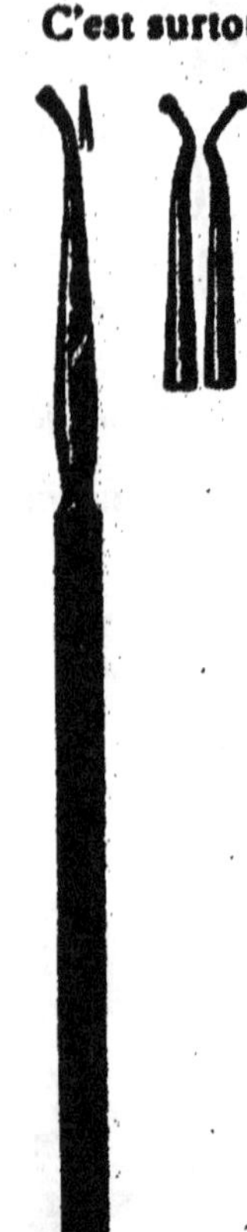

Fig. 38. — Divers types d'excavateurs.

permet de mieux apercevoir la cavité ; les fraises rondes vous

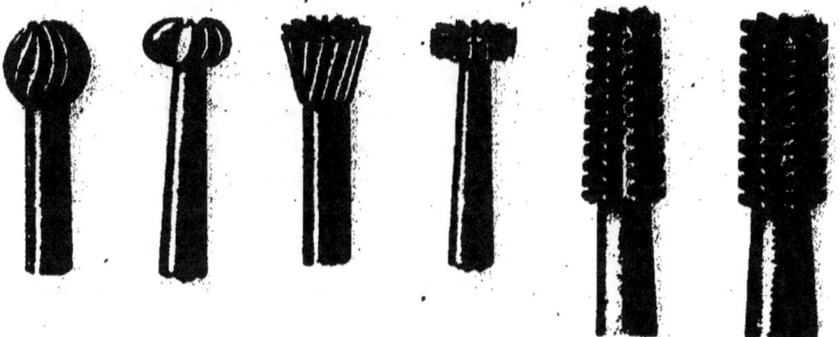

Fig. 39. — *Différentes formes de fraises : rondes, rondes-aplaties, en cône renversé, en roue. Fraises à fissures.*

serviront ensuite pour l'excision de la dentine ramollie ; et

Fig. 40. — *Porte-fraise.*

vous recourrez enfin aux fraises en cône renversé et en roue pour donner à la cavité la forme rétentive.

Anesthésie de la dentine

Le seul procédé qui, à l'heure actuelle, permette de réaliser l'insensibilisation de la dentine en vue de la préparation d'une cavité est l'injection sous-muqueuse paraapicale d'une solution de novocaïne-adrénaline à 5 o/o. La technique de ce procédé est délicate et doit rester dans les attributions du spécialiste. Quant aux nombreux topiques qui ont été proposés dans le même but, les uns anesthésiques (cocaïne en solutions diverses, menthol, acide phénique, etc.) sont inefficaces ; les autres sont des caustiques et compromettent la vitalité pulpaire. Nous ne pouvons donc vous en conseiller l'emploi.

OBTURATIONS A LA GUTTA-PERCHA

INSTRUMENTATION

Les instruments indispensables sont figurés ci-contre. Ce sont une spatule simple ou double, un fouloir, une petite spatule courbe, une poire à air chaud (fig. 44).

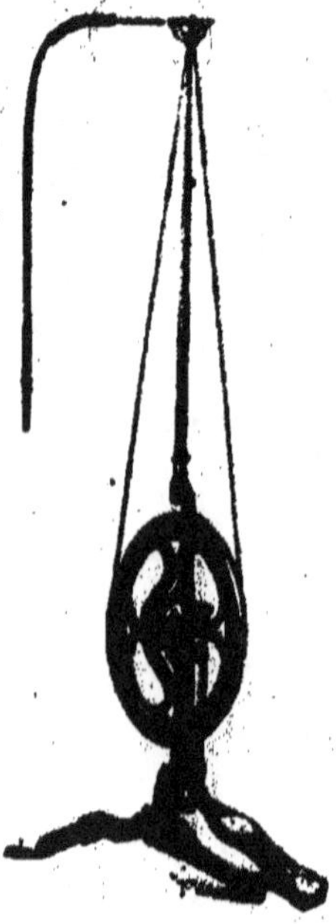

Vous trouverez la gutta-percha toute préparée pour l'usage dentaire chez les fournisseurs pour dentistes ; elle est livrée en plaques ou en bâtonnets.

TECHNIQUE

La première précaution à prendre est de mettre la cavité à l'abri de la salive.

Pour la mâchoire supérieure

Cela vous est assez facile. S'il s'agit d'une incisive ou d'une canine il vous suffira de glisser un rouleau de coton sous la lèvre supérieure ; s'il s'agit d'une prémolaire ou d'une molaire vous disposez votre coton dans le cul-de-sac vestibulaire de façon à absorber la salive parotidienne, qui se déverse en regard

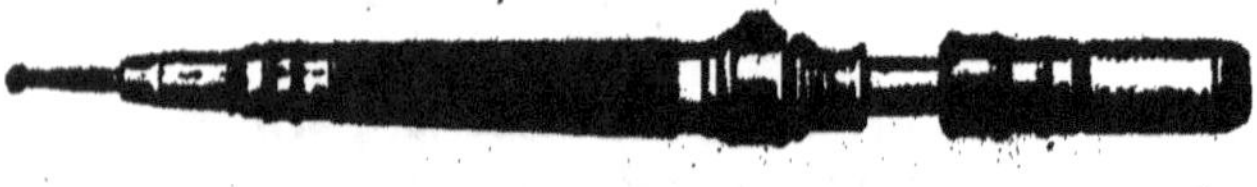

Fig. 41. — Tour à pied.

Fig. 42. — Pièce à main porte-fraise du tour à pied.

de la première molaire, par l'orifice du canal de Sténon.

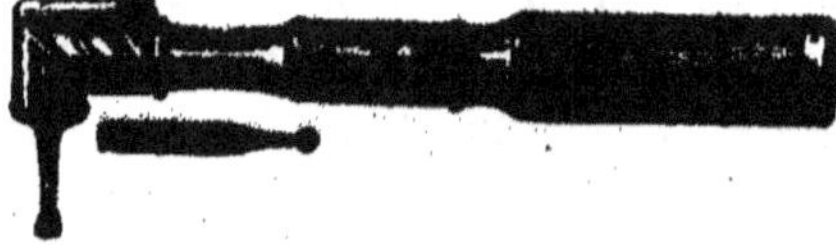

Fig. 43. — Angle droit porte-fraise du tour à pied. On l'utilise pour préparer les cavités difficilement accessibles : caries distales, carie des dents postérieures, etc.

A la mâchoire inférieure

C'est de la main gauche que vous maintiendrez les rouleaux de coton, l'un placé sous la langue, l'autre dans le

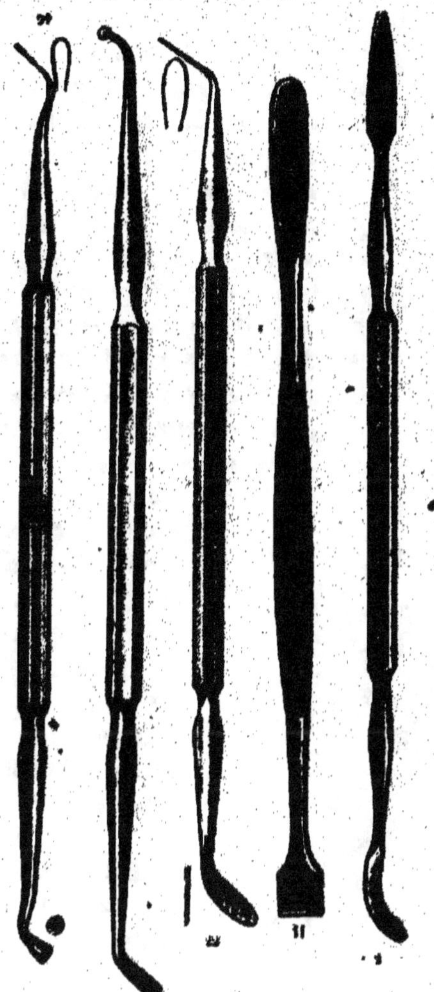

*Fig. 44. — Spatules simples et spatules-fouloirs pour la manipulation
de la gutta-percha.*

vestibule. Vous placerez enfin un troisième rouleau dans le cul-de-sac vestibulaire supérieur correspondant, de façon à ne pas être gêné par la salive parotidienne.

Cette façon de faire a l'inconvénient de vous priver de l'usage d'une main ; c'est pourquoi nous vous conseillons instamment d'utiliser le petit appareil représenté figure 48, que vous trouverez chez les fournisseurs pour dentistes sous le nom d'appareil d'Eggler.

Retenez bien toute cette technique grâce à laquelle vous maintenez rigoureusement à sec le champ opératoire, c'est là en effet le premier temps indispensable de la majeure partie des interventions buccales : obturations dentaires, attouchements médicamenteux dans les gingivo-stomatites, traitement des accidents muqueux de dents de sagesse, etc.

Voici donc votre cavité bien isolée, séchez-la au coton d'abord, puis à l'aide d'un jet d'air tiède. Je dis bien tiède, évitez en effet de surchauffer la canule de la poire à air chaud, rendez-vous compte de la température de l'air insufflé avant de le projeter sur la dentine qui est hypersensible comme vous le savez, vous l'assècherez tout aussi bien que si l'air était très chaud, et vous aurez le grand mérite de n'avoir pas fait souffrir inutilement votre patient.

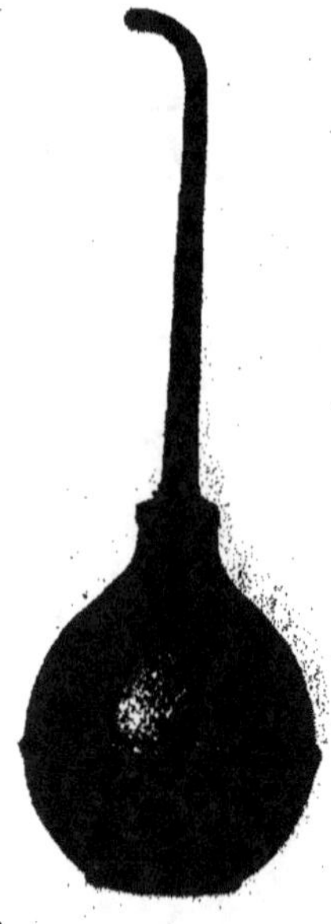

Fig. 45. — Poire à air chaud.

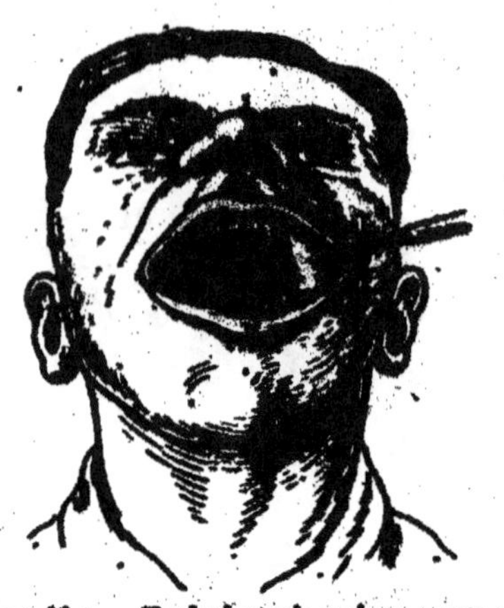

Fig. 46. — Technique à suivre pour se mettre à l'abri de la salive parotidienne : rouleau de coton glissé et maintenu dans le cul-de-sac vestibulaire supérieur.

Chauffez alors modérément la gutta-percha dont vous aurez chargé l'extrémité de la spatule, en la passant dans la flamme, sans l'y maintenir, car elle s'y enflammerait. Dès qu'elle est ramollie portez-la dans la cavité où vous la foulez et modelez avec les instruments appropriés, fouloirs et spatules.

OBTURATIONS AUX CIMENTS

INSTRUMENTATION ET TECHNIQUE

Les instruments qui vous serviront ici sont les mêmes que vous avez utilisés pour l'obturation à la gutta. Toutefois les ciments dits aux silicates attaquent les instruments en acier, qui seront remplacés pour cette raison par des instruments en tantale ou en agathe. Vous y adjoindrez une plaquette de verre sur laquelle vous malaxerez le ciment.

Il existe dans le commerce de multiples marques de ciments dentaires, tous se ramènent à deux types principaux,

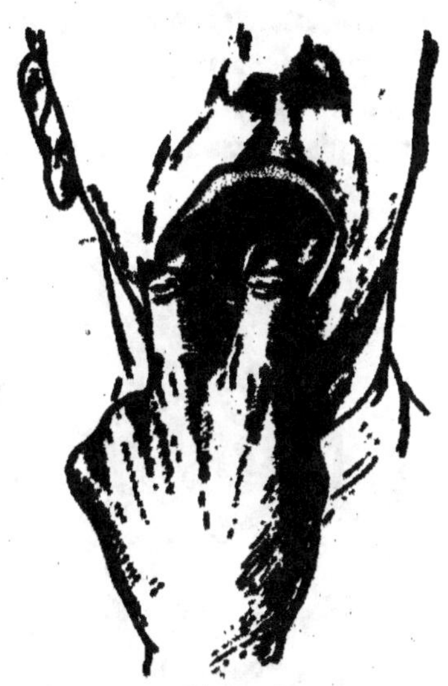

Fig. 47. — Technique à suivre pour se mettre à l'abri de la salive, à la mâchoire inférieure : rouleaux de coton maintenus dans le cul-de-sac vestibulaire inférieur et sous la langue par les doigts de la main gauche.

le ciment à l'oxyphosphate de zinc, et le ciment au silicate. La manipulation de ces produits diffère un peu, c'est pourquoi nous en décrirons successivement la technique.

Obturation au ciment à l'oxyphosphate de zinc

La condition indispensable pour obtenir une obturation au ciment adhésive et durable, est d'obtenir un assèchement absolu de la cavité ; nous avons dit déjà comment vous pourrez y parvenir.

Vous préparez le ciment en mélangeant parties égales de la poudre et du liquide que contient chaque boîte commerciale de ciment dentaire. La poudre contient essentiellement de l'oxyde de zinc, le liquide est, à quelque variante près, de l'acide oxyphosphorique. Poudre et liquide doivent être malaxés avec soin par petites quantités à la fois ; vous éviterez ainsi la formation de grumeaux qui entraineraient la désagrégation rapide de l'obturation. La pâte ne doit être ni trop liquide, ni trop dure, elle est prête pour l'obturation quand elle possède la consistance du mastic. Vous la portez alors dans la cavité où vous la foulez comme vous l'avez fait pour la gutta-percha. Vous lissez à la spatule et au fouloir la surface de l'obturation, et vous veillez enfin à ce que le durcissement de la pâte s'opère à l'abri de la salive. Pour y parvenir, ou bien vous maintenez quelques instants la bouche ouverte garnie de rouleaux de coton, ou bien vous recouvrez la masse obturatrice d'une couche imperméable de vernis à la sandaraque (voir page 17 : mixture occlusive).

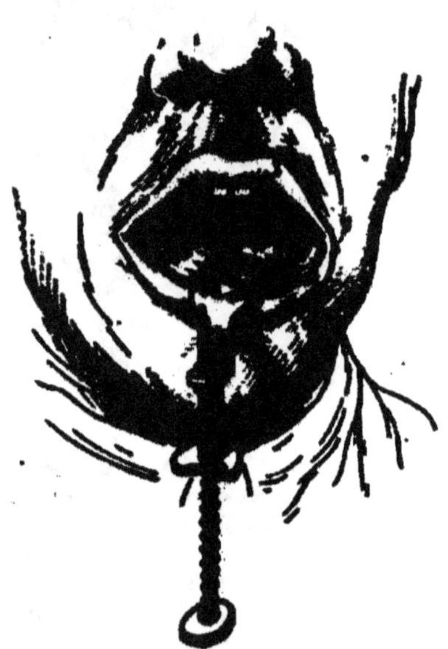

Fig. 48. — Appareil d'Eggler mis en place et fixant les rouleaux de coton vestibulaire et sublingual.

Après durcissement vous parachevez l'obturation en la polissant, soit à l'aide de disques de papier d'émeri fin montés sur le tour, soit à l'aide de bandes de même papier, qui conviennent surtout pour les obturations des faces interstitielles.

Le ciment à l'oxyphosphate est très adhérent à la dentine,

nullement irritant pour le bourgeon pulpaire même proche, et d'une durée assez longue, lorsqu'il a été convenablement préparé. Par contre il est opaque, et tranche toujours plus ou moins fortement sur la teinte des dents, aussi vous le réserverez de préférence pour les caries peu apparentes.

Obturation aux ciments au silicate

Ces ciments appelés encore *ciments-émail* ont l'avantage d'être translucides, et d'être presque invisibles, quand la teinte choisie pour l'obturation a été bien assortie à la couleur des dents. Vous les utiliserez donc pour toutes les caries qui se voient, c'est-à-dire pour toutes les caries des incisives et des canines.

Vous manipulerez ces ciments comme les ciments à l'oxyde de zinc ; rappelez-vous toutefois que seuls les instruments en tantale, en agathe ou en os vous sont permis, car le ciment au silicate prend une teinte noirâtre quand on le prépare avec les instruments habituels en acier nickelé.

Un autre point important réside en ce fait que le ciment au silicate n'adhère pas aux parois ; il faudra donc que la cavité soit bien rétentive, si vous désirez éviter le descellement plus ou moins rapide de l'obturation.

Dernière remarque encore. Les premiers ciments au silicate fournis aux stomatologistes contenaient des impuretés chimiques qui les rendaient plus ou moins irritants pour la pulpe. Aussi n'était-il pas rare d'observer à la suite de leur application des mortifications pulpaires à échéance variable. C'est pourquoi, lorsqu'il s'agissait d'une carie du deuxième degré avancée, prépulpaire, on considérait comme une sage précaution de garnir le fond de la cavité d'une couche de ciment à l'oxyphosphate, sur laquelle on appliquait ensuite l'obturation translucide. Aujourd'hui les ciments-émail ont été améliorés, et sont infiniment moins dangereux pour le bourgeon pulpaire, mais nous vous conseillons toutefois de recourir à la technique prudente que nous venons d'énoncer, toutes les fois qu'il s'agira d'une carie profonde.

Obturation au ciment eugénol-oxyde de zinc

Nous nous en voudrions de ne pas vous signaler encore une formule de pâte que vous pourrez utiliser avec fruit pour vos obturations provisoires, et qui remplacera souvent très avantageusement la gutta-percha. Vous obtiendrez cette masse plastique en mélangeant à quelques gouttes d'eugénol une quantité d'oxyde de zinc suffisante pour obtenir une pâte ayant la consistance du mastic, absolument comme s'il s'agissait de la manipulation d'un ciment dentaire à l'oxyphosphate. Cette combinaison a l'avantage de durcir même dans la salive, elle est par contre infiniment moins résistante que les ciments.

OBTURATIONS A L'AMALGAME

INSTRUMENTATION ET TECHNIQUE

Les instruments dont vous aurez besoin sont représentés ci-contre : ce sont des fouloirs de taille et de formes diverses.

Fig. 49. — Différentes formes de fouloirs pour amalgame.

Vous malaxerez dans le mortier spécial parties égales de mercure et de limailles métalliques que vous trouverez dans le commerce sous le nom d'*alliages dentaires*. Ceux-ci contiennent essentiellement de l'argent et de l'étain, auxquels sont adjoints en proportion variable et suivant les marques, d'autres métaux : plomb, or, platine, etc.

Quand le mélange a été soigneusement trituré pour obtenir un amalgame bien homogène, vous en chassez l'excédent de mercure en exprimant la masse obturatrice par torsion de la peau de gant dans laquelle vous l'avez placée. Vous la lavez ensuite à l'alcool absolu, pour la débarrasser de tous les produits d'oxydation qui à la longue communiqueraient aux tissus dentaires leur teinte noirâtre.

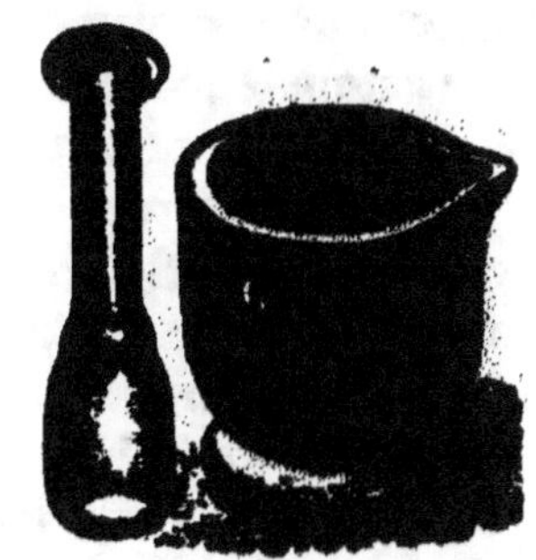
Fig. 50. — *Mortier pour amalgame.*

L'amalgame doit alors avoir la consistance d'une masse presque dure, à peine malléable.

Il est préférable d'opérer à l'abri de la salive, bien que celle-ci ne soit pas un obstacle absolu au durcissement de l'amalgame. Prenez donc les mêmes précautions que précédemment. Portez alors l'amalgame dans la cavité soit à l'aide de précelles, soit en le chargeant sur l'extrémité d'un gros fouloir, soit encore en vous servant d'un porte-amalgame. Foulez avec fermeté la masse obturatrice par petites quantités à la fois ; que l'action du fouloir s'exerce partout, et ne néglige aucun point des parois, surtout si vous avez eu besoin de tailler dans la dentine des rainures ou des petites cavités punctiformes pour assurer la rétention.

Il existe dans le commerce un *amalgame de cuivre* dans lequel limailles et mercure ont été mélangés à l'avance en proportions définies. Il est présenté sous forme de petites masses losangiques. Pour les utiliser il suffit de chauffer à la flamme, de préférence dans une petite cuiller spéciale, jusqu'à ce qu'il sourde à leur surface quelques gouttelettes de mercure. On les triture alors dans le mortier à amalgame et l'on s'en sert comme précédemment.

L'amalgame de cuivre a l'inconvénient de prendre très rapidement une teinte noirâtre très accusée. Vous le réserverez donc pour les caries peu apparentes.

L'obturation à l'amalgame convient surtout aux cavités situées en des points où s'exercent principalement les efforts de la mastication ; les cavités des faces triturantes des molaires sont dans ce cas.

Insistons encore sur ce fait que ces cavités doivent être rétentives si l'on veut éviter le descellement de l'obturation.

De plus, il sera indispensable, lorsque la carie sera assez profonde, prépulpaire. de garnir le fond de la cavité d'une couche de ciment à l'oxyphosphate. L'amalgame est en effet très conducteur, et transmettrait au bourgeon pulpaire tout proche les variations thermiques du milieu buccal : ceci pourrait causer des impressions désagréables et provoquer même la mortification pulpaire.

Vous devrez également renforcer d'une couche de ciment adhésif les parois de la cavité, toutes les fois qu'elles vous paraîtront insuffisamment résistantes. Il ne faut pas oublier en effet que sous l'influence de la chaleur l'amalgame se dilate, et il est indispensable que les parois soient solides pour ne pas céder sous cette expansion répétée du métal.

Telles sont donc les matières obturatrices dont la technique pourra, nous semble-t-il, vous devenir familière. Il est bon d'ailleurs que vous sachiez que l'obturation des dents peut être obtenue d'une manière infiniment plus parfaite par le spécialiste compétent, et il est certain que les aurifications et les incrustations d'or ou de porcelaine resteront toujours des procédés de choix. La pratique de ces interventions ne s'obtient qu'après un long entraînement, elle nécessite une instrumentation variée, il nous semble donc superflu de vous en entretenir.

CHAPITRE XVI

L'ANESTHÉSIE
DANS LES EXTRACTIONS DENTAIRES

L'anesthésie par réfrigération pourra rendre quelques services dans les extrac..ions dentaires. Réservez-la cependant pour les avulsions faciles : dents ébranlées par la pyorrhée alvéolaire, racines en partie expulsées de leur alvéole. N'en attendez rien dans les cas plus compliqués. Utilisez-la uniquement pour les dix dents antérieures, qui seules pourront être aisément circonscrites par le jet de chlorure d'éthyle. Pratiquez-la suivant les règles habituelles bien connues de vous. Attendez pour prendre le davier que la couche de givre ait recouvert entièrement la zone gingivale correspondant à l'alvéole, et n'oubliez pas que ce résultat ne peut être atteint, que si le champ opératoire est complètement à l'abri de la salive. Nous vous avons déjà dit comment vous réaliserez cette condition.

L'anesthésie par réfrigération ne convient donc qu'à quelques cas particuliers; aussi le problème de l'anesthésie dans les extractions dentaires est-il le plus souvent résolu par la *méthode des injections anesthésiantes intragingivales.*

Parfois, cependant, celles-ci sont contre-indiquées, nous verrons pour quelles raisons, et c'est alors *aux procédés d'anesthésie tronculaire* que vous serez obligés d'avoir recours (1).

Enfin, dans quelques cas spéciaux, *l'anesthésie générale* pourra vous être imposée, et vous aurez à faire un choix judicieux entre les anesthésiques de longue durée (chloro-

(1) Voir page 180 une note relative à l'*anesthésie diploïque.*

forme, éther) et les anesthésiques dont l'action est plus courte (protoxyde d'azote, chlorure d'éthyle).

Nous aurons donc à vous décrire d'abord la technique de l'anesthésie dentaire par la méthode des injections intragingivales, nous vous exposerons ensuite les règles de l'anesthésie tronculaire des nerfs maxillaire supérieur et maxillaire inférieur, nous préciserons enfin les indications de l'anesthésie générale de longue ou de courte durée.

A. — MÉTHODE DES INJECTIONS INTRAGINGIVALES
LE MATÉRIEL

Soyez munis d'une *seringue* permettant d'exercer une forte pression. Sachez en effet que l'injection doit être poussée dans l'épaisseur du derme muqueux qui se laisse distendre difficilement. Laissez donc de côté les seringues de Luer ou de Pravaz, excellentes pour les injections hypodermiques, mais tout à fait insuffisantes ici. Vous trouverez d'ailleurs dans le commerce d'excellentes seringues dont nous vous recommandons tout particulièrement et par ordre de préférence les deux modèles suivants :

La première de ces deux seringues (fig. 51) possède un corps de pompe en verre, portant graduation, maintenu dans une armature étanche, munie à sa base de deux ailettes solides. Dans ce corps de pompe glisse un piston métallique dont la tige terminée par un large plateau est d'une longueur réglable à vo-

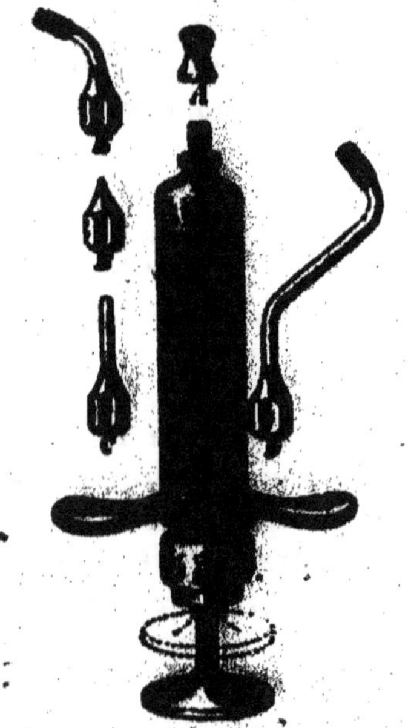

Fig. 51. — *Seringue avec corps de pompe en verre et ses différents embouts.*

lonté. Elle se compose en effet d'un tube métallique fileté, dans lequel manœuvre une tige filetée qu'on allonge ou que l'on raccourcit, selon qu'on la visse plus ou moins. Ce dispositif est très heureux, car il permet d'avoir toujours la même distance entre les ailettes où s'accrochent les doigts, et le plateau sur lequel appuie la paume de la main ; on dispose ainsi d'une force toujours égale pour pousser l'injection, ce qui permet d'opérer avec la plus grande aisance.

La canule se visse sur l'extrémité filetée de la seringue ; elle se compose d'un embout que l'on arme d'une petite aiguille interchangeable. Cette dernière porte à sa base un petit culot de métal mou, que le vissage à bloc de l'embout applique fortement sur l'extrémité de la seringue, assurant ainsi à ce niveau un joint parfaitement hermétique. Ces petites aiguilles se font en acier ou en platine. Nous préférons les premières qui sont plus rigides, mieux aiguisées, et que nous pouvons changer à chaque anesthésie étant donné leur prix très modique.

Cette seringue est légère, bien en main, se stérilise aisément même à l'ébullition, puisqu'elle ne possède aucun joint qui puisse s'altérer à la chaleur, elle nous donne entière satisfaction.

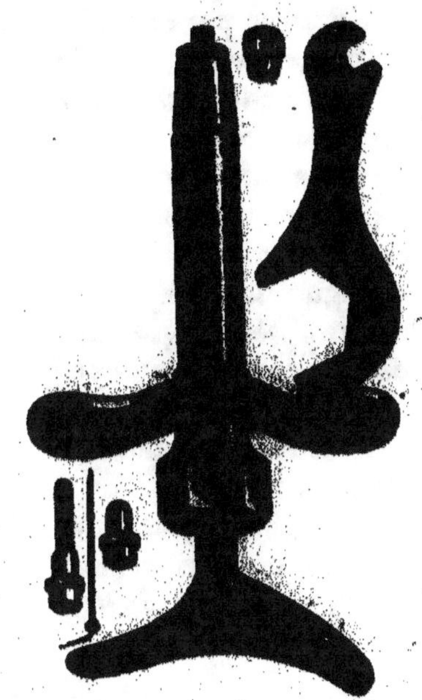

Fig. 52. — *Seringue impériale.*

Le modèle connu dans le commerce sous le *nom de seringue Impériale* est également recommandable. Le corps de pompe muni d'ailettes et le piston en sont métalliques ; la canule est la même que celle du modèle précédent. Ce qui caractérise plus particulièrement cette seringue c'est le mode d'étanchéité du corps de pompe. Elle est obtenue en vissant l'écrou qui ferme le corps de pompe à sa base, ce qui a pour effet d'appliquer plus ou moins fortement sur le piston une rondelle de cuir qui forme joint hermétique. Enfin le calibre de cette seringue est relativement étroit, ce qui permet de vaincre avec un effort minimum la résistance qu'oppose le derme à l'infiltration du liquide anesthésique.

Cette seringue a le léger inconvénient d'être un peu lourde ; de plus son corps de pompe métallique empêche de se rendre compte de la quantité et de la qualité du liquide qu'il contient, enfin sa rondelle de cuir ne supporterait pas la stérilisation par la chaleur. Par contre sa robustesse permet un usage presque indéfini.

Vous pourrez d'ailleurs obtenir une stérilisation très suffisante des seringues à injections intragingivales sans les soumettre avant chaque extraction à l'action de la chaleur. Pratiquement vous pourrez vous contenter de l'asepsie obtenue en procédant de la façon suivante : Vous stériliserez votre seringue une fois pour toutes à l'ébullition, ensuite il vous suffira après chaque extraction de la vider avec soin, de passer dans le corps de pompe quelques gouttes d'alcool absolu, et de la replacer enfin dans sa boîte métallique, où vous aurez soin de laisser à demeure quelques comprimés de trioxyméthylène.

Quant à la canule il va de soi que vous la passerez dans la flamme, mais en prenant la précaution de ne pas la détremper par une chauffe exagérée.

LE LIQUIDE

Il n'entre pas dans notre cadre d'établir un parallèle entre les différents médicaments qui ont été tour à tour préconisés : *cocaïne*, *stovaïne*, *novocaïne*, etc... En fait le produit qui actuellement rallie les suffrages unanimes, c'est la *novocaïne-adrénaline* (1).

(1) Depuis la guerre d'excellents produits français se sont substitués sans peine à la novocaïne, produit allemand. Nous croyons être utiles à nos lecteurs en leur citant le nom des principaux de ces produits : *syncaïne* (Maison Clin), *allocaïne* (Lumière), *scurocaïne* (Usines du Rhône), *anesthocaïne*, etc. etc.

La solution de choix contient par centimètre cube d'eau stérilisée, 2 centigrammes de novocaïne, additionnés d'une goutte de la solution d'adrénaline au 1/1000ᵉ. Cette dernière substance, grâce à ses propriétés vaso-constrictives, empêche la diffusion trop rapide du liquide anesthésique, et renforce ainsi dans une notable proportion l'action de la novocaïne.

Vous trouverez dans le commerce des ampoules contenant une quantité variable de la solution que nous venons d'indiquer.

Dans notre pratique nous nous servons plus volontiers de comprimés exactement dosés ; nous les faisons dissoudre dans la quantité d'eau voulue, stérilisée par l'ébullition au moment même de l'intervention, avant d'y incorporer le médicament bien entendu. Nous faisons cette petite manipulation sous les yeux du patient, et nous utilisons pour cela une petite capsule de porcelaine, chauffée sur la flamme d'un brûleur de Bunsen. En opérant de la sorte nous pouvons compter d'une façon absolue, et sur la stérilisation parfaite, et sur l'efficacité de l'anesthésique.

Certains auteurs ont vivement conseillé de se servir, pour les injections intragingivales, de solutions novocaïniques dans le sérum physiologique, qui est isotonique et qui par suite serait mieux toléré par les tissus. A vrai dire nous n'avons jamais constaté que la solution aqueuse simple, bien stérilisée, présente à ce sujet quelque infériorité.

Est-il indispensable de n'opérer que sur un malade étendu dans le décubitus dorsal ?

C'est une précaution à laquelle Reclus attachait une grande importance, en fait la plupart des stomatologistes opèrent leurs malades assis, se réservant à la première alerte de les placer en position couchée.

Vous n'oublierez jamais avant d'intervenir de demander à votre patient s'il est à jeun. — Dans l'affirmative faites-lui absorber une tasse de café ou de thé alcoolisé, ou à défaut un grand verre d'eau. Souvenez-vous en effet que les accidents syncopaux seront plus particulièrement à craindre lorsque vos patients seront à jeun.

LA TECHNIQUE

Nous vous avons déjà dit que c'est dans le derme de la muqueuse que l'injection doit être poussée. Or c'est près du collet des dents, et plus particulièrement au voisinage des languettes interdentaires, que la muqueuse gingivale atteint son épaisseur maxima, et qu'elle adhère le plus au périoste. C'est donc à ce niveau qu'il vous sera le plus facile de piquer votre aiguille sans lui faire dépasser la couche dermique. En ce qui concerne la voûte palatine, ces recommandations ont moins de valeur, car la muqueuse y est assez uniformément épaisse, et vous n'aurez aucune peine à placer correctement l'aiguille.

La résistance que vous éprouvez à pousser l'injection est

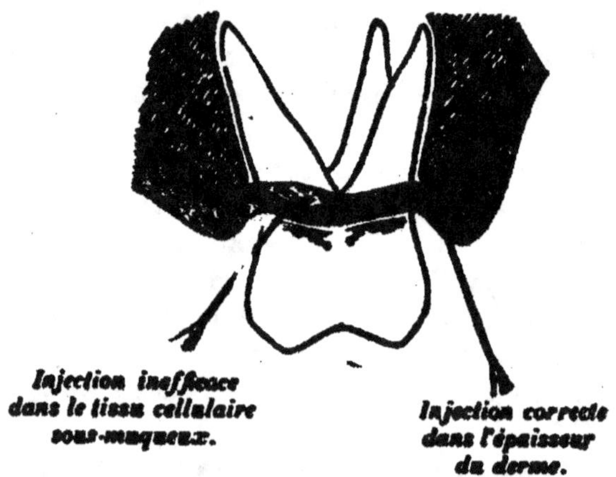

Fig. 53. — *Injection intragingivale.*

d'ailleurs pour vous l'indication certaine que sa pointe n'a pas dépassé le derme muqueux. Ce tissu est en effet très dense, peu extensible ; il s'oppose fortement à la diffusion du liquide, ce qui du reste est la condition essentielle du succès. C'est pourquoi si l'injection passe sans effort arrêtez-vous et déplacez l'aiguille, car il est vraisemblable que le liquide a fusé dans le tissu sous-muqueux, et vous n'obtiendrez dans ce cas qu'une anesthésie bien incomplète.

Sous l'action du liquide anesthésique vous voyez la muqueuse s'ischémier de proche en proche, et vous arrêtez l'injection lorsque cette pâleur des gencives s'est étendue à toute la zone correspondant aux racines de la dent à extraire. Pour obtenir une telle infiltration des tissus, deux piqûres, une interne, l'autre externe, suffisent habituellement ; il est parfois nécessaire cependant d'en pratiquer quatre, aux quatre pôles de la dent ; encore insistons-nous sur ce fait, que vous ne devez compter comme réellement efficaces que les injections intradermiques, c'est-à-dire celles qui passent lentement et avec effort.

Pour chaque extraction vous utiliserez au grand maximum deux centimètres cubes de la solution indiquée plus haut ; un centimètre cube suffit habituellement.

Ne vous hâtez pas maintenant de pratiquer l'extraction ; c'est là un défaut trop souvent constaté. N'oubliez pas que vous demandez à la novocaïne adrénaline non seulement d'agir sur la muqueuse, mais encore d'insensibiliser le ligament alvéolaire, le tissu osseux et les filets

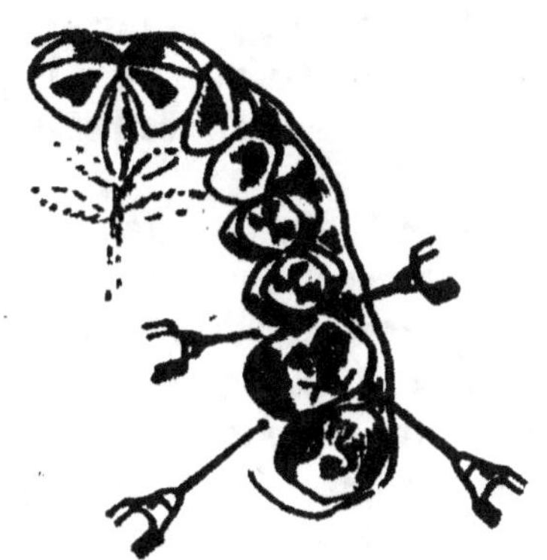

Fig. 54. — *Points d'élection des injections intragingivales pour l'anesthésie d'une molaire supérieure.*

nerveux radiculaires ; or cette diffusion de l'anesthésique demande un certain temps, et sera d'autant plus longue à se manifester que l'os sera plus compact. C'est pourquoi attendez toujours au moins 4 ou 5 minutes après la dernière injection pour la mâchoire supérieure, dont le tissu osseux est relativement poreux, et 10 minutes au moins pour la mâchoire inférieure où l'os est infiniment plus dense.

Retenez donc en matière de conclusion que deux principes dominent la technique que nous venons de décrire : *injecter lentement et savoir attendre.*

CONTRE-INDICATIONS

Les anesthésiques locaux n'agissent pas en tissus enflammés ; ils ont même été accusés, surtout les solutions adrénalinées, de donner un coup de fouet à l'infection, et d'être ainsi la cause de certaines alvéolites post-opératoires sur lesquelles nous insisterons plus loin. Vous n'aurez donc rien à attendre d'eux lorsqu'il s'agira d'une dent atteinte d'arthrite alvéolodentaire aiguë, et encore moins lorsque se seront développées des lésions d'ostéite ou de périostite aiguë. Il faut alors, ou bien, si vous le jugez possible, amener le refroidissement de ces lésions par les moyens habituels (drainage, médication antiphlogistique), puis intervenir à froid ; ou bien, si l'intervention à chaud vous est imposée, recourir à l'anesthésie tronculaire ou à l'anesthésie générale dont nous parlerons dans un instant.

Nous ne nous attarderons pas sur les contre-indications qui pourraient résulter d'un mauvais état général ou, plus particulièrement, d'une maladie du cœur ou des vaisseaux. A vrai dire c'est une question que l'on pourrait presque passer sous silence, en effet la toxicité très réduite de la novocaïne adrénaline, les faibles doses que nous utilisons, le titre peu élevé des solutions que nous préconisons mettent à l'abri des complications d'ordre toxique. Dans une pratique déjà longue, commencée pourtant alors que la cocaïne seule était employée, jamais nous n'avons observé de syncope grave. Nous avons assisté parfois à de légers accidents syncopaux, mais nous les avons souvent attribués à l'émotivité de nos patients plutôt qu'à l'action toxique de l'anesthésique ; ils cédaient d'ailleurs dès que le malade était allongé dans le décubitus dorsal. Vous pourrez donc opérer sans crainte dans l'immense majorité des cas ; seules les maladies de cœur au stade asystolique, ou l'artério-sclérose à sa période terminale pourront constituer pour vous des contre-indications sérieuses. En tous cas devant une syncope prolongée, vous ferez appel aux ressources habituelles de la médication stimulante et toni-cardiaque, et aux manœuvres diverses de la respiration artificielle. Cette thérapeutique d'urgence est assez familière à tout médecin praticien, pour que nous jugions inutile de l'exposer ici dans tous ses détails.

B. — L'ANESTHÉSIE RÉGIONALE TRONCULAIRE

LE MATÉRIEL

Vous utiliserez pour les anesthésies tronculaires des nerfs maxillaires supérieur et inférieur les aiguilles de platine iridié longues de 8 à 9 centimètres et d'un diamètre de 6 à 7 dixièmes de millimètre, munies d'un petit index de liège.

L'injection pourra être poussée avec une seringue de Luer qui est très suffisante ici, et qui présente l'avantage important de pouvoir être stérilisée parfaitement.

LE LIQUIDE

Vous emploierez la solution de novocaïne adrénaline à 2 o/o de novocaïne et additionnée d'une goutte d'adrénaline au 1/1000 par centimètre cube. Cinq centimètres cubes de cette solution seront dans la plupart des cas indispensables pour obtenir une bonne anesthésie.

Autant que possible vous placerez votre patient dans le décubitus dorsal, et vous prendrez naturellement toutes les mesures d'asepsie désirables.

L'injection ne sera poussée qu'après vous être assuré qu'il ne s'écoule pas de sang par le pavillon de l'aiguille, ce qui indiquerait que sa pointe a pénétré dans un vaisseau ; accident d'ailleurs assez rare malgré la riche vascularisation de la région.

I. — ANESTHÉSIE RÉGIONALE DE LA MACHOIRE SUPÉRIEURE

Le nerf maxillaire supérieur, deuxième branche du trijumeau, préside à la sensibilité du maxillaire supérieur et des dents qui y sont implantées. Il sort du crâne par le trou grand-rond et chemine dans le fond de la fosse ptérygo-maxillaire, sur un très court trajet, avant de pénétrer dans le canal sous-orbitaire. Si l'on désire obtenir l'anesthésie de tout le territoire sensitif qui est sous sa dépendance, c'est à ce niveau que la solution anesthésique doit l'atteindre. Elle exercera en même temps son action sur le ganglion de Meckel qui lui est accolé, et ses rameaux efférents.

A. — *VOIE SOUS-MALAIRE*

C'est celle qui est la plus communément suivie par les chirurgiens et les neurologistes.

L'aiguille est enfoncée immédiatement sur le bord inférieur de l'apophyse zygomatique à son union avec l'angle inférieur de l'os malaire.

Elle passe ainsi en avant de l'apophyse coronoïde de la mandibule. Après avoir traversé la peau, les fibres antérieures du masseter, la boule graisseuse de Bichat, la pointe rencontre la tubérosité de l'os maxillaire le long de laquelle vous la faites glisser petit à petit, ce qui lui imprime une direction oblique de dehors en dedans et d'avant en arrière.

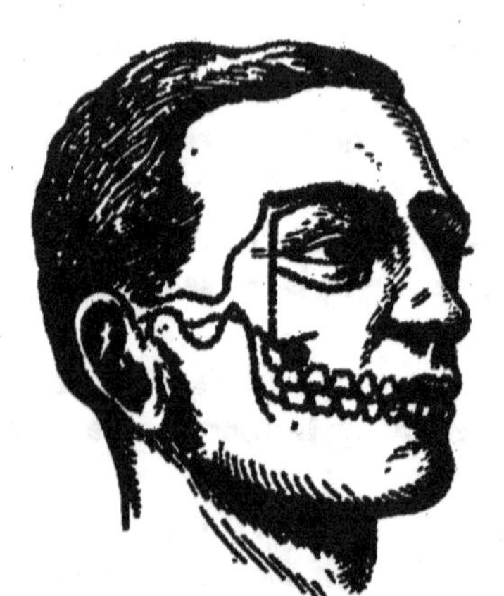

Fig. 55. — Anesthésie du nerf maxillaire supérieur par la voie sous-malaire (d'après Pauchet et Sourdat) in « Anesthésie régionale ».

Ce n'est pas tout, si vous mainteniez l'aiguille dans le plan horizontal, elle resterait bien au-dessous du tronc nerveux ; il faut donc, si vous voulez qu'elle atteigne le trou-grand-rond que vous lui imprimiez une légère obliquité de bas en haut ; que ce léger mouvement ne soit pas d'ailleurs trop accentué, car la pointe viendrait s'arrêter prématurément contre la face inférieure de la grande aile du sphénoïde, il vous faudrait alors la retirer légèrement et l'enfoncer quelques millimètres plus bas. Il est bien rare qu'après quelques tâtonnements la pointe n'arrive pas à se placer à l'endroit voulu, après s'être enfoncée de 5 à 6 centimètres au maximum.

Parfois vous en êtes averti par la douleur plus ou moins

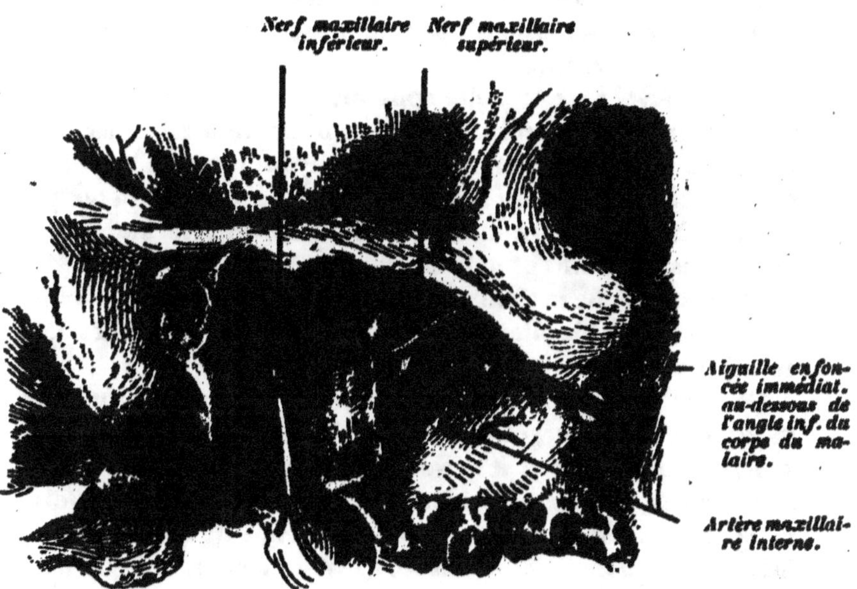

Fig. 56. — *Anesthésie du nerf maxillaire supérieur par la voie sous-malaire. Détails anatomiques de la région et direction de l'aiguille.*

vive, en éclair, que le malade perçoit dans l'hémiface tributaire et qui est provoquée par le contact de la pointe avec le tronc nerveux. *Lorsque vous possédez ce critérium, vous pouvez pousser votre injection anesthésiante et être assuré du succès immédiat.*

Il ne faut pas toutefois rechercher à tout prix ce phénomène douloureux. Lorsqu'après avoir poussé l'aiguille dans la direction voulue, vous l'avez fait pénétrer de 5 à 6 centimètres au maximum dans la fosse sous-zygomatique, vous pourrez vous considérer comme ayant atteint la zone efficace et pousser là votre injection.

Vous ne craindrez pas d'employer 5 centimètres cubes de la solution anesthésique, cette dose n'est nullement exagérée, et ne fait courir à votre patient aucun risque d'intoxication ; elle vous permettra d'autre part une infiltration telle que vous obtiendrez d'excellentes anesthésies, même si la pointe de votre aiguille n'a pas été portée au voisinage immédiat du tronc nerveux.

La rapidité avec laquelle apparaît l'anesthésie est en relation directe avec la précision plus ou moins grande de la technique ; elle est presque immédiate lorsque la pointe de l'aiguille a été placée très près du nerf ; elle met au contraire un temps variable à se produire lorsque le liquide, injecté à une distance plus ou moins grande du tronc nerveux, doit infiltrer de proche en proche le tissu graisseux de la fosse ptérygo-maxillaire. Dans ces derniers cas il n'est pas rare d'attendre 15, 20 minutes l'apparition de l'anesthésie.

Celle-ci s'étend naturellement à tout le territoire du nerf maxillaire supérieur, et vous la décelez plus particulièrement à la région malaire et à la voûte palatine. C'est à ce niveau que vous la mettez en évidence dès son apparition. Parfois vous constaterez en même temps l'ischémie de toute l'hémiface, conséquence de la vasoconstriction suprarénique des branches de l'artère maxillaire interne ; phénomène particulièrement heureux, qui vous permettra d'opérer presque à blanc, dans une région normalement très vascularisée.

Les complications qui peuvent survenir à la suite de cette injection sont de peu d'importance. Ce sont de petits hématomes de la fosse ptérygo-maxillaire, qui apparaissent à la partie postérieure du maxillaire supérieur, dans la région de la tubérosité ; ce sont parfois aussi des paralysies momentanées des muscles moteurs de l'œil, qui dès l'injection se manifestent par de la diplopie : les nerfs moteurs de l'œil peuvent en effet être atteints par le liquide anesthésique. Il s'agit là de phénomènes passagers, qui disparaissent dès que s'arrête l'action de la novocaïne-adrénaline. Il est bon néanmoins que vous les connaissiez, vous pourrez ainsi en avertir vos patients et au besoin les rassurer.

B. — *VOIE ORBITAIRE*

La voie orbitaire a été préconisée par certains. La piqûre est souvent plus douloureuse que celle de la voie sous-malaire; elle se complique parfois d'hématomes de l'orbite et de la paupière inférieu-re, accident dont s'alarment assez facilement les patients, de même qu'ils s'effraient de la piqûre pratiquée au voisinage de l'œil. C'est pourquoi vous aurez rarement recours à ce procédé.

Cependant Pauchet et Sourdat indiquent que la voie orbitaire met à l'abri des paralysies oculaires « parce que l'aiguille après avoir traversé l'orbite, en

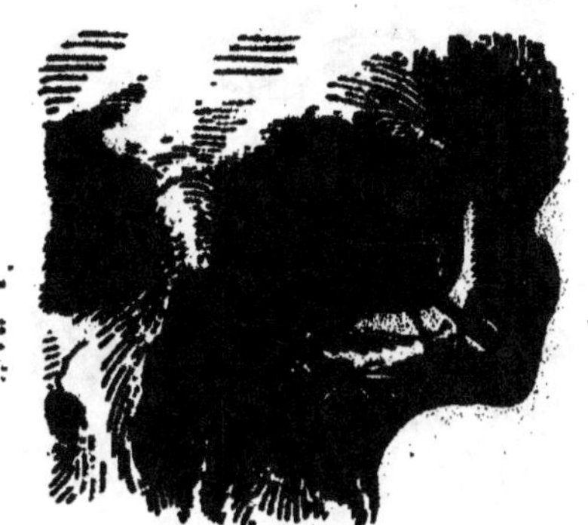

Fig. 57. — Anesthésie du nerf maxillaire supérieur par la voie orbitaire. Détails anatomiques de l'orbite et direction de l'aiguille (d'après Pauchet et Sourdat).

sort au moment où l'on fait l'injection. Aussi pour les injections d'alcool (dont l'action neurolysante est définitive) la voie orbitaire est-elle la meilleure ».

Voici d'ailleurs comment ces auteurs décrivent ce procédé :

« Point d'entrée à l'intersection du prolongement du bord supérieur de l'arcade zygomatique avec le rebord orbitaire, ou bien là où le bord inférieur de l'orbite se continue avec le bord externe. L'aiguille est enfoncée dans l'orbite. Puis sans perdre contact avec le plancher de l'orbite il faut la diriger presque verticalement en bas. On cherche alors avec la pointe la fissure orbitaire inférieure. On reconnaît la pénétration de l'aiguille dans la fissure orbitaire à ce que la résistance osseuse du plancher cesse soudain.

Dès que cela s'est produit, le pavillon de l'aiguille est abaissé de façon à le maintenir dans un plan presque horizontal, la tête étant droite pour ne pas pénétrer, à travers la fissure orbitaire inférieure, dans la fosse sous-temporale. Mais il faut aussi éviter d'enfoncer l'aiguille dans la graisse orbitaire. Elle doit être poussée dans le plan de la fissure. On reconnaît la fausse route à la cessation de toute résistance ; la poussée dans la bonne direction donnant toujours une certaine résistance et des paresthésies irradiées qui, parfois, forcent à injecter de suite quelques gouttes de solution. La pointe de l'aiguille arrive à une profondeur d'environ cinq centimètres, immédiatement au trou rond, et heurte là l'obstacle osseux de la base du crâne » (Pauchet et Sourdat, *Anesthésie régionale*, p. 51).

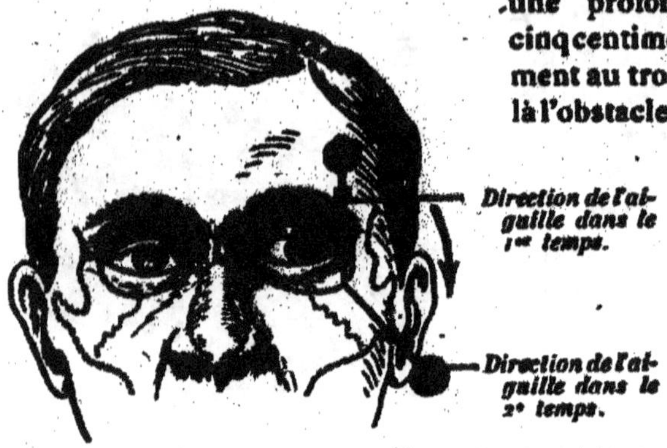

Fig. 58. — *Anesthésie du nerf maxillaire supérieur par la voie orbitaire (d'après Pauchet et Sourdat).*

Les voies d'accès malaire et sous-orbitaire que nous venons de décrire procurent d'incontestables succès dans l'anesthésie du maxillaire supérieur ; toutefois, si les patients admettent la légitimité de ce procédé, et s'y soumettent volontiers lorsqu'il s'agit d'insensibiliser la région en vue d'une opération d'importance, ils en comprennent bien moins la nécessité lorsqu'il s'agit d'intervenir strictement dans la cavité buccale.

C'est une des raisons, sinon la principale, pour lesquelles on s'est efforcé d'atteindre le nerf maxillaire supérieur par voie buccale ; nous ajoutons immédiatement que l'on peut y parvenir sans grande difficulté en utilisant la technique que nous allons décrire.

C. — *VOIE BUCCALE*

Jetez un coup d'œil sur le massif facial, sur la fosse zygomatique et son diverticule profond, la fosse ptérygo-maxillaire (fig. 59). Vous vous rendez compte que la tubérosité du maxillaire et la face externe de l'apophyse pterygoïde forment une sorte d'angle dièdre ouvert en dehors. Sa partie supérieure est fermée par la grande aile du sphénoïde, et est parcourue d'arrière en avant et de dedans en dehors par le nerf maxillaire supérieur, qui se dirige du trou ovale vers l'orifice postérieur du canal sous-orbitaire. Au contraire, l'extrémité inférieure de cet angle dièdre est largement ouverte et est parfaitement accessible par la bouche. Elle correspond en effet au cul-de-sac vestibulaire qui se trouve en regard du bord postéro-externe de la dent de sagesse supérieure.

A ce niveau le tissu cellulo-graisseux qui comble la fosse zygomatique et la fosse ptérygo-maxillaire n'est séparé de la cavité buccale que par l'épaisseur de la muqueuse.

Enfin des mensurations nombreuses ont montré que le tronc nerveux n'était séparé du cul-de-sac muqueux que par une distance variable de 2 cm. 1/2 à 3 cm. 1/2; il résulte de ces quelques notions que l'aiguille atteindra infailliblement le tronc nerveux, si elle est enfoncée verticalement dans le cul-de-sac vestibulaire supérieur en regard du bord postéro-externe de la dent de sagesse, ou, si celle-ci fait défaut, immédiatement en arrière et en dehors de la tubérosité du maxillaire (1).

Utilisez *une aiguille de platine iridiée* longue de 8 centimètres environ et dont le diamètre ne dépassera pas 7 dixiè-

(1) Jeay affirme qu'il est facile de mesurer exactement la distance qui sépare l'angle postéro-externe du rebord alvéolaire de la dent de sagesse, de l'orifice postérieur du canal sous-orbitaire. D'après lui, cette distance équivaudrait aux 3/5 de celle qui existe entre l'angle postéro-externe du rebord alvéolaire de la dent de sagesse supérieure, et le bord alvéolaire mésial de l'incisive centrale supérieure. Cette distance serait toujours comprise entre 2 cm. 1/2 et 3 cm. 1/2. Commencez donc à pousser l'injection dès que l'aiguille est enfoncée de 2 cm. 1/2 et continuez au fur et à mesure qu'elle pénètre dans le tissu cellulo-graisseux de la fosse ptérygo-maxillaire.

mes de millimètres. Vous la courbez à angle presque droit, à 3 cm. 1/2 environ de la pointe, vous limitez ainsi la course de l'aiguille à la longueur voulue. Vous utilisez, comme nous l'avons dit, une seringue de Luer de 10 centimètres dont la stérilisation est facile et qui est très suffisante puisque vous n'avez qu'une pression insignifiante à exercer.

Manuel opératoire

Que votre patient soit assis et la tête franchement rejetée en arrière. Écartez ou faites écarter la joue par un aide. Tou-

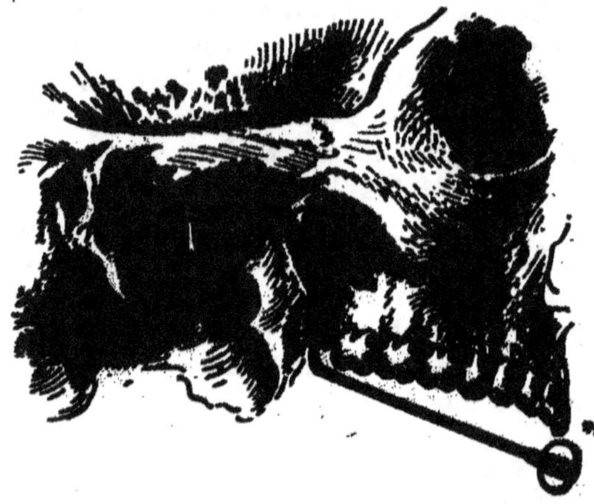

Fig. 59. — Anesthésie du nerf maxillaire supérieur par la voie buccale. Détails anatomiques de la région. Forme et direction de l'aiguille.

chez à la teinture d'iode la région où vous allez intervenir, et enfoncez l'aiguille verticalement au point que nous venons d'indiquer. Faites-la pénétrer lentement. Lorsque sa pointe se trouve à 2 cm. 1/2 de profondeur, assurez-vous qu'il ne s'écoule pas de sang par le pavillon, et vous trouvant ainsi à l'abri d'une injection intravasculaire, injectez 2 ou 3 centimètres de solution de novocaïne adrénaline. Enfoncez à fond l'aiguille dont la longueur ne dépasse pas 3 centimètres 1/2, et videz alors entièrement votre seringue. Utilisez comme précédemment 5 centimètres cubes de solution de façon à baigner largement toute la zone supérieure de la fosse ptérygo-maxillaire, et attendez le résultat qui se manifestera de la façon que nous avons indiquée plus haut : anesthésie presque immédiate lorsque le liquide se porte au contact même du tronc nerveux, anesthésie n'apparaissant qu'après un quart d'heure, vingt minutes, lorsqu'au contraire elle succède à une infiltration de proche en proche.

Les insuccès seront dus surtout à ce que l'aiguille n'aura pas été enfoncée verticalement comme nous l'avons précisé. Inclinée trop en dehors, elle porte la novocaïne vers la fosse zygomatique où elle est naturellement inopérante ; il en est de même si vous lui faites prendre une direction oblique en haut et en arrière. Méfiez-vous de la porter en avant en dedans, car vous risquez alors de rencontrer l'artère maxillaire interne, presque constamment appliquée contre la tubérosité du maxillaire. L'aiguille doit donc être rigoureusement maintenue dans la direction verticale ; or le grand axe des dents est orienté dans ce sens, vous possédez donc là un excellent point de repère.

Jeay conseille d'utiliser la solution de novocaïne dans le sérum physiologique ; il préconise également d'injecter une solution chauffée à 45°-48°. A vrai dire, ces précautions ne nous paraissent pas indispensables et viennent compliquer un peu l'opération. Le même auteur a fait construire également une seringue spéciale qui présente certains avantages. Pratiquement l'instrumentation que nous vous avons indiquée est très largement suffisante, et elle se trouve dans l'arsenal thérapeutique de tout médecin praticien.

Cette méthode d'anesthésie régionale du maxillaire supérieur, est relativement simple, précise, et convient tout particulièrement pour les interventions bucco-dentaires. Nous ne saurions trop vous la recommander.

Un avantage que semblent posséder sur elle les autres voies d'accès réside dans la possibilité d'assurer une asepsie plus complète. A vrai dire, si l'on a soin de badigeonner à la teinture d'iode tout le cul-de-sac vestibulaire, on réalise une asepsie parfaite du champ opératoire, et, pour tout opérateur adroit, il est possible de se mettre à l'abri des inconvénients qui résulteraient du contact de la salive.

Bien entendu *vous éviterez de recourir à ce mode d'anesthésie tronculaire* quand vous vous trouverez en présence de lésions infectieuses de la mâchoire supérieure situées au voisinage de la fosse zygomatique. On conçoit aisément que des complications sérieuses, dues à l'inoculation de proche en

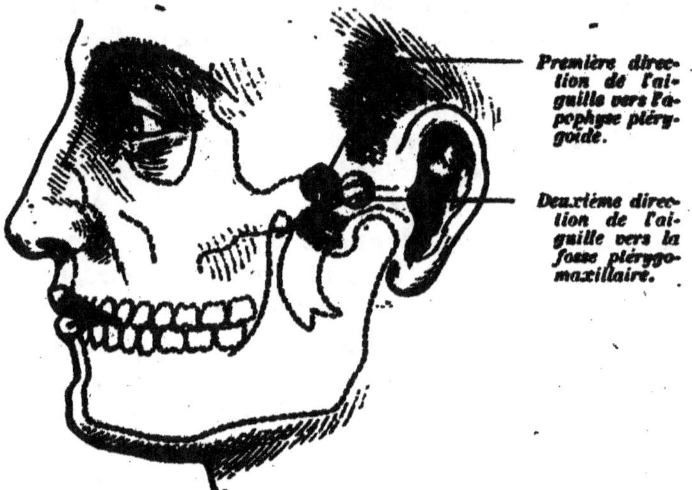

Fig. 6o. — *Anesthésie du nerf maxillaire supérieur par la voie sous-zygomatique.*

proche, pourraient résulter du fait que l'aiguille traverserait des tissus enflammés, avant d'atteindre la fosse ptérygo-maxillaire.

D. — *VOIE SOUS-ZYGOMATIQUE*

Dans les cas où des lésions infectieuses étendues du massif facial interdisent les différentes voies d'accès que nous venons de décrire, l'on peut réaliser l'anesthésie du nerf maxillaire supérieur en utilisant la voie sous-zygomatique utilisée surtout jusqu'à présent pour atteindre le nerf maxillaire inférieur.

Les données anatomiques et les points de repère sont ceux que nous décrirons plus loin à propos du nerf maxillaire inférieur. Un simple coup d'œil sur la figure 61 vous les rappellera.

L'aiguille est enfoncée exactement au même point que pour l'anesthésie du nerf maxillaire inférieur (v. page 173). La direction doit être rigoureusement transversale. A une pro-

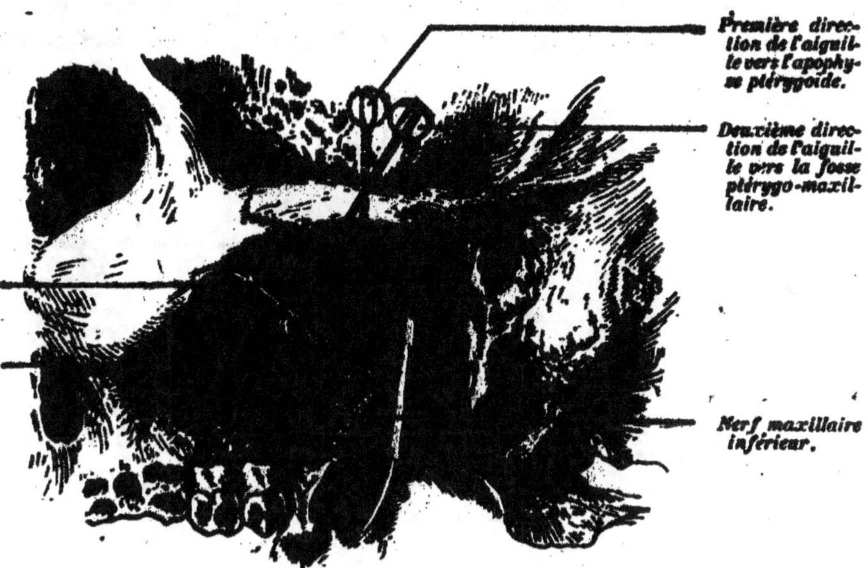

Fig. 61. — Anesthésie du nerf maxillaire supérieur par la voie sous-zygomatique. Détails anatomiques de la région et directions de l'aiguille.

fondeur de 4 à 5 centimètres sa pointe vient s'arrêter contre la face externe de l'apophyse ptérygoïde. Amenez alors à un centimètre environ du plan cutané le petit index de liège dont est munie l'aiguille, et qui indique ainsi jusqu'où devra pénétrer l'aiguille, après lui avoir imprimé sa direction définitive. Pour lui donner cette direction, vous la retirez d'abord légèrement pour la dégager, puis vous l'enfoncez à nouveau, en la poussant obliquement en avant, et légèrement en haut, de façon à ce que sa pointe franchisse le bord antéro-externe de l'apophyse ptérygoïde ; vous vous arrêtez lorsque le petit index de liège arrive au contact de la peau ; la pointe de l'aiguille se trouve alors dans la fosse ptérygo-maxillaire où elle rencontre le tronc nerveux.

Cette voie d'accès, qui à notre connaissance n'a jamais été décrite, nous a toujours procuré d'excellentes anesthésies.

Le point de repère profond constitué par l'apophyse ptérygoïde et son bord antéro-externe est ici particulièrement précieux. Avec un peu d'habitude l'on perçoit en effet très

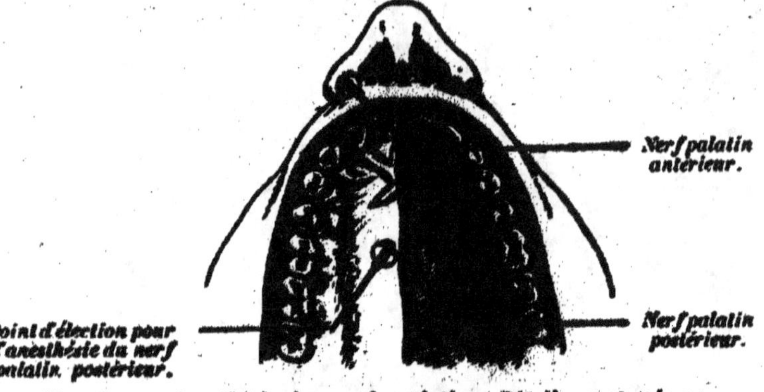

Fig. 62. — *Anesthésie des nerfs palatins. Détails anatomiques et direction des aiguilles.*

nettement le moment où l'aiguille, perdant le contact osseux, franchit ce bord, et pénètre dans la fosse ptérygo-maxillaire où doit être poussée l'injection.

La similitude de cette technique avec celle que l'on utilise pour le nerf maxillaire inférieur est encore à nos yeux un avantage incontestable.

Notons enfin que l'aiguille évite sûrement dans son trajet le tronc de l'artère maxillaire interne, habituellement appliquée contre la tubérosité du maxillaire.

La muqueuse de la voûte palatine peut également être anesthésiée par la méthode des injections péritronculaires. On sait en effet qu'elle reçoit son innervation des nerfs palatins antérieurs et postérieurs. Ces troncs nerveux seront atteints à leur émergence des canaux palatins antérieurs et postérieurs ; les premiers se trouvent sur la ligne médiane immédiatement en arrière des incisives centrales, et leur orifice siège à un centimètre au-dessus de la sertissure gingivale ; l'orifice des seconds est situé au droit de la racine palatine de la dent de sagesse supérieure, à un centimètre au-dessus de la sertissure gingivale. Un demi-centimètre cube de solution anesthésique en ces différents points d'élection permettra d'obtenir une anesthésie parfaite de la muqueuse palatine (voir fig. 62).

Certains insuccès dans les anesthésies tronculaires du maxillaire supérieur sont dus aux anastomoses de ce nerf avec des filets issus de troncs nerveux voisins. Dans la région du trou sous-orbitaire, le bouquet des branches terminales du nerf sous-orbitaire reçoit quelques filets sensitifs du nerf facial. Il en résulte des phénomènes de sensibilité récurrente auxquels il faut attribuer l'échec de l'anesthésie du maxillaire supérieur, particulièrement en ce qui concerne les régions incisive et canine. Vous pourrez y obvier en poussant une injection de quelques centimètres cubes de solution, dans la région du trou sous-orbitaire. Pour cela vous enfoncez votre aiguille dans la muqueuse en regard de la région apicale de la canine, et vous la dirigez obliquement en haut et en dedans, vers le trou sous-orbitaire, en la maintenant constamment en contact avec le trou osseux. Le trou sous-orbitaire est situé immédiatement en dessous du rebord orbitaire, à l'union de son tiers moyen et de son tiers interne. Un centimètre cube de la solution de novocaïne-adrénaline poussé lentement à ce niveau complètera d'une façon absolue l'anesthésie de tout le massif du maxillaire supérieur.

II. — ANESTHÉSIE RÉGIONALE DE LA MACHOIRE INFÉRIEURE

Le nerf maxillaire inférieur, troisième branche du trijumeau, assure la sensibilité de la mâchoire inférieure tout entière, os, périoste, dents et muqueuse ; il fournit d'autre part l'innervation des muscles élévateurs de la mâchoire ; en sorte que, si l'anesthésique atteint le tronc nerveux à sa sortie du trou ovale, il aura pour effet non seulement de déterminer l'insensibilisation absolue de l'hémimandibule correspondante, mais encore d'atténuer dans une certaine mesure le trismus qui vient si souvent compliquer les accidents infectieux de la mâchoire inférieure.

C'est donc à ce niveau que devra être poussée l'injection lorsque l'on désirera des effets aussi complets, et l'on utilisera *la voie sous-zygomatique* que nous allons décrire.

D'autre part dans bien des cas l'anesthésie de la mâchoire inférieure pourra s'obtenir de façon très satisfaisante, en agissant sur celle des branches du nerf maxillaire inférieur à laquelle est dévolue, dans sa presque totalité, la sensibilité de la mâchoire inférieure ; nous voulons parler du dentaire inférieur. Or ce nerf important pénètre dans le canal dentaire inférieur à l'épine de Spix. Il est à ce niveau très facilement accessible par *voie buccale*, et une injection péritronculaire devient dans ces conditions à peine plus compliquée qu'une simple injection intra-gingivale.

A. — *ANESTHÉSIE DU NERF MAXILLAIRE INFÉRIEUR*

Jetez un coup d'œil sur le squelette, les deux mâchoires étant placées dans l'occlusion, vous voyez que le bord inférieur de l'arcade zygomatique, le bord antérieur du condyle et de son col, et enfin le bord postérieur de l'apophyse coronoïde du maxillaire inférieur circonscrivent une fenêtre triangulaire, par où vous apercevez dans la profondeur la base de l'apophyse ptérygoïde. Cette dernière est située de telle façon, qu'une aiguille, enfoncée transversalement par le milieu de cet espace triangulaire maxillo-zygomatique, la rencontre infailliblement ; or, vous savez que le trou ovale, point d'émergence crânienne du nerf maxillaire inférieur, se trouve immédiatement en arrière d'elle, tandis que le trou-grand-rond qui livre passage au nerf maxillaire supérieur se trouve immédiatement en avant.

Ayez bien présentes à l'esprit ces quelques notions d'anatomie et procédez de la façon suivante :

Couchez votre patient ; que sa tête repose sur le côté sain. *Repérez* soigneusement l'emplacement du condyle en faisant exécuter quelques mouvements mandibulaires et notez-le ; repérez de même le bord inférieur de l'arcade zygomatique, puis immédiatement en dessous de ce bord, et à

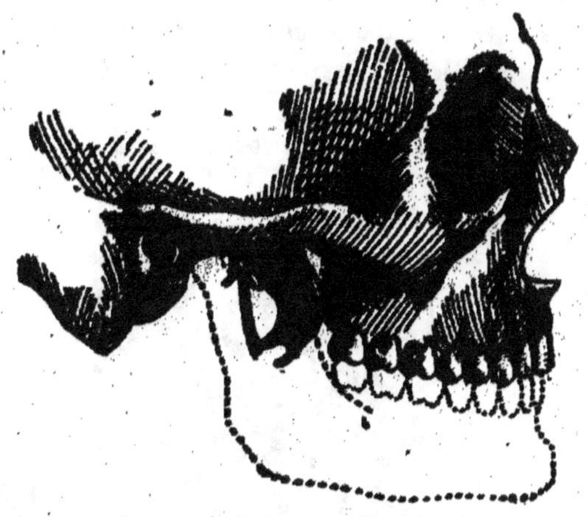

Fig. 63. — *Emergence du nerf maxillaire inférieur à la base du crâne, et ses rapports osseux.*

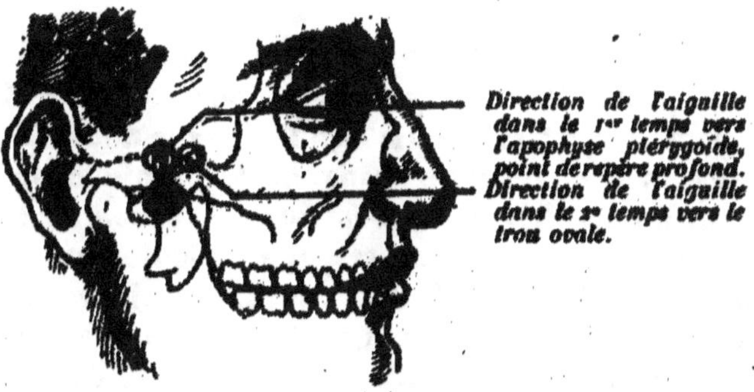

Fig. 64. — *Anesthésie du nerf maxillaire inférieur.*

un centimètre environ en avant du condyle, enfoncez lentement votre aiguille. *Sa direction* doit rester rigoureusement transversale, et, si cette prescription est suivie à la lettre, vous vous sentez bientôt arrêté par un contact osseux, c'est la base de l'apophyse ptérygoïde ; la pointe de l'aiguille la rencontre à une profondeur variable, rarement inférieure à 4 centimètres, jamais supérieure à 5 centimètres. Faites glisser alors jusqu'au contact de la peau le petit index de liège dont vous avez muni votre aiguille, *retirez-la* ensuite de 1 à 2 centimètres envi-

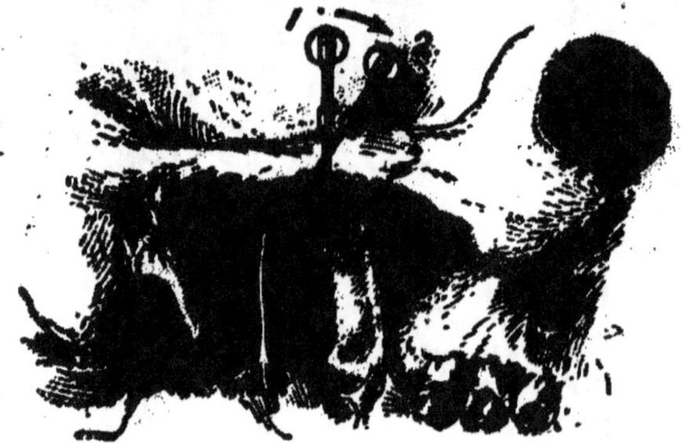

Fig. 65. — *Anesthésie du nerf maxillaire inférieur. Détails anatomiques de la région et directions de l'aiguille.*

ron, uniquement pour la dégager, puis enfoncez-la de nouveau à la profondeur indiquée par l'index, en la dirigeant légèrement en arrière, de telle façon que cette nouvelle direction fasse avec la direction transversale primitive un angle très aigu. Il vous arrivera fréquemment de rencontrer alors le tronc nerveux, et de déterminer par sa piqûre une douleur plus ou moins vive irradiée dans tout son territoire. Mais ce critérium n'est pas indispensable ; si vous avez procédé selon les règles que nous venons d'énoncer, la pointe de l'aiguille doit se trouver au voisinage du trou ovale, et vous pourrez pousser à ce niveau, avec toute chance de succès, l'injection de 5 centimètres cubes de solution de novocaïne adrénaline à 2 o/o.

Ici encore l'apparition des phénomènes anesthésiques est en relation directe avec la précision de la technique ; elle est parfois *instantanée*, alors que dans d'autres cas elle demande

10 minutes, 1/4 d'heure et même davantage avant de se produire.

L'anesthésie de l'hémilangue, dans ses deux tiers antérieurs (lingual) et l'anesthésie mentonnière (branche terminale du dentaire inférieur) sont les phénomènes dont vous devez surveiller l'apparition ; lorsque vous les aurez constatés, vous pourrez conclure au succès absolu de votre intervention.

B. — ANESTHÉSIE DU NERF DENTAIRE INFÉRIEUR

Le bord antérieur de la branche montante, mince et tranchant dans sa partie supérieure, s'épaissit au fur et à mesure qu'il se rap-

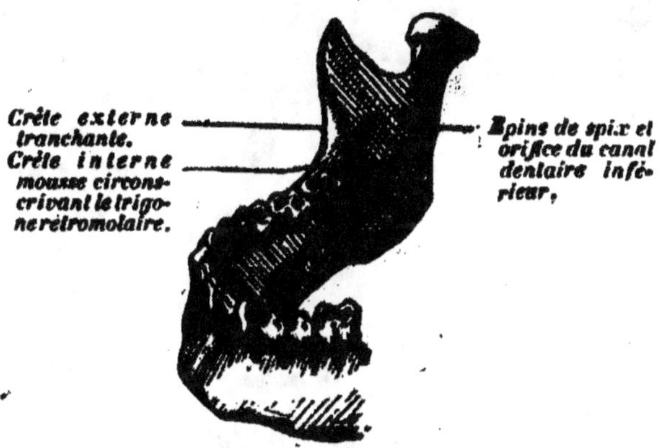

Fig. 66. — *Anesthésie du nerf dentaire inférieur ;
points de repère osseux.*

proche de son union avec la branche horizontale, il finit même par se bifurquer à angle aigu en deux crêtes dont l'une, externe, vient aboutir au rebord alvéolaire de la branche horizontale, à quelques millimètres en dehors de la dernière molaire, tandis que l'autre se termine au niveau de l'angle postéro-interne de cette même dent. Elles délimitent ainsi une petite dépression triangulaire à laquelle on a donné le nom de *trigone rétromolaire*. C'est à 2 centimètres ou 2 centimètres 1/2 en arrière de la crête interne de ce trigone, à un centimètre environ au-dessus du plan de la surface triturante de la dernière molaire, que se trouve l'épine de Spix qui marque l'entrée du canal dentaire inférieur. C'est là que vous devez atteindre le tronc nerveux.

Votre patient est assis, placez-vous en face de lui. Si vous intervenez à droite, repérez avec l'index gauche le trigone rétromolaire, puis après antisepsie du champ opératoire, enfoncez votre aiguille sur la crête interne du trigone, à un centimètre environ au-dessus de la surface triturante des molaires. Dirigez-la obliquement

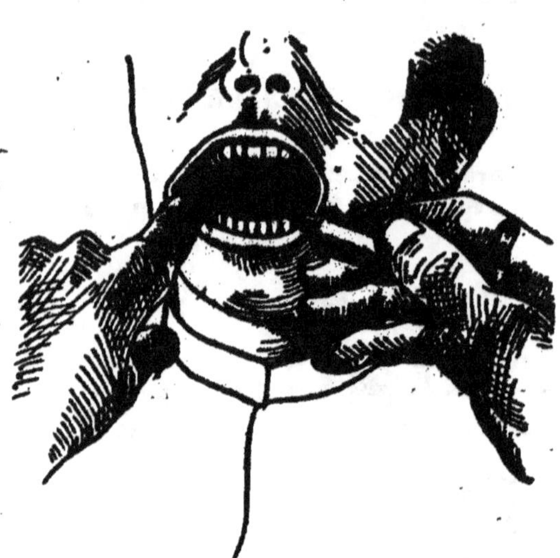

Fig. 67. — Anesthésie du nerf dentaire inférieur. Direction de l'aiguille dans le 1er temps.

de telle façon que sa tige ou son pavillon soit en regard de la première prémolaire inférieure gauche. Immédiatement au-dessous de la muqueuse la pointe de l'aiguille rencontre le tissu osseux, qu'elle n'atteindrait pas si vous donniez à l'aiguille une direction sagittale, faute que commettent souvent les débutants, et contre laquelle nous vous mettons en garde. Enfoncez-la alors progressivement en gardant le contact osseux ; vous y parvenez en ramenant petit à petit le pavillon de l'aiguille vers la ligne médiane, en même temps maintenez-la dans le plan horizontal. Lorsque la pointe est arrivée à une profondeur de 2 centimètres environ, poussez quelques gouttes de liquide, puis enfoncez-la jusqu'à 2 centi-

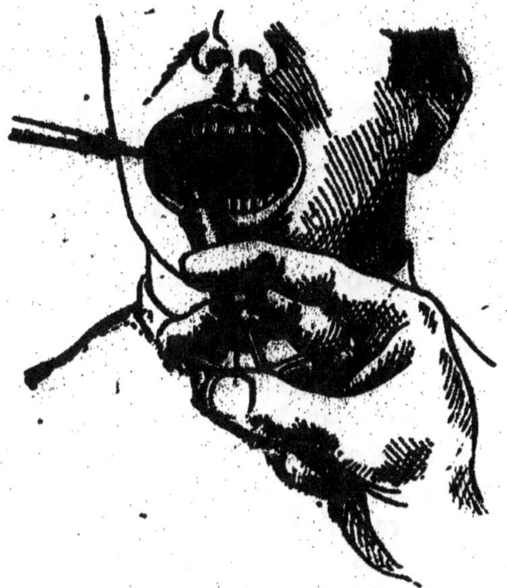

*Fig. 68. — Anesthésie du n. dentaire inférieur :
direction de l'aiguille dans le 2ᵉ temps.*

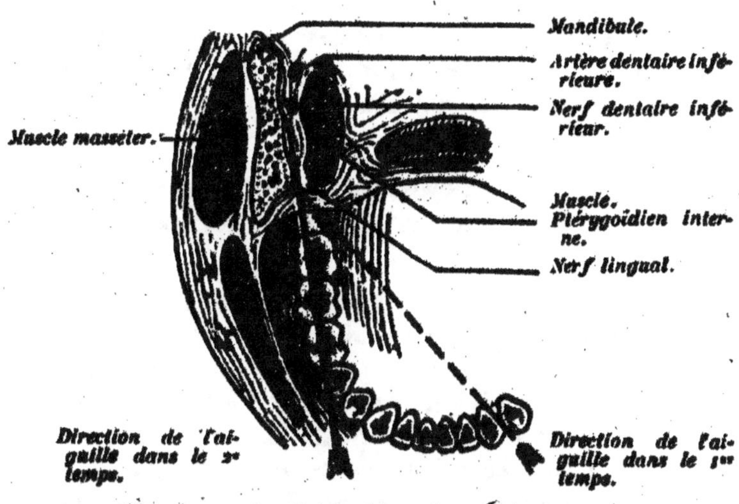

*Fig. 69. — Anesthésie du n. dentaire inférieur ;
coupe schématique de la région (d'après Pauchet et Sourdat).*

mètres et demi, en injectant, au fur et à mesure de sa progression, les 5 centimètres cubes de solution de novocaïne adrénaline indispensables pour obtenir une bonne anesthésie.

C'est l'insensibilisation de la région mentonnière, dont vous surveillerez avec soin l'apparition, qui vous fixera ici encore sur l'efficacité de votre intervention.

Toutefois, même avec cette garantie, *des insuccès relatifs* se produisent parfois. En effet d'autres branches du maxillaire inférieur se partagent l'innervation gingivale. Une branche de *nerf massetérin* innerve la zone gingivale vestibulaire qui correspond aux deux dernières molaires.

De même *le nerf mylo-hyoïdien* envoie des filets nerveux à la muqueuse qui tapisse la face interne de la mandibule. *Lorsque l'une de ces régions paraîtra incomplètement anesthésiée* vous aurez la ressource de la circonscrire par une couronne d'anesthésie locale intragingivale.

Vous pourrez encore atteindre le nerf mylo-hyoïdien immédiatement en dessous de la crête osseuse mylo-hyoïdienne en regard de la 3e molaire ; quant au nerf massetérin l'aiguille le rencontrera sur la face externe de la branche montante immédiatement en dessous de la partie moyenne du masseter. Quelques centimètres cubes de solution en ces deux points complèteront l'anesthésie.

C. — ANESTHÉSIE GÉNÉRALE
DANS LES AVULSIONS DENTAIRES

De ce qu'il vient d'être dit de l'anesthésie locale et régionale en stomatologie, il semblerait résulter que l'anesthésie générale en chirurgie bucco-dentaire doive être totalement abandonnée. En fait vous serez amené à y recourir de temps en temps ; certains de vos patients la réclameront avec insistance, de même chez les enfants vous n'arriverez pas toujours à vaincre une certaine appréhension, et par suite une certaine indocilité, qui serait un obstacle sérieux au cours de votre intervention ; enfin si votre acte opératoire doit porter sur les deux mâchoires, à l'occasion d'extractions multiples par exemple, peut-être aurez-vous intérêt à utiliser l'anesthésie générale.

Quoi qu'il en soit vous aurez à choisir entre les anesthésiques généraux de courte et de longue durée.

Dans la plupart des cas les premiers vous suffiront, et vous n'aurez à utiliser les seconds que pour les interventions qui vous paraîtront devoir être longues et compliquées.

Parmi les anesthésiques de courte durée, le protoxyde d'azote est celui qui fut employé le premier. Il est encore utilisé couramment par les stomatologistes, et il est incontestable qu'il est le moins dangereux de tous ; malheureusement il a l'inconvénient de demander une instrumentation assez complexe, qui ne peut avoir sa place dans l'arsenal thérapeutique du médecin praticien.

Au contraire il est indispensable que la technique si simple de l'anesthésie au chlorure d'éthyle vous devienne familière, puisque vous aurez à l'utiliser couramment en petite chirurgie ; elle mérite donc de nous retenir un instant.

Utilisez le masque de Camus qui est à juste titre un des plus répandus. Chargez-le d'une ampoule de 1 centimètre cube s'il s'agit d'un enfant de 5 à 10 ans, de 2 centimètres cubes s'il s'agit d'un adolescent, de 3 centimètres cubes si vous avez affaire à un adulte, et ayez toujours en réserve une seconde ampoule de même dose. Assurez-vous que votre patient est à jeun et qu'il ne présente aucune contre-indication, du fait d'une maladie de cœur, du foie, des reins et des poumons. Rappelez-vous d'ailleurs que seules les lésions graves de ces organes, particulièrement celles du foie et des reins, constituent des contre-indications formelles.

Après avoir mis en place l'ouvre-bouche ou le bâillon, rassurez votre patient en le faisant respirer pendant quelques instants à travers le masque, avant qu'il soit chargé du liquide anesthésique, et, lorsqu'il est ainsi familiarisé avec l'appareil, brisez l'ampoule.

Vous pourrez noter alors une courte période d'excitation qui durera de 10 à 15 secondes, pendant laquelle les muscles resteront contractés ; puis après un temps variable, mais généralement inférieur à une minute, apparaîtra la période du sommeil anesthésique. C'est alors que vous interviendrez. L'anesthésie dure de une à deux minutes environ, et elle est suivie d'une période d'analgésie à peu près équivalente. Le réveil est habituellement très simple, et ne s'accompagne, ni de nausées, ni de vomissements, ni d'aucune sensation désagréable.

Bien entendu ayez toujours sous la main tout ce qui vous est indispensable pour parer aux accidents anesthésiques, et autant que possible, n'opérez vos patients que lorsqu'ils sont allongés dans le décubitus dorsal.

Si, contrairement à vos prévisions, l'opération menaçait de se prolonger, ne laissez pas réveiller votre malade, mais administrez une nouvelle ampoule de chlorure d'éthyle, ou encore poursuivez l'anesthésie au chloroforme ou à l'éther.

Nous n'insisterons pas sur la technique de ces deux agents anesthésiques de longue durée. Tout médecin praticien doit être familiarisé avec leur emploi, et ce serait sortir du cadre de cet ouvrage que d'en aborder l'étude.

Vous ne les utiliserez en pratique stomatologique que si, selon vos prévisions, l'intervention bucco-dentaire menace d'être difficile et prolongée (1).

---

(1) Le D*r* Nogué a imaginé un procédé d'anesthésie qui tient le milieu entre l'anesthésie locale et l'anesthésie tronculaire : l'*anesthésie diploïque*. Il tire parti de ce fait que les filaments nerveux, avant d'aboutir à la dent et aux tissus péridentaires, passent à travers le diploe. Il lui suffit donc d'injecter dans les aréoles du tissu spongieux des maxillaires une certaine quantité de liquide anesthésique, pour obtenir une anesthésie plus ou moins étendue. Tel est le principe de la méthode de Nogué qui donne d'excellents résultats, mais qui est trop spéciale pour que nous la recommandions aux médecins praticiens (Voir *Traité de Stomatologie*, Fasc. VI, *Anesthésie*).

CHAPITRE XVII

LES EXTRACTIONS DENTAIRES

Les indications des extractions dentaires ont été posées dans les chapitres précédents à propos de chaque cas particulier, nous n'y reviendrons pas. Nous nous contenterons d'insister à nouveau sur quelques notions générales dont il est nécessaire que tout médecin praticien soit averti.

Notions générales

Les progrès de la stomatologie permettent à l'heure actuelle de conserver et de tirer parti d'organes qui à première vue paraissent irrémédiablement perdus. Il est donc indispensable que toute extraction soit précédée d'un examen attentif ; on établit ainsi l'origine des troubles divers qui semblent motiver cette intervention et de ce diagnostic découle la décision thérapeutique. Aux malades qui souffrent d'une pulpite (rage de dents, névralgie faciale) vous conseillerez le traitement conservateur ; vous savez qu'il vous est possible de les soulager de cette façon aussi sûrement que par une extraction, et vous ne procéderez à l'avulsion de la dent causale que s'ils l'exigent impérieusement. Si les phénomènes douloureux sont sous la dépendance d'une arthrite alvéolodentaire ou d'une ostéopériostite de la mâchoire, les principes de conservation s'imposent d'une façon moins absolue. Certes une dent qui a été l'origine d'accidents infectieux alvéolaires ou osseux pourra parfois être traitée et guérie, mais pour obtenir le succès dans des cas de ce genre, il faut, de la part du spécialiste, beaucoup d'habileté professionnelle et beaucoup de temps, et de la part du patient, beaucoup d'assiduité, conditions qu'il est quelquefois difficile de réaliser. En présence de semblables lésions vous êtes donc en droit le plus souvent de vous prononcer en faveur de l'intervention radicale : l'extraction.

D'autre part, vous serez parfois sollicités d'enlever des dents ou racines cariées mais indolores, dans le seul but d'assainir le milieu buccal. C'est alors surtout que vous vous montrerez circonspects ; vous avez le devoir d'avertir votre malade que tel organe, dont il réclame la suppression, peut rendre encore de longs services moyennant quelques soins, que tel autre peut être utilisé judicieusement pour la prothèse, et vous ne procéderez aux extractions qu'après avoir en vain conseillé la conservation.

Lorsque l'extraction est décidée *regardez très minutieusement l'organe malade*. Votre examen devra vous fixer sur sa mobilité plus ou moins grande, et sur l'effort manuel que vous aurez à développer ; vous devrez en outre apprécier comme il convient la solidité des parois où s'appliqueront les mors du davier, et en tirer toutes les conclusions utiles pour l'acte opératoire. Chaque cas particulier porte ses indications ; tel bord radiculaire ou coronaire friable s'écraserait sous le moindre effort de traction ; tel autre plus épais, à peine rongé par la carie, présente un excellent point d'appui, c'est à ce niveau que vous ferez agir le mors pour déterminer la luxation.

Un des points qui devra retenir plus particulièrement votre attention, *c'est la direction générale de la dent*. Comme nous le recommandons plus loin, une bonne prise doit se faire selon l'axe longitudinal de la dent, il est donc indispensable que vous vous rendiez compte de son implantation parfois très anormale.

Vous ne négligerez pas, avant de procéder à l'extraction, de badigeonner à la teinture d'iode la muqueuse et les culs-de-sacs gingivaux péridentaires.

Le patient sera placé en bonne lumière ; la tête fixée solidement, soit sur la têtière d'un fauteuil, soit, à défaut de tétière dans la courbure de votre bras gauche, ou contre un plan résistant, afin qu'elle ne puisse pas fuir au moment des efforts de l'extraction. Ces précautions préliminaires contribuent, plus qu'on ne l'imagine, au succès de l'intervention.

TECHNIQUE GÉNÉRALE

L'extraction d'une dent ou d'une racine comporte trois temps : 1° *la prise;* 2° *l'ébranlement par luxation ou rotation ;* 3° *l'avulsion proprement dite.*

1° LA PRISE

Elle est peut-être le temps le plus important de l'opération, c'est en tout cas celui que les débutants négligent le plus. Voici comment vous procéderez. Saisissez le davier suivant les règles qui seront décrites à propos de l'extraction de chaque groupe de dents ; puis faites glisser les mors de l'instrument le long de la couronne en la serrant légèrement, et poussez-les d'un mouvement ferme vers le collet. Ils pénètrent ainsi sous la gencive, et vous les sentez bientôt arrêtés par le rebord alvéolaire. N'essayez pas d'enfoncer le davier davantage, c'est là, c'est-à-dire au collet de la dent, que doivent porter les efforts de l'extraction.

S'il s'agit d'une racine dont les bords cariés sont fragiles et irréguliers vous êtes autorisés à pousser plus loin votre davier, et à mordre sur le rebord alvéolaire autant qu'il le faudra pour saisir fermement la racine. Dans ce cas il est indispensable de sectionner préalablement la muqueuse gingivale, car vous ne manqueriez pas de la déchirer en glissant sous elle le mors du davier. Vous y gagnerez d'obtenir une plaie opératoire dont les contours seront plus nets, et dont la cicatrisation sera plus rapide.

Ce n'est pas tout. Les mors du davier ne doivent pas aborder obliquement la dent à extraire, *leur direction doit se confondre avec le grand axe de la dent ou de la racine;* c'est là une notion fondamentale ; sachez bien qu'une dent résistera d'autant plus qu'elle aura été saisie plus obliquement et que, sous des efforts rendus plus vigoureux en raison de cette résistance anormale, elle se brisera infailliblement.

∗ L'ÉBRANLEMENT

Les mouvements qui doivent amener l'ébranlement de la

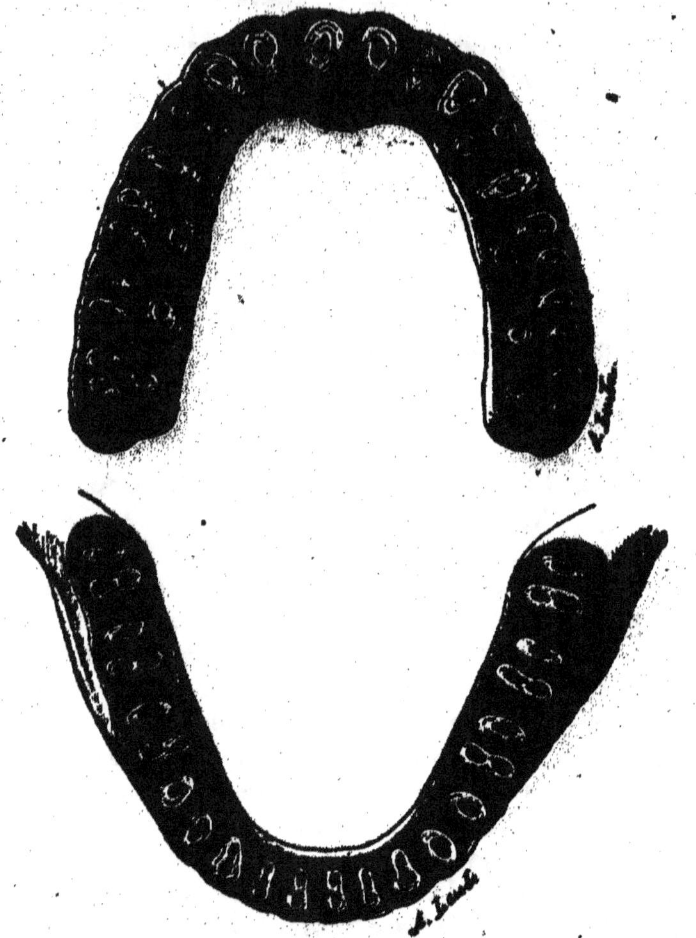

Fig. 70. — Coupe au niveau du collet des dents, montrant les racines en place (D'après Amœdo, in Traité d'Anatomie de Poirier).

dent varient suivant la dent à extraire et demandent selon

chaque cas une description spéciale que nous ferons plus loin.

Retenez seulement que d'une façon générale les mouvements de luxation ou de rotation doivent s'accompagner d'une pression soutenue, qui maintiendra les mors du davier exactement à l'endroit où une bonne prise les aura fixés.

Ajoutons encore que ces mouvements doivent avoir une amplitude d'autant moins étendue que la dent résiste davantage.

3° L'AVULSION

Ce mouvement est trop simple pour mériter d'être expliqué. Vous ne devrez l'exécuter que lorsque vous sentirez la dent très ébranlée, et que vous aurez l'impression qu'elle n'adhère plus à l'alvéole que par quelques fibres du ligament alvéolo-dentaire.

I. — MACHOIRE SUPÉRIEURE

INCISIVES ET CANINES

Ces dents sont monoradiculaires ; leur racine dite « pivotante » est plus ou moins régulièrement conique ; leur collet est de forme arrondie ou ovalaire.

Le davier de choix possède des mors droits, dont l'extrémité arrondie s'adapte bien aux contours du collet (fig. 72).

MANUEL OPÉRATOIRE

L'une des branches du davier est fixée dans la paume de la main droite : sur l'autre, s'appuient les quatre derniers doigts de la main, tandis que le pouce placé entre les deux branches de l'instrument, près de leur articulation, s'oppose à ce qu'elles s'appliquent exagérément l'une contre l'autre, mouvement qui occasionnerait le rapprochement des mors et l'écrasement de la dent

Vous vous placez à la droite du patient. Les doigts de la main gauche écartent la lèvre supérieure, fixent le maxillaire.

et, placées au-dessus des mors du davier, protègent la région alvéolaire contre le dérapage possible de l'instrument (fig. 74).

Faites une bonne prise, puis imprimez à la dent des mouve-

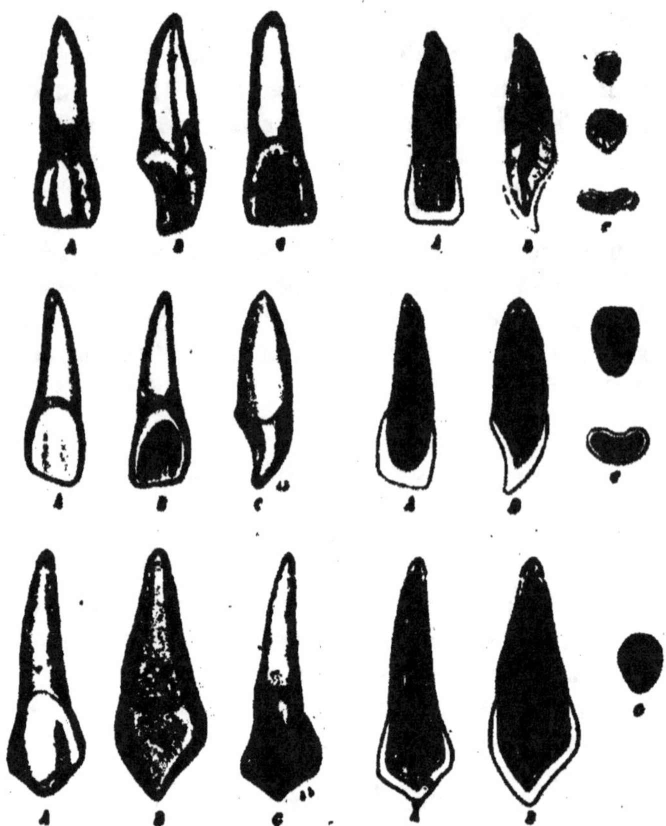

Fig. 71. — *Incisives et canines supérieures, vues antérieure, postérieure, de profil et en coupes (loc. cit.).*

ments de luxation tour à tour antérieurs puis postérieurs ; ou plus exactement vestibulaires, puis palatins. Ensuite quand vous sentez la dent légèrement ébranlée, faites subir au davier un mouvement de rotation sur l'axe, qui achève de libérer la dent, et exécutez enfin un mouvement de traction vers le bas.

Pour les *racines* utilisez le davier représenté ci-contre (fig. 75), dont les mors ronds, allongés et aplatis glissent aisément sous la sertissure gingivale. La prise est délicate, et devra être précédée d'un examen attentif des lésions radiculaires qui vous indiquera jusqu'où devra être enfoncé le davier, et jusqu'où il devra mordre sur la paroi alvéolaire si vous le jugez indispensable. D'autre part, si les bords radiculaires vous paraissent plus solides en un point, faites porter à ce niveau le maximum des efforts d'ébranlement. Imprimez alors au davier les mouvements de luxation, de rotation et d'avulsion que nous venons d'indiquer.

Au lieu du davier qui est représenté ci-contre et qui est le davier de choix, vous pouvez vous servir du davier baïonnette, qui

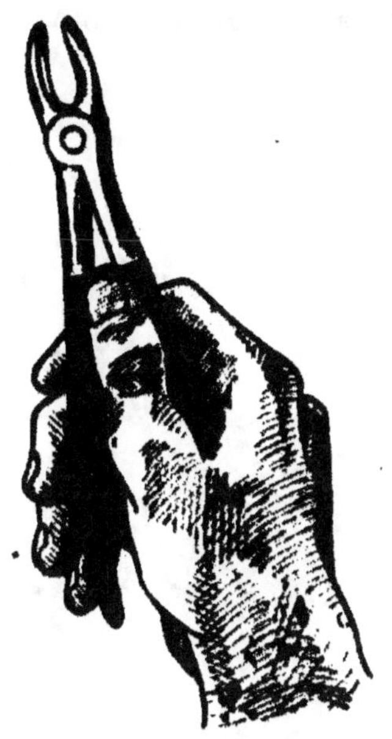

Fig. 72. — *Façon correcte de tenir le davier pour l'extraction d'une incisive ou d'une canine supérieure*

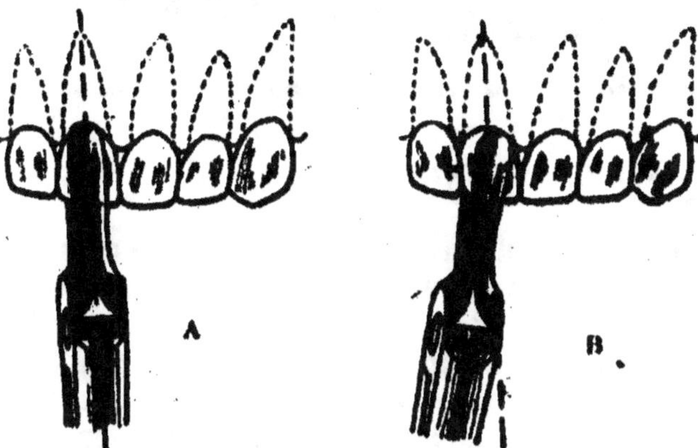

Fig. 73. — *A. Prise correcte d'une incisive supérieure. B. Prise incorrecte.*

est plus particulièrement désigné cependant pour les racines des dents latérales : prémolaires et molaires.

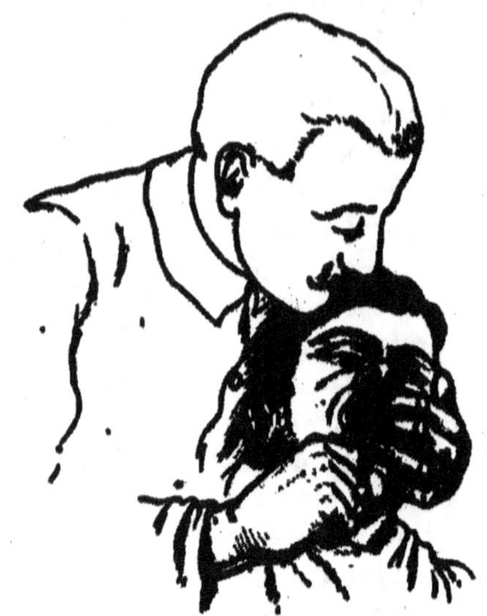

Fig. 74. — *Attitude opératoire pour l'extraction des incisives et canines supérieures.*

Fig. 75. — *Davier pour les racines des incisives et canines supérieures.*

PRÉMOLAIRES SUPÉRIEURES

La première prémolaire possède généralement deux racines grêles et fragiles ; la seconde est au contraire monoradiculaire ; toutefois cette règle n'est pas d'une fixité absolue, la deuxième prémolaire compte parfois deux racines et inversement. Nous vous conseillerons donc, au point de vue opératoire, de considérer les prémolaires comme des dents biradiculaires, à racines fragiles, et d'en tirer les indications que nous noterons plus loin.

Le collet de ces dents est aplati dans le sens antéro-postérieur ; il est régulièrement arrondi du côté vestibulaire et du côté palatin.

Le davier de choix possède des mors arrondis faisant avec les branches un angle très obtus. Cette direction des mors a

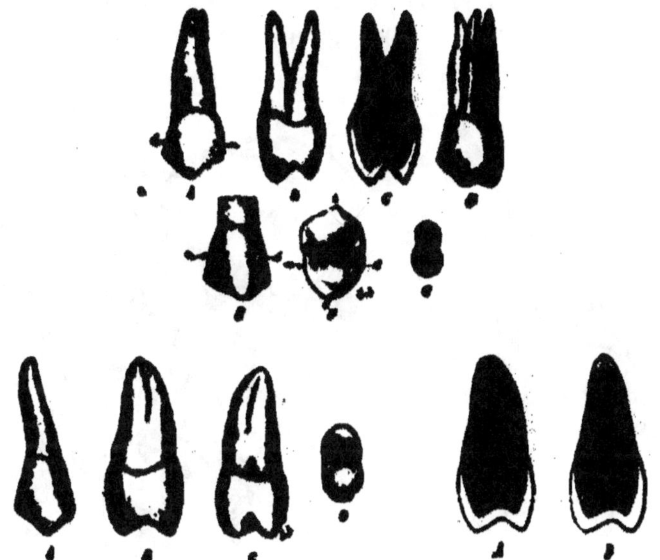

Fig. 76. — *Première et deuxième prémolaires supérieures vues sur leurs différentes faces (loc. cit.).*

pour but de faciliter la prise de la dent selon son axe longitudinal, suivant le principe que nous avons émis plus haut (fig. 77).

MANUEL OPÉRATOIRE

Vous pouvez procéder de deux façons :

Si vous désirez utiliser la technique classique, vous tiendrez le davier comme il a été dit plus haut pour l'extraction des incisives. Vous vous placerez à la droite du patient, et un peu en avant quand il s'agit d'une prémolaire gauche. Vous saisirez le rebord alvéolaire avec les doigts de la main gauche qui écartera les lèvres et immobilisera la tête. Vous saisirez la dent comme il convient et vous l'ébranlerez par des mouvements alternatifs de luxation vestibulaire et de luxation palatine. Que ces mouvements soient surtout d'une très faible amplitude, car vous avez à ménager des racines grêles que des mouvements de latéralité exagérés fractureraient à coup sûr. Nous vous conseillons d'ailleurs d'insister davantage sur les mouvements vestibulaires où vous ren-

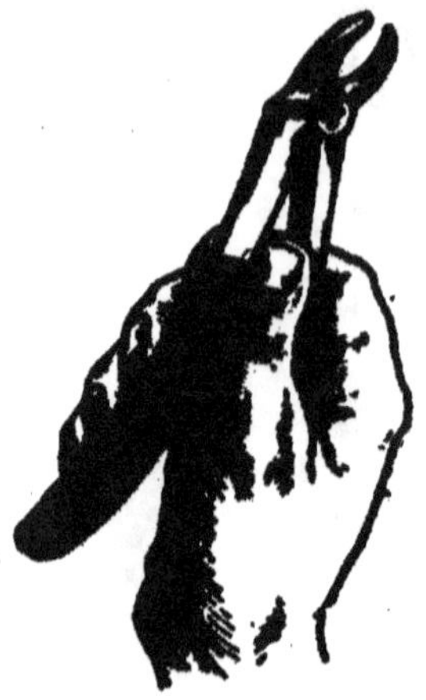

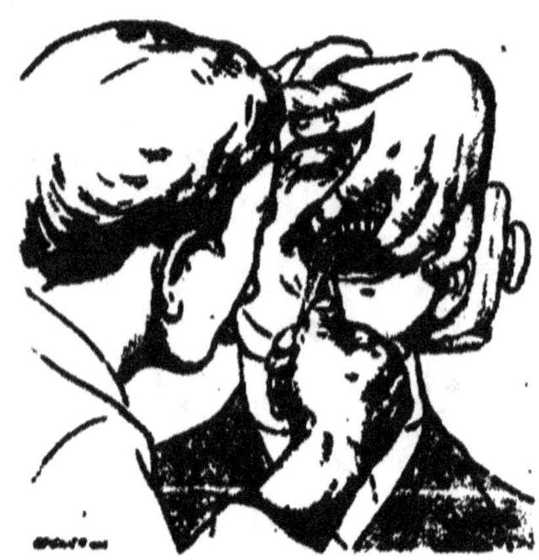

Fig. 77. — *Façon correcte de tenir le davier pour l'extraction des prémolaires et molaires supérieures (technique classique).*

Fig. 78. — *Attitude opératoire pour l'extraction des prémolaires et molaires supérieures droites (Technique classique) (d'après Sauvez, in P. M. C.).*

contrerez une paroi alvéolaire plus mince et plus élastique.

Enfin dès que l'ébranlement suffisant est obtenu tirez la dent en bas et légèrement en dehors (fig. 78 et 79).

Au lieu de procéder comme nous venons de l'exposer nous préférons dans notre pratique personnelle manier le davier d'une façon toute différente. Les doigts de la main droite au lieu de s'appuyer sur la branche gauche du davier exercent leur effort sur la branche droite. La branche gauche vient se placer sur l'éminence thénar et le pouce vient s'intercaler entre les deux branches comme il convient (fig. 80). Le premier avantage de cette prise est de permettre à l'opérateur de se placer franchement en droite et un peu en arrière du patient; cette position est très avantageuse pour la visibilité du champ opératoire, et elle permet en outre au bras gauche tout entier de s'employer pour la fixation solide de la tête, ce

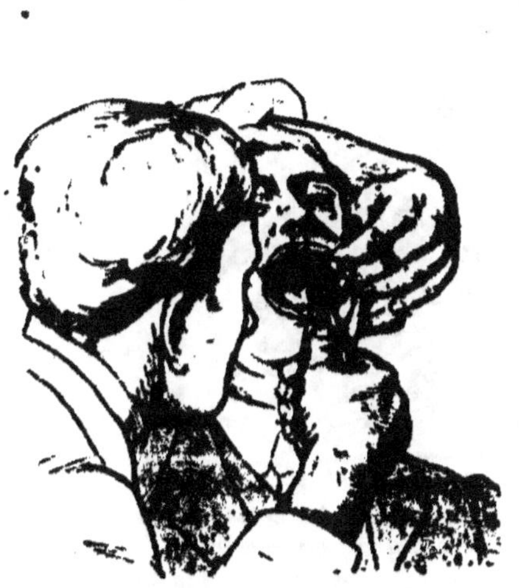

Fig. 79. — *Attitude opératoire pour l'extraction des prémolaires et molaires supérieures gauches (Technique classique) (d'après Sauvez, in P. M. C.).*

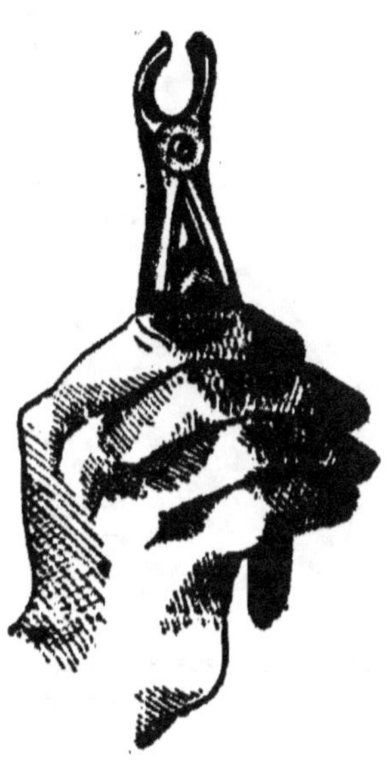

Fig. 80. — *Façon de tenir le davier pour prémolaires et molaires supérieures selon notre technique personnelle.*

qui est particulièrement utile lorsque l'on ne possède pas le fauteuil à têtière des dentistes. D'autre part, la main droite est placée de telle façon, qu'elle dispose pour pratiquer les mouvements de luxation, non seulement des forces que lui impriment les muscles de l'avant-bras, mais encore de toute l'énergie des muscles du bras. Nous ne prétendrons pas, bien entendu, que la luxation d'une prémolaire exige des efforts considérables, mais nous affirmons que l'opérateur dirigera mieux son effort, et procédera sans brusquerie, s'il se sent assuré d'une force musculaire plus grande (fig. 81 et 82).

Pour ces différentes raisons nous vous recommandons spécialement cette technique, qui demande un apprentissage

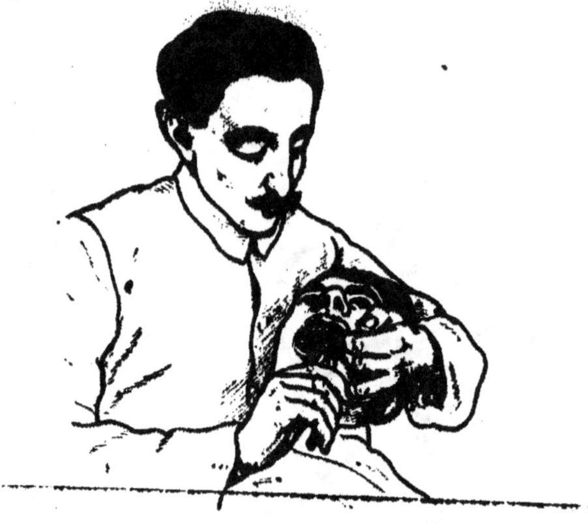

Fig. 81. — *Attitude opératoire pour l'extraction des prémolaires et molaires supérieures gauches (Technique personnelle).*

un peu spécial, mais qui en revanche nous paraît donner le maximum de sécurité.

PREMIÈRE ET DEUXIÈME MOLAIRES SUPÉRIEURES

Ces dents portent trois racines divergentes, une palatine courte et trapue, les deux autres, vestibulaires, aplaties dans le sens antéro-postérieur et plus grêles.

Le collet présente une partie arrondie qui correspond à la base de la racine palatine ; c'est à ce niveau que viendra s'appliquer le mors palatin du davier, arrondi comme il convient. Le mors vestibulaire a une forme spéciale, légèrement pointue dans son milieu, qui lui permet d'embrasser parfaitement la partie vestibulaire du collet ; la pointe du mors venant se pla-

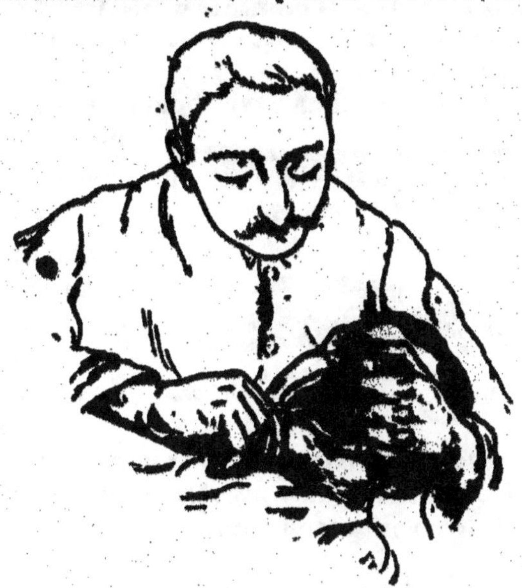

*Fig. 82. — Attitude opératoire pour l'extraction des prémolaires
et molaires supérieures droites (Technique personnelle).*

cer, dans une prise bien faite, entre la base des deux racines
vestibulaires (fig. 84).

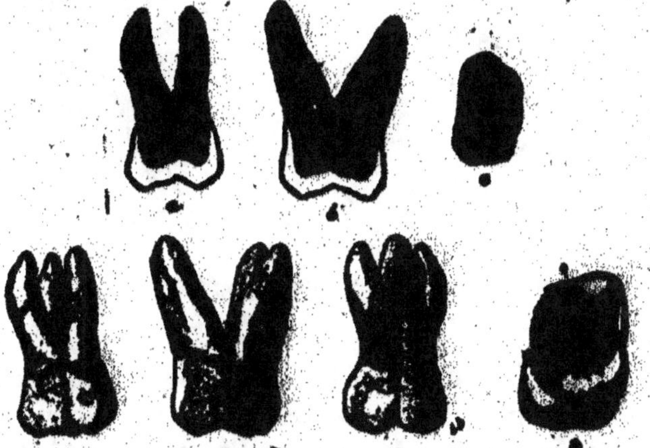

*Fig. 83. — Première molaire supérieure vue sur ses
différentes faces et en coupe.*

Les mors font avec les branches du davier un angle obtus, toujours pour faciliter la prise correcte, selon l'axe longitudinal de la dent (fig. 85).

Il existe bien entendu un davier pour les molaires droites et un autre pour les molaires gauches.

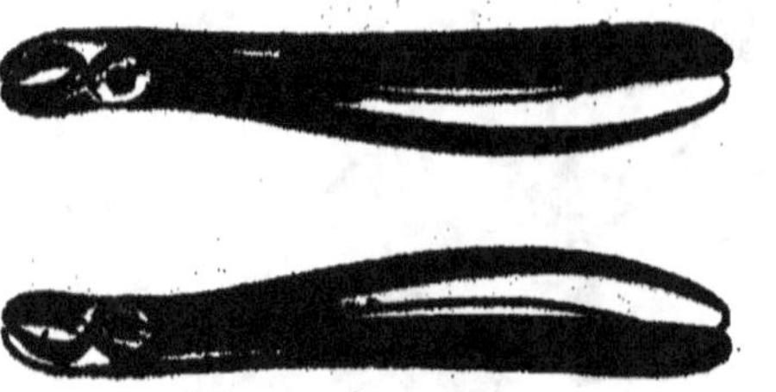

MANUEL OPÉRATOIRE

L'attitude de l'opérateur sera celle que nous avons décrite pour l'extraction des prémolaires ; ici encore nous

Fig. 84. — *Daviers pour molaires supérieures droit et gauche.*

vous conseillons de laisser de côté la technique classique, et de vous familiariser plutôt avec le manuel opératoire que nous avons décrit en second lieu.

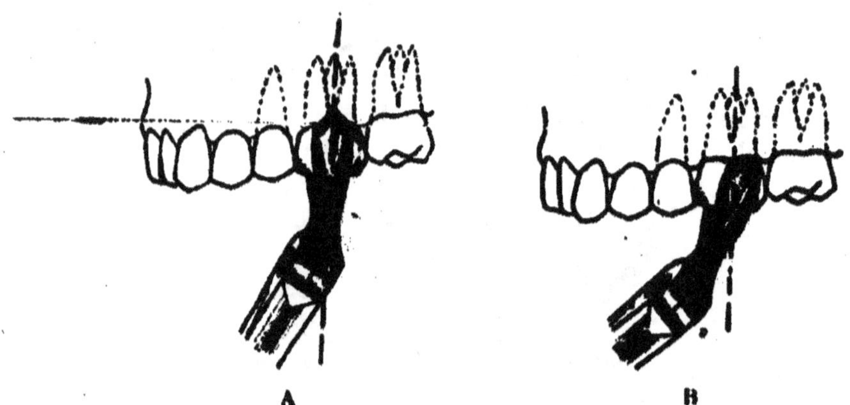

Fig. 85.

A. *Prise correcte d'une molaire supérieure gauche.*
B. *Prise incorrecte.*

Vous ébranlerez les molaires par des mouvements alternatifs de latéralité qui devront être surtout des mouvements de luxation vestibulaire. Ici en effet l'écueil à éviter est la fracture de la racine palatine ; celle-ci, en raison de sa direction très divergente, et de la résistance toute particulière du rebord alvéolaire à ce niveau, ne manquera pas de se briser, si vous essayez de luxer la dent en la poussant d'un mouvement trop large vers la voûte palatine. Du côté vestibulaire au contraire la paroi alvéolaire est relativement mince, partant assez élastique. Il va de soi d'ailleurs que ces mouvements de luxation vestibulaire seront toujours d'amplitude modérée ; ils seront suivis de mouvements de luxation palatine plus modérés encore ; puis, lorsque l'ébranlement vous paraîtra suffisant, vous achèverez l'avulsion par une traction en bas et en dehors.

DENT DE SAGESSE SUPÉRIEURE

Les racines de cette dent sont très variables, et comme nombre, et comme forme ; la seule notion importante à retenir c'est que parfois il en est de très grêles, et que par suite les mouvements d'ébranlement devront être pratiqués avec une certaine précaution.

Le collet de la dent de sagesse est le plus souvent régulièrement arrondi, ce qui a permis de donner aux mors du davier une forme concave. Nous vous signalons d'autre part

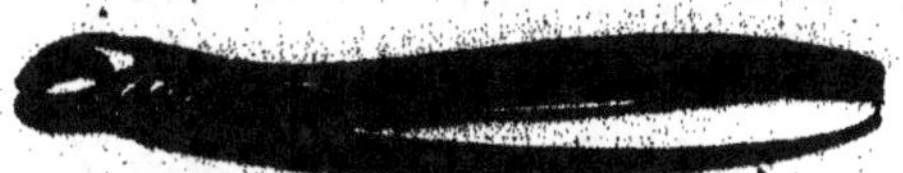

Fig. 86. — *Davier pour dent de sagesse supérieure.*

que, pour faciliter la prise correcte, la coudure des mors sur les branches se rapproche de l'angle droit.

L'extraction est relativement simple. Nous vous recommandons surtout de veiller attentivement sur la prise, rendue difficile par l'éloignement de la dent. Si la prise est faite correctement, la luxation, vestibulaire toujours, s'opère sans grand effort et vous la faites suivre du mouvement d'avulsion en bas et en dehors.

Ici encore nous vous conseillons fortement d'abandonner l'attitude opératoire classique et d'utiliser celle qui nous est familière : elle aura l'avantage incontestable de vous procurer une visibilité excellente du champ opératoire (fig. 81 et 82).

RACINES DES DENTS SUPÉRIEURES ET LATÉRALES

Ces extractions peuvent s'effectuer à l'aide de divers instruments dont le plus employé est le davier baïonnette. Les mors de ce davier sont effilés, et il en existe de dimensions différentes ; les formes moyennes et petites sont plus particulièrement recommandées. Comme la dénomination du davier l'indique, les mors forment avec le manche de l'instrument une double coudure à angle droit. Cette disposition permet de saisir correctement, c'est-à-dire suivant son axe longitudinal, n'importe quelle racine de la mâchoire supérieure, même s'il s'agit d'une racine de dent de sagesse toujours plus difficilement accessible.

Fig. 87. — *Davier baïonnette.*

La prise devra être précédée d'un examen particulièrement minutieux dont vous tirerez toutes les indications utiles.

L'attitude opératoire est la même que pour l'extraction des prémolaires et molaires.

L'ébranlement sera obtenu par des mouvements alternatifs de luxation et de rotation, dont l'effort devra porter spécialement du côté où la paroi radiculaire vous aura paru présenter le plus de résistance.

Le mouvement d'avulsion suivra tout naturellement, dès que vous aurez la sensation que l'ébranlement est suffisant.

Extraction des racines supérieures à l'élévateur droit

Cet instrument est excellent lorsqu'il est manié par des mains expérimentées, mais il a causé trop d'accidents dans les mains d'opérateurs maladroits, pour que nous omettions de vous recommander dans son emploi la plus grande prudence.

Il convient aux racines des douze dents antérieures, et il sera choisi mince et relativement effilé. Un élévateur dont le fer serait trop volumineux serait inutilisable, car l'on essaierait vainement d'introduire son extrémité entre la racine et la paroi alvéolaire.

MANUEL OPÉRATOIRE

Immobilisez la tête du patient dans la courbure de votre

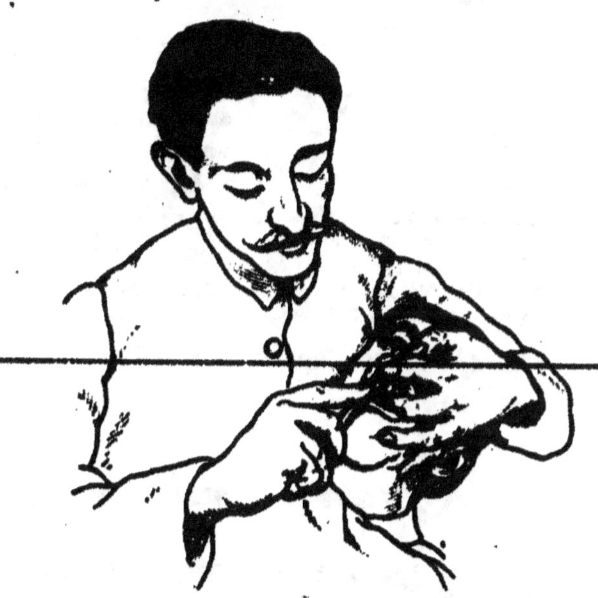

Fig. 88. — Élévateur droit.

Fig. 89. — Attitude opératoire pour l'extraction d'une racine supérieure à l'élévateur droit.

bras gauche ; le pouce et l'index gauche fixent fortement la mâchoire supérieure et protègent en même temps la région voisine, contre les échappées possibles de l'instrument, c'est là qu'est le danger pour des mains inexpérimentées. Cherchez alors par une pression soutenue, accompagnée de mouvements appropriés, à introduire le bec de l'élévateur entre la racine et son alvéole, après avoir choisi bien entendu comme lieu d'élection de ces efforts le bord radiculaire le plus solide et le plus résistant.

Vous ébranlez ainsi progressivement la racine et finalement vous l'expulsez de sa loge alvéolaire.

Extraction des racines supérieures par les vis de Morrisson

Ces instruments qui de prime abord pourront vous paraître bien spéciaux, méritent cependant que vous les connaissiez.

Les vis de Morrisson vous serviront plus particulièrement lorsque vous aurez à extraire des racines profondément cariées, et s'émiettant à la moindre pression du davier ; elles ne s'appliquent facilement qu'aux racines des

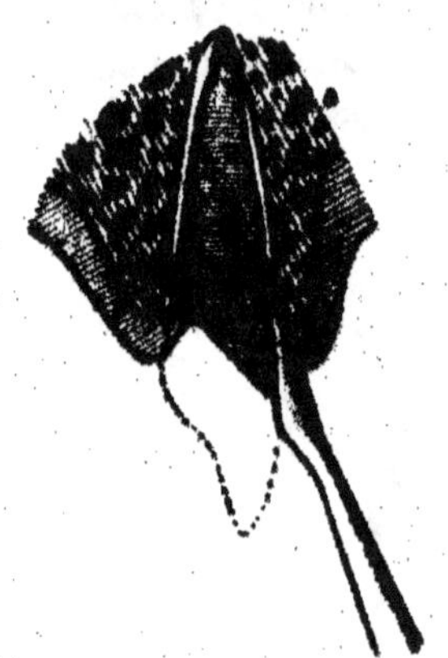

Fig. 90. — *Figure schématique destinée à montrer l'application correcte de la lame de l'élévateur droit, entre la racine et l'alvéole.*

Fig. 91. — *Vis de Morrisson de différentes tailles.*

Vous posséderez un jeu de 2 ou 3 vis parmi lesquelles vous choisirez celle qui convient à la racine que vous vous proposez d'extraire : à faible cavité radiculaire est destinée la vis du plus petit modèle, etc.

MANUEL OPÉRATOIRE

Vous saisissez l'instrument de la main droite, et vous commencez par le visser dans la cavité radiculaire, en le mainte-nant bien entendu dans l'axe longitudinal de la racine. Pendant ce temps la main gauche écarte les lèvres, et fixe la mâchoire.

Après quelques tours de vis vous sentez l'instrument fortement ancré dans le tissu dentinaire, et vous vous rendez compte que les mouvements imprimés à son extrémité libre mobilisent en même temps la racine. Déplacez alors votre main gauche, appuyez-la sur le front du patient de façon à maintenir sa tête fortement appliquée sur la têtière du fau-

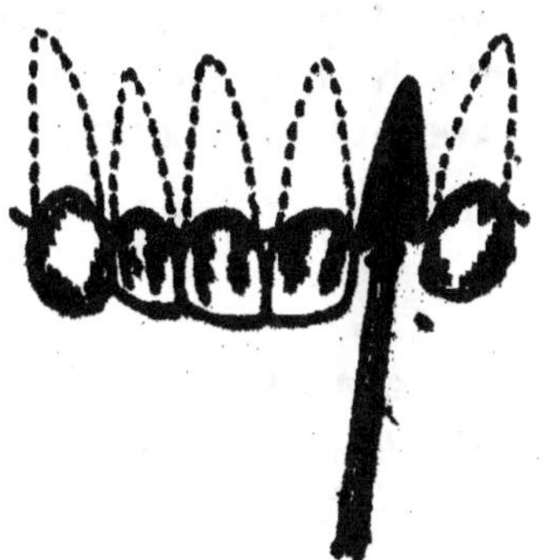

Fig. 92. — *Ancrage de la vis de Morrisson dans la cavité radiculaire. — 1er temps de l'extraction.*

teuil. Puis passez dans l'anneau qui forme l'extrémité de la vis une tige rigide quelconque, un manche d'instrument par exemple. A l'aide de ce dispositif, commencez par attirer vers le bas la vis et la racine qui lui est accrochée, par une traction soutenue, ce premier mouvement n'ayant pour but que de vous fixer sur la solidité de l'ancrage ; puis, par une traction brusque et très énergique exercée dans la direction de l'axe ra-diculaire, détachez la racine de son alvéole.

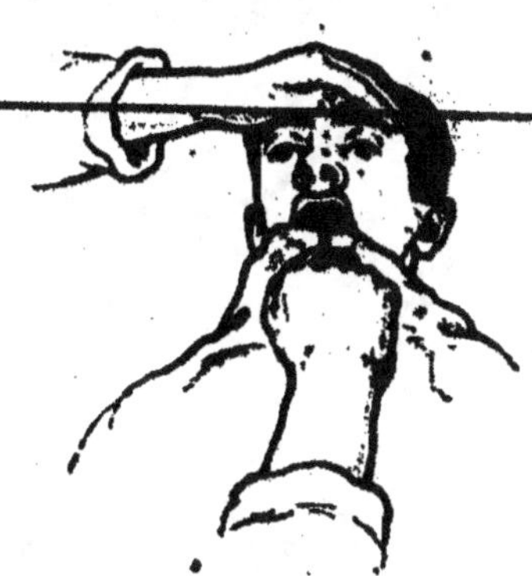

Fig. 93. -- *Attitude opératoire pour l'extraction de la racine d'une incisive supérieure à la vis de Morrisson.*

Il existe une seconde manière d'utiliser la vis de Morrisson.

Vissez-la non seulement jusqu'à ce qu'elle soit ancrée dans la dentine, mais même jusqu'à produire l'éclatement de la racine, un craquement vous signale que vous y êtes parvenu. Retirez alors la vis et prenez un davier baïonnette à mors fins, avec lequel vous extrairez, souvent avec la plus grande facilité, les fragments radiculaires que les mouvements de la vis auront notablement ébranlés.

Syndesmotomes

Nous nous en voudrions de ne pas vous signaler ces instruments que M. Chompret a fait construire, et que vous utiliserez plus particulièrement pour préparer l'extraction de racines friables, et reliées à la paroi alvéolaire par un ligament plus ou moins épaissi.

Comme leur nom l'indique les syndesmotomes (συνδεσμος, ligament ; τεμνω, je coupe) vous serviront à sectionner le ligament alvéolo-dentaire, et à vous permettre ainsi l'ébranlement, puis l'avulsion des dents, sous un effort minimum.

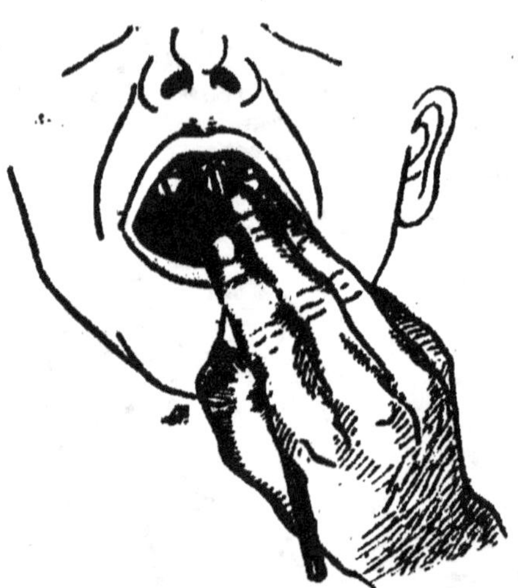

Fig. 94. — *Emploi du syndesmotome droit à la mâchoire supérieure.*

MANUEL OPÉRATOIRE

S'il s'agit d'une racine supérieure suivez les indications que nous vous avons données pour le maniement de l'élévateur droit ; n'oubliez pas surtout de vous mettre à l'abri des échappées de l'instrument en protégeant comme il convient le rebord alvéolaire avec les doigts de la main gauche.

Saisissez le syndesmotome de la main droite, cherchez à faire pénétrer la pointe de la lame entre le rebord alvéolaire et la racine. Lorsque vous sentirez qu'elle s'y est engagée, poussez-la aussi profondément qu'il vous sera possible, sans brusquerie, mais au contraire d'un mouvement progressif et continu. Vous pourrez faciliter cette pénétration de la lame, en imprimant à l'instrument des mouvements de droite à gauche et inverse-ment, par lesquels les bords sectionne-ront les fibres du li-gament. Evitez par contre les mouve-ments alternatifs de rotation ou de laté-ralité sur le plat, analogues à ceux que nous avons prescrits dans le maniement de l'élévateur droit : la lame du syndes-motome n'est pas assez résistante pour exercer de tels efforts

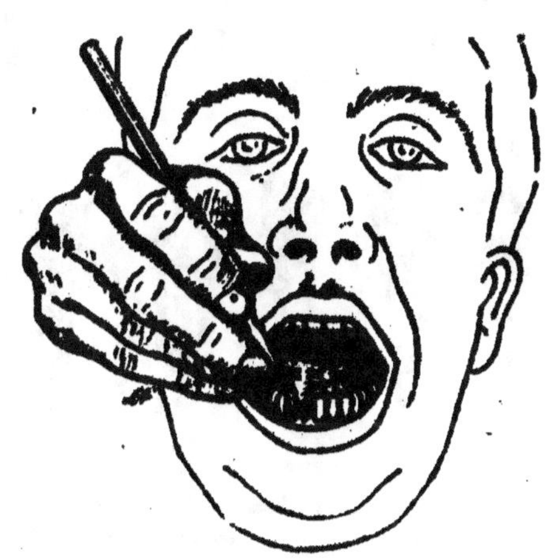

Fig. 95. — Emploi du syndesmotome coudé à la mâchoire inférieure.

et elle se briserait infailliblement. Cet instrument ne doit vous servir que pour préparer la luxation d'une dent et non pour la réaliser, ceci est l'affaire des daviers et des élé-vateurs.

Si vous désirez libérer une racine inférieure pratiquez de même, et là encore n'oubliez pas que la lame de l'instru-ment ne doit agir que par ses bords et non par ses faces sous peine de se briser.

II. — MACHOIRE INFÉRIEURE

INCISIVES ET CANINES INFÉRIEURES

Il existe un davier spécial dont les mors sont coudés sur le manche à angle très obtus, nous ne l'avons jamais employé

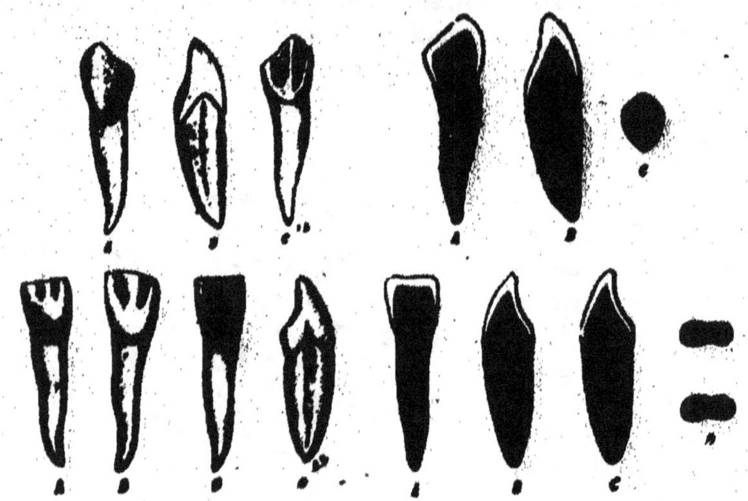

Fig. 96. — Incisives et canines inférieures vues sur leurs différentes faces et en coupes (loc. cit.).

et nous ne voyons pas bien son utilité. Nous vous conseillons de vous servir du petit bec de faucon, avec lequel vous pratiquerez également l'extraction des prémolaires.

Ce davier possède des mors arrondis, plus ou moins

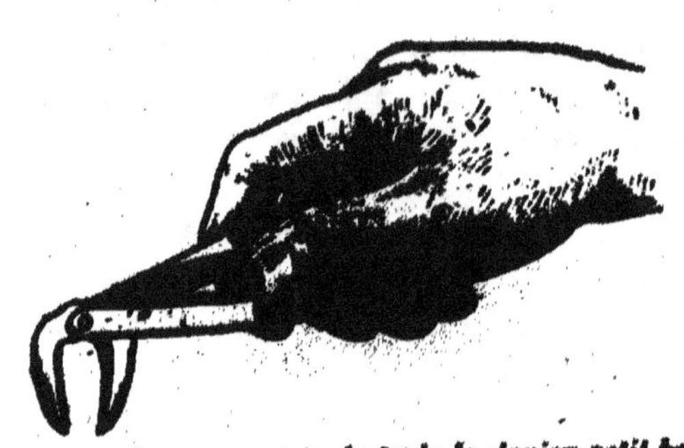

Fig. 97. — Façon correcte de tenir le davier petit bec de faucon.

effilés, dont la direction fait un angle droit avec celle du manche (fig. 97).

Le collet de ces dents, régulièrement arrondi du côté lingual et du côté vestibulaire est aplati dans le sens transversal.

L'opérateur se place à droite et légèrement en avant du patient. Il se sert de la main gauche pour immobiliser solidement la mâchoire.

MANUEL OPÉRATOIRE

La prise est souvent plus délicate que celle des incisives et canines supérieures. Le rebord alvéolaire est ici moins épais qu'à la mâchoire supérieure, et n'oppose pas un obstacle bien net à l'enfoncement du davier. Aussi il arrive parfois que l'opérateur inexpérimenté pousse trop loin le mors du davier, le fait glisser entre le rebord alvéolaire et la gencive, et en définitive prend en masse la racine et une notable portion du massif alvéolaire. La meilleure façon d'éviter cet écueil consiste à enfoncer le mors progressivement, sans brutalité, en serrant modérément la paroi de la couronne. Vous arrivez ainsi à percevoir la saillie que forme au collet de la dent la sertissure alvéolaire ; c'est là que devront agir les mors de l'instrument.

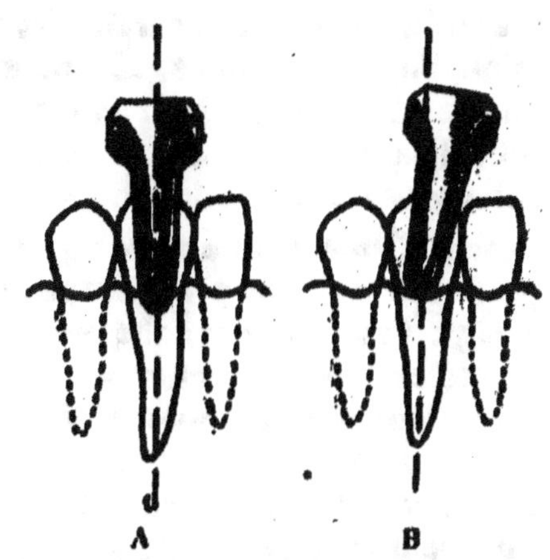

Fig 98. — A. Prise correcte d'une canine inférieure. B. Prise incorrecte.

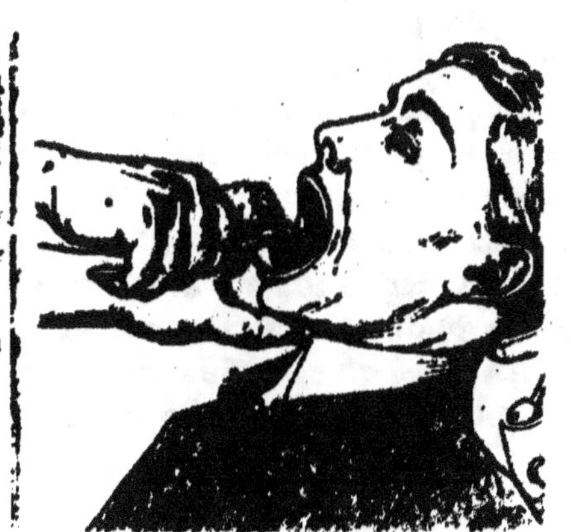

Fig. 99. — Attitude opératoire pour l'extraction d'une incisive ou canine inférieure (D'après Sauvez in P. M. C.).

Lorsque la dent est bien saisie, abaissez le manche de l'instrument de manière à luxer la dent vers le vestibule ; pratiquez ensuite, si cela vous paraît nécessaire, un mouvement de luxation lingual, et après ébranlement suffisant terminez l'avulsion en tirant en haut et légèrement en avant. Veillez surtout, dans ce dernier mouvement, à ne pas frapper les dents supérieures avec le dos de l'instrument.

Il existe d'ailleurs une autre raison pour que l'avulsion soit ici pratiquée avec une prudence particulière : la gencive dans cette région est mince et adhérente à l'os ; elle est par contre fréquemment unie au collet par des fibres assez résistantes qui ne cèdent pas au moment de l'avulsion, et amènent la déchirure d'un lambeau gingival plus ou moins important. Vous éviterez ce petit accident en imprimant à la dent déjà notablement ébranlée quelques mouvements de rotation ; si cela ne suffit pas, vous libérerez au bistouri, ou au syndesmotome, les fibres gingivales péricervicalès.

S'agit-il d'une *racine*, servez-vous encore d'un davier bec de faucon, dont les mors seront plus effilés. Pour faciliter la prise et en même temps la cicatrisation, pratiquez l'incision préalable de la gencive, et mordez au besoin sur le rebord alvéolaire, juste assez pour avoir une prise solide. Le mouvement de luxation sera toujours vestibulaire ; cependant si la perte de substance radiculaire existait surtout du côté lingual, vous auriez avantage à luxer d'avant en arrière, en imprimant au manche du davier un mouvement d'élévation. Le mors lingual n'a ainsi qu'un rôle passif, tandis que le mors vestibulaire, qui possède un bon point d'appui radiculaire, détermine seul la luxation.

PRÉMOLAIRES INFÉRIEURES

Ces dents sont monoradiculaires ; leur racine est assez longue et légèrement aplatie dans le sens antéropostérieur. Le collet est assez régulièrement arrondi.

MANUEL OPÉRATOIRE

Ici encore vous vous servirez du davier petit bec de faucon.

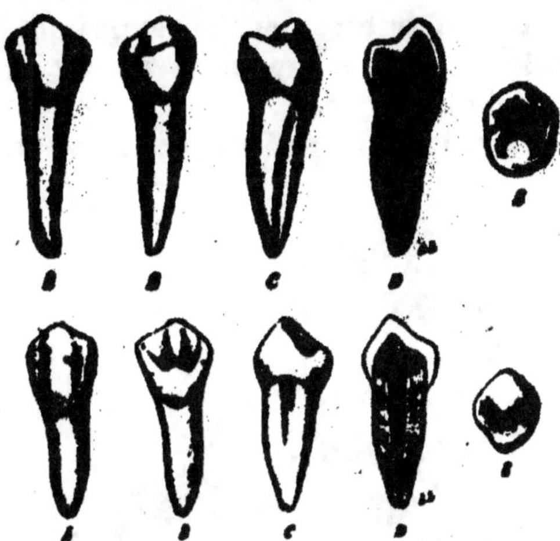

Fig. 100. — Prémolaires inférieures vues sur leurs différentes faces (loc. cit.).

S'il s'agit d'une prémolaire gauche, vous vous placez à

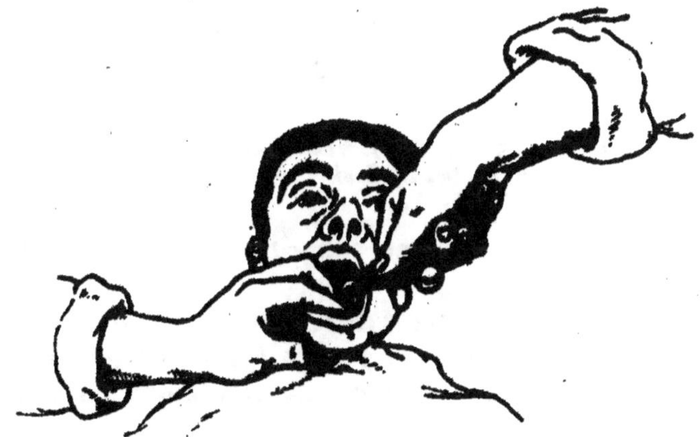

Fig. 101. — Attitude opératoire pour l'extraction des prémolaires et molaires inférieures gauches au davier bec de faucon.

droite et en avant du patient, dont la tête est presque droite. De la main gauche vous fixez la mandibule, et vous tournez vers vous le visage du patient, de façon à bien apercevoir le champ opératoire.

Pour l'extraction d'une prémolaire droite, vous vous tenez en arrière, à droite et le bras gauche embrassant la tête du patient. La main gauche écarte les lèvres, et immobilise solidement la mâchoire (fig. 102).

Pour effectuer la prise correctement, vous prendrez les pré-

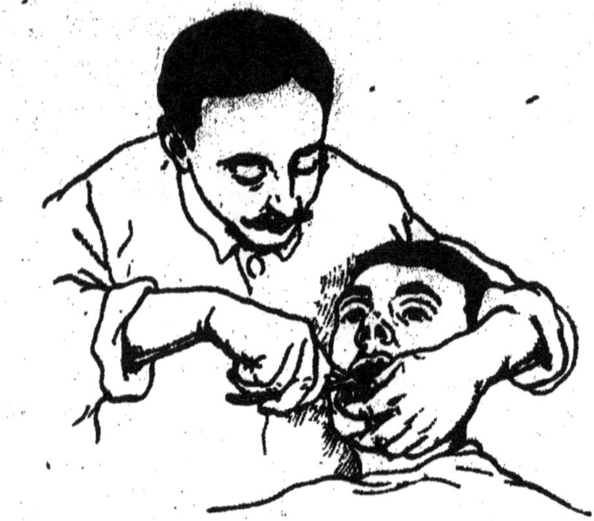

Fig. 102. — *Attitude opératoire pour l'extraction des prémolaires et molaires inférieures droites au davier bec de faucon.*

cautions que nous vous avons conseillées pour l'extraction des incisives.

C'est encore un mouvement de luxation vestibulaire, suivi ou non d'un mouvement inverse de luxation linguale, qui vous permettra de mobiliser ces dents presque complètement.

Vous achèverez la libération gingivale par un mouvement de rotation, et vous pratiquerez pour finir une traction en haut et en dehors.

Les racines sont longues, avons-nous dit, et d'autre part le

maxillaire est dense et résistant; aussi les prémolaires inférieures sont-elles facilement fracturées au cours d'une extraction. Vous procéderez donc sans brusquerie et vous veillerez
surtout à ce que les mouvements de luxation soient de faible
amplitude. La mobilisation sera peut-être moins rapidement
obtenue, mais vous éviterez ainsi à coup sûr de briser la
dent.

Pour l'extraction *des racines* à l'aide du davier vous vous

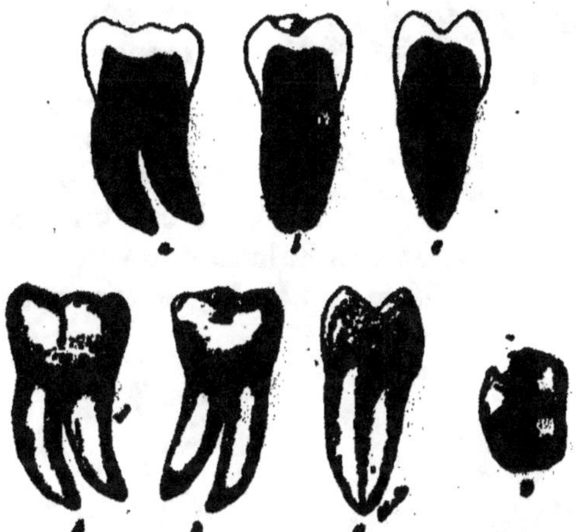

Fig. 103. — Première molaire inférieure vue sur ses différentes faces et en coupes (loc. cit.).

en tiendrez à ce que nous avons dit au sujet des racines des
incisives et canines.

MOLAIRES INFÉRIEURES

Ces dents possèdent deux racines aplaties d'avant en
arrière et implantées l'une derrière l'autre. A leur jonction le
collet présente une échancrure, où viendra prendre son
ancrage la pointe médiane qui détermine chacun des mors du
davier gros bec de faucon, instrument de choix pour ces
extractions (fig. 104).

MANUEL OPÉRATOIRE

L'attitude opératoire est la même que pour l'avulsion des prémolaires (fig. 85).

Dans le mouvement de la prise, le danger d'enfoncement exagéré des mors est moins grand que pour les prémolaires et les incisives, car le rebord alvéolaire est ici plus épais ; il s'oppose donc à une prise trop basse, pour peu que les mors enserrent légèrement les faces linguales et vestibulaires de la couronne, et soient ainsi guidés.

Fig. 104. — *Davier gros bec de faucon pour molaires inférieures.*

C'est encore par des mouvements de luxation vestibulaire que vous obtiendrez la mobilisation, en les aidant au besoin des mouvements inver-

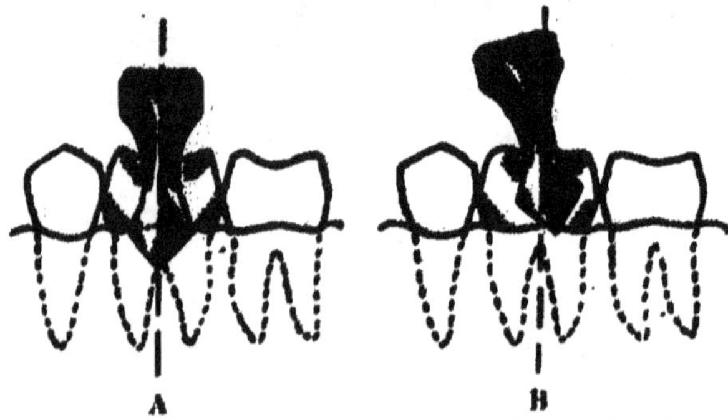

Fig. 105. — *A. Prise correcte d'une molaire inférieure selon l'axe de la dent. B. Prise incorrecte.*

ses de luxation linguale, surtout si le point d'appui lingual est défectueux.

S'il est des extractions à propos desquelles il faut avoir présent à l'esprit le principe de la prise suivant l'axe longitudinal c'est bien celles-ci. Souvent en effet vous serez gênés par les lèvres dans l'application du davier surtout, quand il s'agira de la deuxième molaire. Et cependant il est de toute nécessité que vous observiez la technique correcte, la résistance osseuse et la forme des racines sont telles, qu'une traction énergique exercée obliquement à l'axe de la dent aboutit infailliblement à sa fracture (fig. 105).

C'est d'ailleurs pour obvier à la difficulté de certaines prises que fut conçu le davier représenté ci-contre ; vous le saisissez de la main droite, la branche droite doit être fixée

Fig. 106. — *Davier ordinaire pour l'extraction des molaires inférieures.*

contre l'éminence thénar, les quatre derniers doitgs passant sous le bord inférieur des branches, et venant faire effort sur la branche gauche. Le pouce est placé entre les deux branches et s'oppose à leur rapprochement exagéré.

Vous vous placez en face du patient. La main gauche écarte les lèvres, assure la prise et fixe la mandibule ; elle peut aussi, lorsque la prise est effectuée, venir s'appuyer sur la main droite,

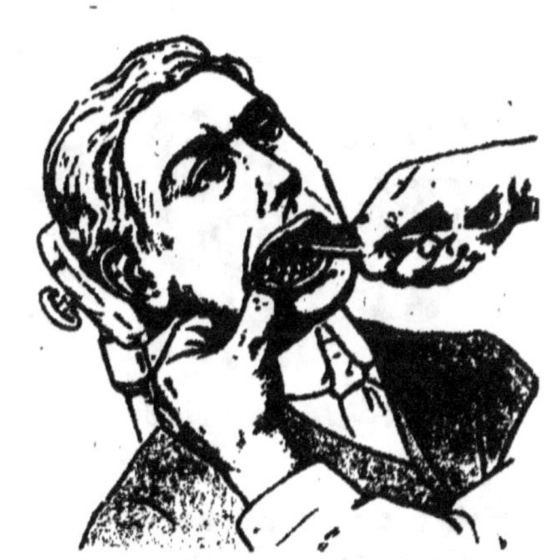

Fig. 107. — *Attitude opératoire pour l'extraction d'une molaire inférieure au davier ordinaire (d'après Sauvez, in P. M. C.).*

dont elle suit et renforce les mouvements de luxation tour à tour vestibulaires et linguaux.

L'ébranlement de la dent est ainsi obtenu et il ne vous reste plus qu'à pratiquer l'avulsion, en prenant bien garde de ne pas frapper du davier les dents supérieures.

L'extraction des racines à l'aide du davier suit les mêmes principes. Nous verrons plus loin comment il faut procéder pour les extraire avec les différents élévateurs.

DENT DE SAGESSE INFÉRIEURE

Cette dent possède généralement deux racines analogues à celles des molaires, elles sont dirigées obliquement en bas et en arrière, et présentent le plus souvent une courbure plus ou moins accusée, dont la concavité regarde en haut et en arrière.

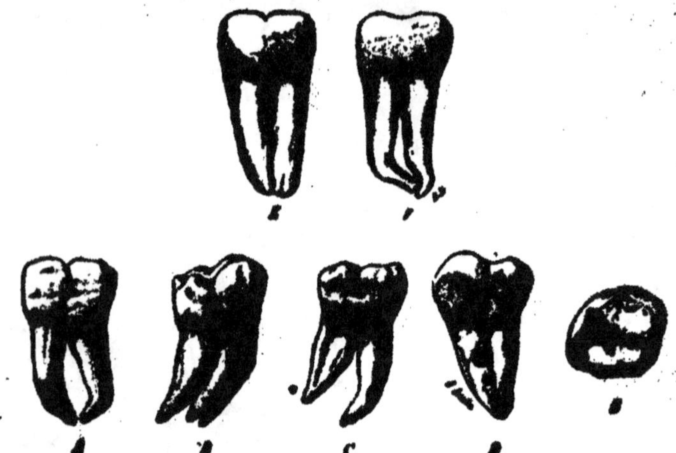

Fig. 108. — *Divers types de dents de sagesse inférieures (loc. cit.).*

Parfois ces deux racines sont réunies en une seule qui possède d'ailleurs une orientation similaire.

Assez fréquemment la face triturante de la couronne regarde légèrement en avant et en haut.

MANUEL OPÉRATOIRE

Vous pourrez dans bien des cas appliquer à l'extraction de la dent de sagesse la technique que nous vous avons conseillée pour l'avulsion des molaires ; mais il est d'autre part un procédé qu'il est bon que vous connaissiez, car il vous rendra service particulièrement dans les cas d'atrésie labiale ou de constriction des mâchoires ; nous voulons parler de l'extraction à « *la langue de carpe* ».

Cet instrument est constitué par une tige d'acier, emmanchée sur une poignée transversale, et dont l'extrémité, coudée en baïonnette, a la forme d'un fer de lance.

L'attitude opératoire est celle qui convient à l'extraction des molaires.

La main droite empaumera solidement le manche de l'instrument, l'index sera étendu le long du levier de façon à guider les mouvements, et à limiter les échappées possibles de l'instrument (fig. 112).

La main gauche immobilisera la mâchoire et en même temps protégera la langue.

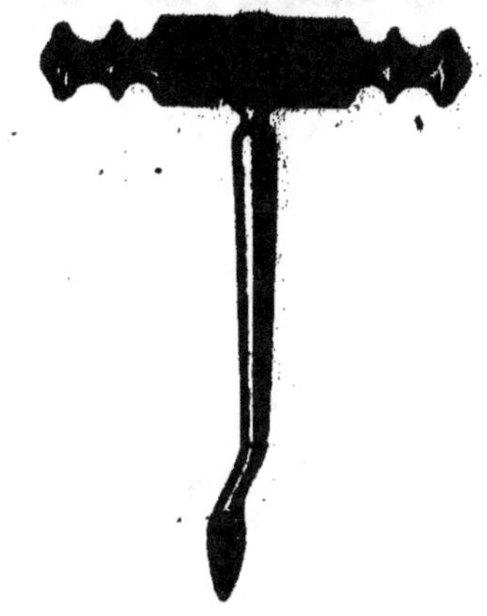

Fig. 109. — *Langue de carpe.*

Le bec de l'instrument est enfoncé dans l'espace interdentaire qui sépare les deux dernières dents. Il est dirigé en dedans et légèrement en bas vers la cloison interalvéolaire. Quand vous le sentez bien coincé, vous imprimez au manche de l'instrument un mouvement de rotation dans le sens du mouvement des aiguilles d'une montre pour la dent de sagesse droite, dans le

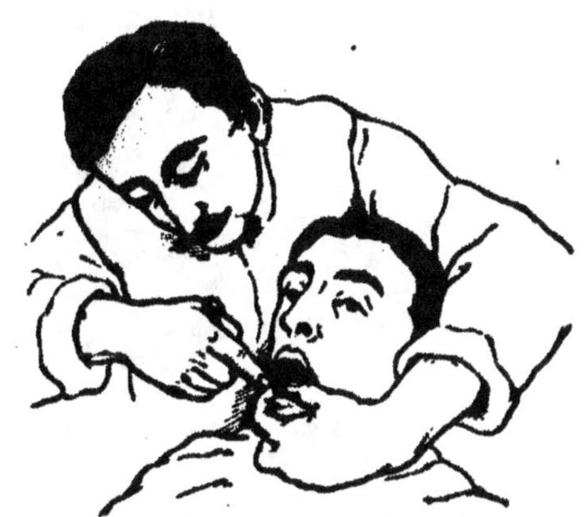

Fig. 110. — *Attitude opératoire pour l'extraction de la dent de sagesse inférieure droite à la langue de carpe.*

sens inverse pour la dent de sagesse gauche. Le fer de lance se meut dans le même sens et, comme il s'appuie en avant sur la face postérieure de la deuxième molaire, son action a pour résultat de luxer en arrière et en haut la couronne de la dent de sagesse. Il est à noter d'ailleurs que grâce à leur direction et à leur incurvation toute particulière, les racines suivent aisément ce déplacement, dont le terme ultime est l'avulsion de la dent (fig. 113).

Vous pratiquerez cette extraction sans brusquerie ; il faut vous souvenir en effet que parfois les racines d'une dent de sagesse sont droites et implantées verticalement dans la mandibule. Elles

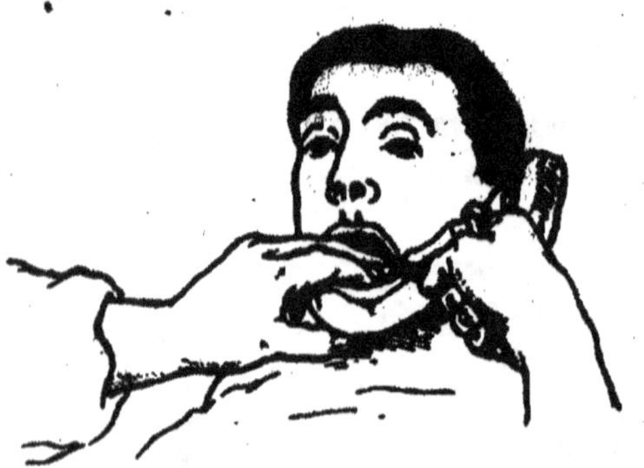

Fig. 111. — Attitude opératoire pour l'extraction à la langue de carpe de la dent de sagesse inférieure gauche.

résistent alors davantage aux mouvements de luxation. Vous procéderez donc avec la plus grande prudence ; vos efforts devront être d'autant moins brusques que la dent résiste davantage, et vous pourrez même avec profit terminer au davier l'ex-

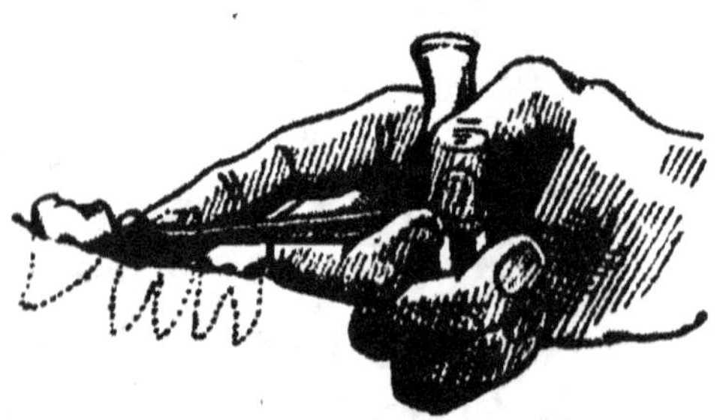

Fig. 112. — Application correcte de la lame de la langue de carpe.

traction de la dent préalablement luxée à la langue de carpe (fig. 114).

Sachez également que parfois la muqueuse est très adhérente au collet de la dent de sagesse, particulièrement à la partie postérieure. Pratiquez donc sans brusquerie le mouvement d'avulsion, afin de ne pas la déchirer, et s'il est besoin libérez-la au bistouri ou au syndesmotome.

La langue de carpe peut servir également pour extraire les

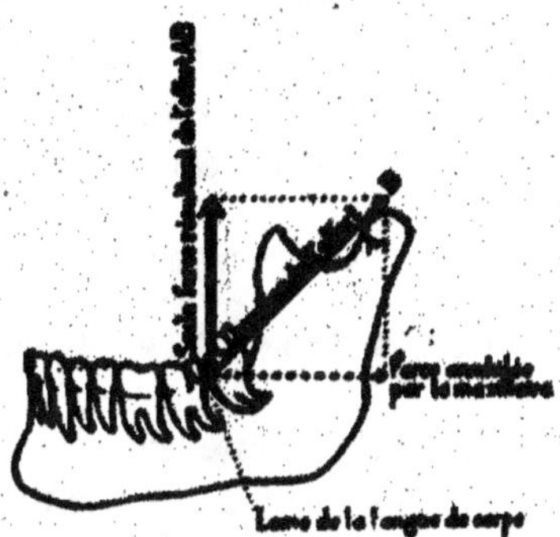

Fig. 113. — Mécanisme de l'ascension de la dent de sagesse inférieure luxée par la langue de carpe (d'après Sauvez in P. C. M.).

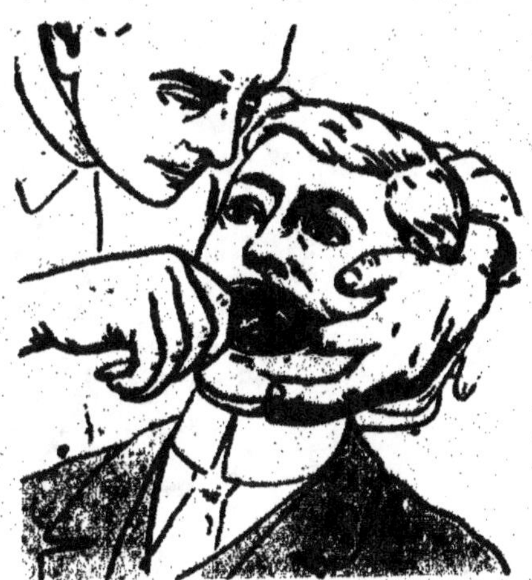

Fig. 114. — Extraction proprement dite de la dent de sagesse inférieure gauche avec le davier (d'après Sauvez in P. M. C.).

racines inférieures. Dans ce cas le manuel opératoire ne diffère pas sensiblement de ce que nous venons de dire.

Extraction des racines inférieures au pied-de-biche

L'instrument dit « pied-de-biche » est constitué par une tige d'acier solide fixée dans un manche lourd et dont l'extrémité, aplatie et creusée d'une gouttière, est coudée à angle obtus.

MANUEL OPÉRATOIRE

Il existe deux façons de se servir du pied-de-biche.

S'il s'agit d'une racine déjà ébranlée et s'il vous semble que ses connexions avec l'alvéole se libéreront sans grand effort, placez-vous comme nous vous avons dit pour les extractions au bec de faucon. Immobilisez la mandibule de la main gauche ; saisissez l'instrument de la main droite ; glissez le bec de l'instrument entre la gencive et la racine, du côté vestibulaire, et faites-le descendre le plus bas possible. Commencez alors à exercer une pression pro-

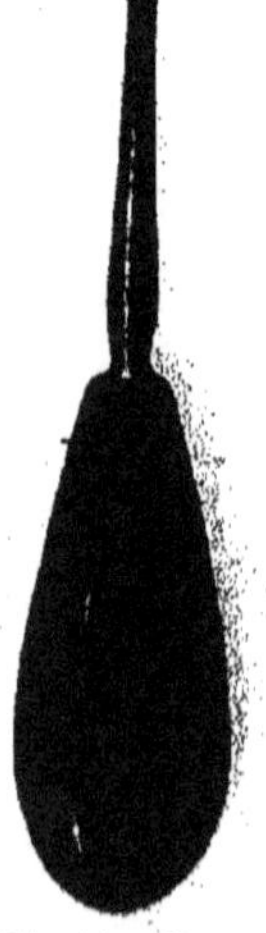

Fig. 115. — Pied-de-biche.

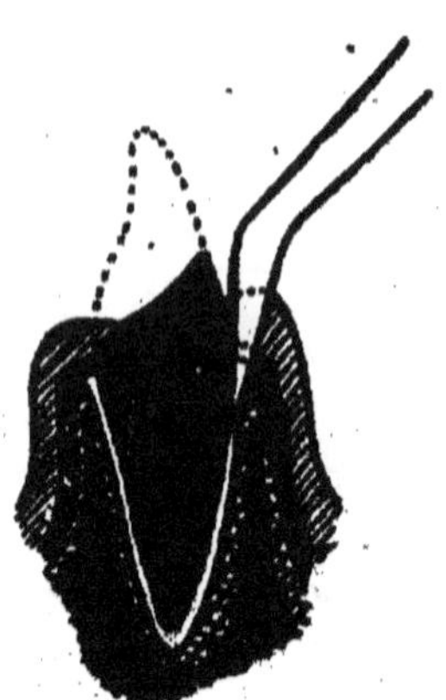

Fig. 116. — Application correcte de la lame du pied-de-biche entre la racine et la paroi alvéolaire.

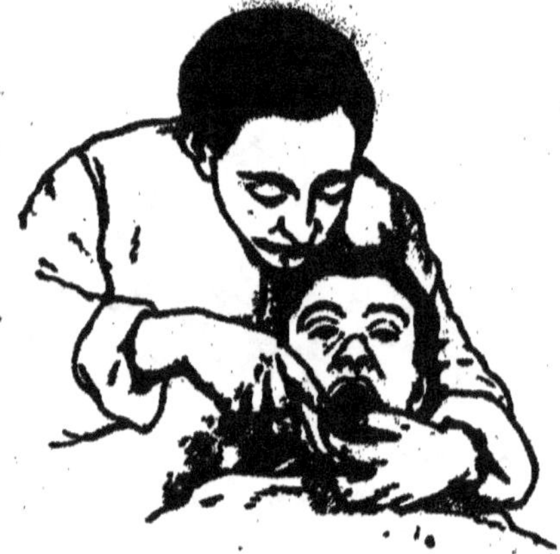

Fig. 117. — Attitude opératoire pour l'extraction au pied-de-biche d'une racine inférieure déjà ébranlée.

gressivement sur le bord radiculaire pour vous assurer

qu'il est résistant, et que vous êtes à l'abri d'un dérapage. Puis d'un mouvement brusque portez le fer de l'instrument à la fois en dedans et en haut. Vous arrivez ainsi à luxer la racine, voire même à l'expulser du même coup de son alvéole. Pendant toute la durée de l'opération le bras droit doit rester collé au corps, c'est la meilleure façon d'éviter tout mouvement d'amplitude exagérée.

S'il s'agit au contraire d'une racine encore solidement implantée dans son alvéole, la technique que nous venons de vous indiquer ne donne pas une force suffisante pour obtenir l'avulsion. Il vaut mieux dans ce cas utiliser l'activité musculaire des deux bras ainsi que le permet le procédé opératoire suivant.

Avez-vous à extraire une racine inférieure droite, placez-vous en arrière et à gauche du patient. Embrassez sa tête des deux bras, orientez-la comme il

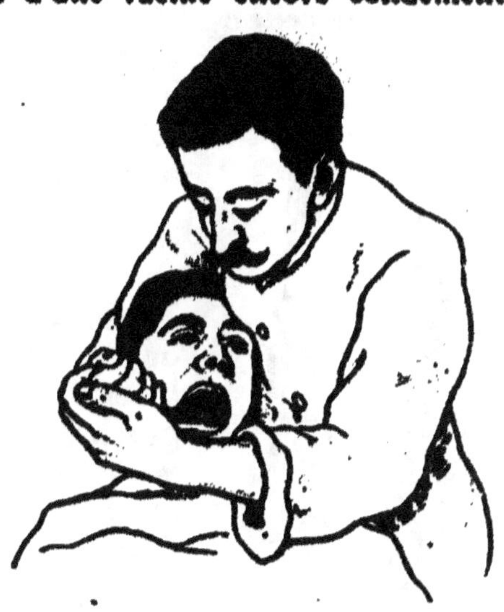

Fig. 118. — *Attitude opératoire pour l'extraction au pied-de-biche d'une racine inférieure encore assez solidement implantée.*

convient, et appuyez-la en même temps sur la têtière et contre votre poitrine ; placez alors correctement la lame de l'instrument et pratiquez l'avulsion comme nous venons de le dire, en exerçant sur la dent une pression brusque dirigée en dedans et en haut les coudes collés au corps ; vous obtiendrez d'autant plus facilement l'expulsion de la dent, que les efforts des deux bras agiront simultanément sur un massif osseux convenablement fixé.

Pour extraire une racine gauche, même technique opératoire avec cette seule différence que vous aurez à vous placer à droite et en arrière du patient.

Extractions des racines inférieures à l'aide des élévateurs coudés

Ces instruments sont constitués par une tige d'acier solidement emmanchée, qui se termine par une extrémité aplatie en forme de fer de lance et coudée à angle droit. Cette extrémité comme celle de l'élévateur droit, doit être assez mince, presque tranchante ; il faut en effet que vous puissiez l'insinuer entre le rebord alvéolaire et la racine car c'est là que doit porter son effort.

MANUEL OPÉRATOIRE

Placez-vous suivant le cas à droite ou à gauche du patient. Fixez comme il convient la mandibule avec la main gauche, et de la main droite efforcez-vous d'introduire le fer de l'instrument entre la racine et la paroi alvéolaire. C'est par une pression soutenue, accompagnée de mouvements variés, que vous y parviendrez. Vous agirez parfois du côté lingual ou du côté alvéolaire mais le plus souvent c'est

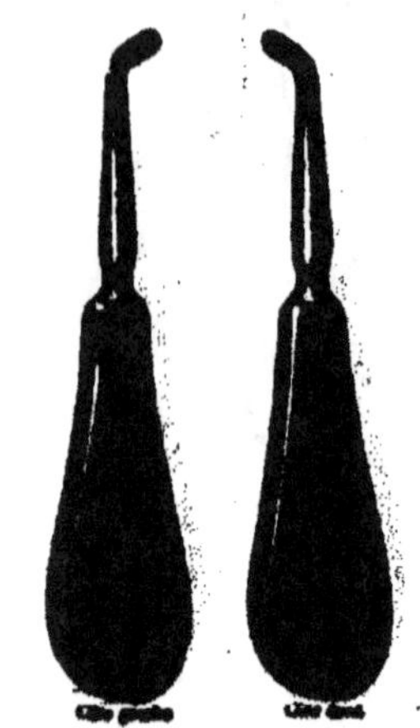

Fig. 119. — *Élévateurs coudés droit et gauche.*

sur la face interstitielle de la racine que devra porter votre effort.

Il ne s'agit plus ici comme dans l'extraction au pied-de-biche de l'expulsion brusque de la racine, mais d'une luxation progressive, la lame prenant point d'appui sur la paroi alvéolaire et même sur la dent voisine, et agissant par son extrémité sur la racine qu'elle repousse dans le sens opposé et en haut.

Il va de soi que l'usage des élévateurs coudés est considérablement facilité par le déchaussement préalable de la racine au syndesmotome, opération qui crée en quelque

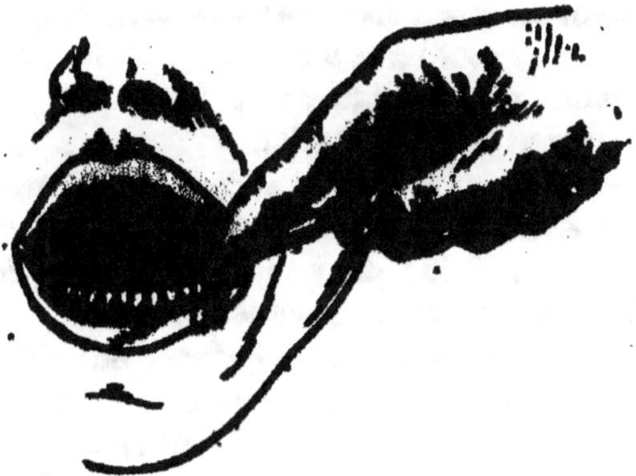

Fig. 120. — *Application correcte de la lame de l'élévateur coudé pour l'extraction d'une racine de molaire inférieure gauche.*

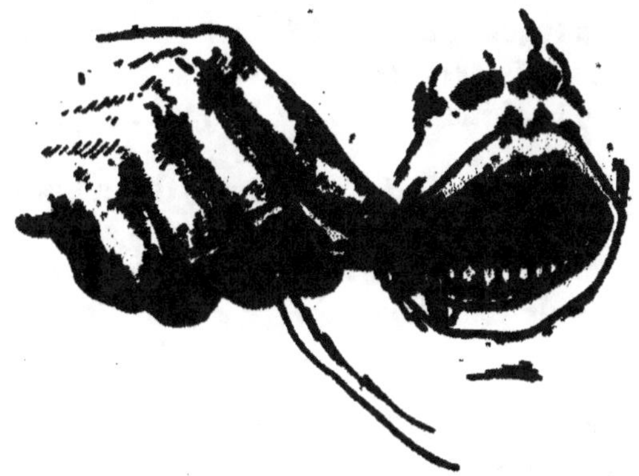

Fig. 121. — *Application correcte de la lame de l'élévateur coudé pour l'extraction d'une racine de molaire inférieure droite.*

sorte la dépression interalvéolo-radiculaire, où la lame de l'élévateur trouve tout naturellement sa place.

SOINS POST-OPÉRATOIRES

Après l'extraction l'alvéole déshabitée doit être inspectée avec soin. Vous détacherez de la gencive les débris alvéolaires qui auraient pu être brisés par une prise trop profonde ; vous abraserez au besoin à la pince coupante les épines osseuses trop saillantes et trop aiguës ; ce faisant vous faciliterez beaucoup le travail de cicatrisation.

S'il s'agit d'une dent atteinte d'abcès aigu ou chronique ou encore de kyste paradentaire périapical, vous ne manquerez pas de cureter, à l'aide de petites curettes spéciales, les parois alvéolaires, et surtout la zone apicale.

Terminez par un lavage de la cavité avec une solution antiseptique très chaude et utilisez pour cela la seringue à eau des dentistes ; faites suivre ce lavage d'une application de teinture d'iode sur les tissus cruentés.

Voici quelques formules de solutions antiseptiques particulièrement désignées pour l'usage bucco-dentaire.

> Eau oxygénée à 12 vol. . . . . 100 gr.
> neutralisée avec de la soude
> Acide borique . . . . 3 gr.

1 ou 2 cuillerées à café dans 1/2 verre d'eau bouillie.

> Phénosalyl . . . . . 0 gr. 50 à 1 gr.
> Alcool de menthe . . . . 10 gr.
> Eau . . . . 10 gr.

F. S. A. une cuillerée à café dans un verre d'eau bouillie en lavages et gargarismes.
ou plus simplement :

> Formol (solution à 40 0/0) . . . 1 gr.
> Eau distillée . . . . 1 litre

ACCIDENTS DE L'EXTRACTION

L'on désigne sous le nom d'accidents de l'extraction un certain nombre de complications de causes diverses, qui parfois enlèvent à l'extraction dentaire le caractère bénin qu'elle possède dans l'immense majorité des cas.

Avant d'entrer dans le détail de ces accidents nous voulons encore une fois attirer votre attention sur certaines difficultés de l'extraction.

Lorsque les tissus de la dent sont amincis et friables ; lorsque la racine seule subsiste, la prise devient délicate et demande une grande circonspection. C'est surtout dans des cas de ce genre qu'il ne faudra prendre le davier qu'après un examen minutieux de la dent à extraire. Vous pourrez ainsi apprécier judicieusement la technique qui convient à tel cas particulier, et choisir en connaissance de cause l'un des différents élévateurs, les vis de Morrisson ou encore les syndesmotomes. Si l'emploi du davier vous paraît plus indiqué, il vous sera permis, dans ces cas particuliers, de faire mordre le davier sur la paroi alvéolaire, afin de saisir les racines en un point où leurs parois seront suffisamment résistantes. N'oubliez jamais de faire précéder cette « prise en masse » de l'incision de la gencive au point où s'appliquent les mors du davier.

DENTS BARRÉES

En dehors des cas où vous pourrez aisément prévoir les difficultés qui vont surgir, il en est d'autres au contraire qui vous réservent de désagréables surprises. Telle dent ou telle racine présente d'excellentes parois, la prise en est facile ; vous la pratiquez correctement ; puis quand il s'agit d'exercer les premiers mouvements de luxation, vous vous heurtez à une résistance toute spéciale. La racine paraît faire corps avec la mâchoire. Si vous êtes inhabile et surtout inexpérimenté, vous exagérez le mouvement de luxation que vous avez commencé, vous y employez une certaine force et en définitive vous déterminez la fracture de la dent. Si au contraire vous êtes un opérateur averti, vous procédez sans brusquerie, vous pratiquez alternativement des mouvements de luxation interne ou externe de faible amplitude ; vous sentez que petit à petit la dent se libère ; et vous arrivez à l'extraire sans la briser.

Vous trouvez alors dans la direction ou les formes anormales des racines la cause de sa fixation toute spéciale à la mâchoire. Tantôt il s'agit de racines convergentes qui embrassent entre elles la cloison interalvéolaire. L'extraction d'une telle dent ne peut évidemment être effectuée tant que cette lamelle osseuse n'a pas été brisée. Vous n'obtiendrez ce résultat qu'en procédant sans brutalité, par des mouvements de luxation répétés, sinon ce seront les racines qui céderont. Tantôt au contraire les racines sont divergentes ; elles offrent ainsi une plus grande résistance aux mouvements de luxation, et elles ne pourront d'autre part passer à travers la sertissure alvéolaire que lorsque celle-ci aura été progressivement élargie par des mouvements de luxation suffisamment répétés.

Tantôt enfin il s'agit d'une racine qui porte des lésions dues à l'arthrite alvéolo-dentaire chronique, et dont le cément s'est hypertrophié en certaines zones, le plus souvent au voisinage de l'apex, donnant ainsi à la racine la déformation dite en « baguette de tambour ». On conçoit aisément qu'une telle modification dans la forme radiculaire, souvent compliquée d'ailleurs par des lésions d'ostéite condensante des parois alvéolaires, donne à la racine une fixation parfois si difficile à vaincre.

Ce sont ces différentes dispositions anatomiques que le public a coutume de désigner sous le nom de *dent barrée* bien qu'à la vérité les dents à racine convergente répondent seules à cette dénomination.

En résumé, lorsqu'au cours d'une extraction vous vous heurterez à une résistance spéciale, vous penserez aussitôt à ces anomalies. Vous procéderez alors, avec sang froid et sans brusquerie, à l'ébranlement de la dent, par des mouvements de luxation répétés et de très faible amplitude. Votre intervention s'en trouvera prolongée mais le plus souvent sera couronnée de succès.

Si au contraire une dent barrée et multiradiculaire se brise au cours de l'avulsion, il convient d'en séparer les racines à l'aide d'un davier à mors coupants, puis de les extraire par les moyens habituels.

DÉCHIRURES GINGIVALES

Les déchirures gingivales sont habituellement la conséquence des prises trop profondes, et nous avons vu plus haut comment vous vous les éviterez en incisant la gencive avant la prise. Mais indépendamment des lésions gingivales de cette nature, il pourra vous arriver de déterminer, au moment de l'avulsion proprement dite, des déchirures gingivales assez étendues dont le mécanisme est le suivant.

L'adhérence au collet de la dent de la sertissure gingivale est parfois anormale, et persiste même lorsque les mouvements de luxation ont amené l'ébranlement de la dent. Il s'ensuit que si le mouvement de l'avulsion est pratiqué avec brusquerie, il entraîne la gencive péridentaire, la décolle sur une certaine étendue et finalement la déchire.

C'est plus particulièrement à la mâchoire inférieure, et surtout à l'occasion de l'avulsion de la troisième molaire que cet accident est à craindre.

Vous l'éviterez en utilisant les syndesmotomes. Vous ne procéderez d'autre part à l'avulsion proprement dite que lorsque la sertissure gingivale vous apparaîtra tout à fait libérée; au besoin vous procéderez à cette libération au cours de l'extraction en utilisant le bistouri. Cet accident ne présente pas d'ailleurs une gravité très grande; la lésion gingivale n'a pour effet que d'impressionner désagréablement le patient, et de prolonger plus ou moins la durée de la cicatrisation de la plaie alvéolaire. Elle nécessite de ce fait des soins d'asepsie buccale particulièrement minutieux.

LES FRACTURES PARTIELLES

lorsqu'elles se bornent à de minimes fragments du rebord alvéolaire sont des lésions d'importance secondaire; surtout si vous prenez soin de débarrasser la plaie opératoire de toutes les petites esquilles adhérentes à la muqueuse gingivale, et d'abraser, soit à la pince coupante, soit à la meule montée sur le tour, toutes les aspérités qui pourraient résulter de ces fractures alvéolaires.

Par contre la fracture d'une portion plus ou moins importante de la tubérosité du maxillaire supérieur, accident que l'on observe parfois, présente un certain caractère de gravité. La friabilité de l'os à ce niveau, et d'autre part l'anomalie si fréquente des racines de la dent de sagesse, sont les conditions qui favorisent cet accident. Il a pour effet de créer une large plaie opératoire, et d'établir parfois une communication bucco-sinusienne plus ou moins large. Il est vrai que généralement ces lésions se guérissent spontanément, mais elles nécessitent bien entendu des soins spéciaux et prolongés d'antisepsie buccale.

FRACTURE DE LA DENT

La fracture de la dent est un accident particulièrement fâcheux, lorsqu'il s'agit d'une dent atteinte d'arthrite aiguë, car dans ce cas l'extraction du fragment radiculaire doit être pratiquée séance tenante, sinon les phénomènes phlegmasiques subissent une exacerbation plus ou moins violente qu'il est difficile d'enrayer. Vous pouvez attendre au contraire et terminer l'extraction dans une seconde séance, si la première intervention a été pratiquée à froid.

Pour extraire les débris radiculaires plus ou moins enclavés, vous mettrez en œuvre les différents moyens que nous vous avons signalés : élévateurs divers, vis de Morrisson. Surtout vous procéderez sans énervement, sans brusquerie, et après inspection minutieuse du champ opératoire.

Ajoutons que dans certains cas où les racines se seront brisées très bas, il vous sera utile d'abraser à la fraise montée sur le tour les rebords osseux qui masquent la racine, et vous empêchent de la saisir. C'est là un moyen exceptionnel sans doute, mais qui est très utile parfois.

LA LUXATION DES DENTS VOISINES

C'est un accident qui peut résulter de fausses manœuvres opératoires. Vous prendrez soin de consolider les dents qui auront été ainsi mobilisées, en les unissant aux dents voisines à l'aide de ligatures en fils de soie ou mieux en fils de laiton. Si l'ébranlement n'a pas été trop prononcé vous verrez assez rapidement les lésions du ligament alvéolo-dentaire se réparer, et la dent se consolider. Il ne faut pas oublier toutefois qu'une dent luxée a pu avoir ses vaisseaux et ses nerfs rompus à l'apex. Vous devez donc *a priori* émettre quelques réserves sur sa vitalité.

L'HÉMORRAGIE ALVÉOLAIRE

est une complication de l'avulsion dentaire qui souvent inquiète beaucoup le patient et son entourage. Elle survient indifféremment à la suite d'extractions simples ou difficiles, son début passe souvent inaperçu, et ce n'est généralement que lorsque le patient est rentré chez lui, qu'il commence à se préoccuper de cet écoulement de sang qui ne se tarit pas.

La cause de ces hémorragies réside habituellement dans la lésion d'une artériole anormalement importante soit de la gencive, soit plus souvent du tissu spongieux de l'alvéole. Elle peut être favorisée dans certains cas, très rares il est vrai, par un état hémophilique du sujet.

Habituellement ces hémorragies consécutives aux avulsions dentaires conservent un caractère bénin, en ce sens que l'on arrive assez facilement à les arrêter, en utilisant un des moyens très simples que nous allons vous exposer. C'est seulement dans des cas tout à fait exceptionnels, que l'on est obligé d'avoir recours à la médication interne hémostatique, que nous rappellerons en second lieu.

Normalement l'hémorragie alvéolaire s'arrête d'elle-même dans les quelques minutes qui suivent l'extraction. Vous vous assurerez donc toujours avant de quitter votre patient qu'il en est bien ainsi, et s'il vous semble que l'écoulement de sang se prolonge, vous placerez directement sur la plaie alvéolaire un coton roulé, que le patient maintiendra fermement *in situ*, en serrant les mâchoires avec quelque force, de façon à exercer une énergique compression dont le résultat ne se fait pas attendre.

Contre les hémorragies plus importantes; vous aurez recours à des moyens plus actifs. Vous commencerez par examiner avec attention la plaie opératoire. Dans les cas très rares où le sang provient d'une petite artériole gingivale, vous aurez à la pincer et à la lier. Le plus souvent vous le voyez sourdre en nappe de la cavité alvéolaire, et c'est alors le tamponnement de cette cavité que vous devrez pratiquer. Pour ce faire, mettez la plaie alvéolaire à l'abri de la salive ; pour la mâchoire supérieure un rouleau de coton placé au niveau de l'orifice du canal de Sténon suffira ; à la mâchoire inférieure utilisez l'appareil que nous vous avons recommandé déjà (voir p. 146).

Ayez sous la main une bande de gaze aseptique large de 2 centimètres environ, et les quelques instruments spéciaux indispensables : miroir à bouche, précelles de dentiste, sonde à examen, fouloirs à ciment, poire à eau. Commencez par nettoyer par un lavage à l'eau bouillie très chaude la cavité alvéolaire, puis foulez dans cette cavité la bande de gaze, jusqu'à ce qu'elle la remplisse complètement. Placez par-dessus un rouleau de coton que le malade en serrant les mâchoires applique fortement sur la plaie opératoire. Au besoin, pour suppléer à la volonté du patient, appliquez une fronde, à condition d'utiliser une bande de tissu élastique qui maintiendra les mâchoires en occlusion.

Il est rare qu'une simple compression, méthodiquement pratiquée comme il vient d'être dit, ne parvienne pas à tarir l'hémorragie ; vous pourrez cependant la rendre encore plus active, en imbibant la mèche de gaze d'un des nombreux hémostatiques connus. Le *perchlorure de fer* est d'une efficacité certaine ; n'oubliez pas cependant qu'on l'accuse de provoquer des escharres. Vous vous mettrez à l'abri de ce petit accident en ne l'employant pas en excès, et pour cela vous exprimerez comme il convient la bandelette de gaze qui en aura été imbibée. L'*eau de Rabel*, l'*antipyrine*, le *tannin* sont également des produits auxquels vous pourrez avoir recours.

Les *filaments feutrés du penghawar iambi* possèdent la propriété d'absorber avec une très grande facilité les liquides avec lesquels ils sont mis en contact, et d'augmenter ainsi très rapidement de volume. En vertu de cette propriété une compression alvéolaire pratiquée avec le penghawar sera particulièrement efficace.

Enfin les stomatologistes ont volontiers recours aux diverses substances qu'ils ont sous la main : la *cire*, les *pâtes à empreintes*, qu'ils foulent dans la cavité alvéolaire, ou encore les *substances adhésives* : solution alcoolique, éthérée ou chloroformique de gomme laque, de gutta-percha, de résines diverses, dont ils imbibent les bandelettes de gaze destinées à la compression.

Le tamponnement alvéolaire ne devra pas être maintenu en place plus d'une journée sous peine d'être la cause d'accidents infectieux toujours très pénibles.

Nous ne vous conseillerons pas d'employer le thermo- ou le galvano-cautère qui, portés au rouge sombre, sont hémostatiques comme vous le savez. Ce moyen est difficile à mettre en pratique dans la majorité des cas, et il est au surplus moins efficace qu'une compression bien faite.

Ce n'est qu'après l'échec de ces divers moyens, ou encore lorsque les antécédents hémophiliques du patient vous font craindre certaines difficultés, qu'il faudra recourir à la médication interne. L'ergotine, le chlorure de calcium à la dose de 4 grammes par jour pourront être utilisés. Vous leur adjoindrez le sérum de cheval, dont les excellents effets ont été démontrés. En l'espèce vous utiliserez le sérum antidiphtérique que vous injecterez à la dose de 20 à 40 cc.

ACCIDENTS INFECTIEUX POST-OPÉRATOIRES

Après certaines extractions laborieuses, ou encore après l'extraction de dents atteintes d'arthrite alvéolo-dentaire subaiguë ou aiguë, vous pourrez assister à l'éclosion ou à l'exacerbation de phénomènes inflammatoires, qui se traduisent par de la tuméfaction, et surtout par des douleurs spontanées très vives et continues. Il s'agit là d'une poussée d'ostéite alvéolaire et péri-alvéolaire dont la période aiguë dure 8 ou 10 jours, et qui parfois détermine, après un temps plus long, l'élimination d'un petit séquestre (Cruet). L'on a signalé également la fréquence de ces accidents après l'emploi de solutions anesthésiques adrénalinées, et l'on a tenté d'expliquer ce fait par la vasodilatation secondaire suprarénique, qui faciliterait l'absorption microbienne *in situ*.

Les différents moyens de la médication dérivative et antiphlogistique pourront être employés ici : grands lavages chauds de la cavité buccale, pédiluves sinapisés, etc., mais c'est surtout aux nettoyages minutieux de la cavité alvéolaire, pratiqués d'une façon précoce et pour ainsi dire préventive, que vous devrez avoir recours.

Commencez par cureter la cavité alvéolaire à l'aide de petites curettes spéciales; puis irriguez-la abondamment et fréquemment.

Utilisez la seringue ou la poire à eau et employez des solutions antiseptiques portées à une température élevée : solution au formol au 1/1000, nitrate d'argent au 1/20.000. Puis après chaque lavage disposez dans l'alvéole un coton imbibé de solution antiseptique : eau oxygénée, glycérine phéniquée ou créosotée, etc.

Vous obtiendrez par ces différents moyens, surtout s'ils sont employés avec persistance, et s'ils sont répétés plusieurs fois par jour, sinon la disparition immédiate, du moins une atténuation sensible des phénomènes douloureux.

C'est pour prévenir les poussées inflammatoires post-opératoires que nous vous conseillerons d'intervenir à froid aussi souvent qu'il vous sera possible. Ne vous hâtez pas d'extraire une dent atteinte d'arthrite aiguë ou subaiguë. Efforcez-vous d'abord d'atténuer ces phénomènes inflammatoires par les moyens habituels : drainage de la dent, grands lavages chauds et révulsion iodée *loco-dolenti*, moyens qui en même temps, pourront amener la sédation de la douleur. Nous avons déjà à maintes reprises insisté sur ce point.

En dehors de ces complications relativement fréquentes de l'extraction, d'autres accidents plus rares peuvent être enregistrés.

L'*ouverture du sinus* résulte parfois, comme nous l'avons vu, d'une fracture partielle ; mais elle peut également se produire si la paroi osseuse qui sépare la cavité alvéolaire de la cavité sinusienne est anormalement déhiscente. Cet hiatus alvéolo-sinusien se comble d'habitude spontanément, sans qu'il en résulte aucune complication infectieuse.

On a signalé également la *pénétration dans la cavité sinusienne d'un fragment radiculaire*. D'après la plupart des observations rapportées, il semble bien que cet accident soit dû le plus souvent à l'emploi de l'élévateur droit, dont la lame, pendant les mouvements de luxation, exerce sur la racine une pression assez considérable de bas en haut ; mais il est vraisemblable, d'autre part, que cette complication ne peut se produire, que s'il existe anormalement une déhiscence notable de la paroi alvéolo-sinusienne.

Le fragment radiculaire ne saurait rester dans la cavité sinusienne sans amener à la longue son infection. Il est donc indiqué de l'extraire au plus tôt.

La fracture de la mâchoire inférieure est un accident qui a été parfois signalé, et qui a le plus souvent trouvé sa cause principale dans le mauvais état du tissu osseux. L'ostéoporose sénile ou ostéomalacique, une gomme syphilitique, les diverses tumeurs des mâchoires, les ostéopériostites, sont de nature à diminuer la résistance de l'os, qui peut ainsi se briser sous un effort modéré. Vous appliquerez à ces fractures le traitement d'urgence que nous signalons plus loin.

La luxation de la mâchoire inférieure est un accident assez rare et ne se produit guère que sur des sujets endormis. Il n'est pas exceptionnel cependant de l'observer à l'occasion d'extractions pratiquées à l'état de veille ; il s'agit alors de patients prédisposés aux luxations récidivantes de la mandibule. Ils vous apprennent en effet qu'ils ont été plusieurs fois déjà victimes de pareil accident, survenu pour des causes les plus insignifiantes : bâillement, rire, prise d'empreinte, etc.

Quoi qu'il en soit vous avez à réduire la luxation. Pour y parvenir appliquez solidement la tête du patient contre la têtière du fauteuil ou un plan résistant. Placez l'index et le médius de chaque main sur les dernières molaires, et les deux pouces sous le menton. Puis par une pression progressive et énergique déterminez un mouvement simultané d'abaissement de l'angle de la mâchoire, et d'élévation de la symphyse mentonnière, qui remet en place les surfaces articulaires.

Maintenez les mâchoires en occlusion par une fronde en tissu élastique pendant un jour ou deux, et prescrivez quelques massages.

Il nous reste enfin à vous signaler certains faits qui à vrai dire constituent des fautes opératoires plutôt que des accidents de l'extraction ; tels sont l'extraction d'une dent pour une autre, les blessures des joues, des lèvres, de la langue, des fosses nasales, voire même du globe oculaire, etc., etc. Ce sont là des accidents que vous éviterez à coup sûr si vous suivez attentivement la technique que nous avons décrite dans tous ses détails.

CHAPITRE XVIII

SOINS QUE RÉCLAMENT LES DENTS
DE LA PREMIÈRE DENTITION

Sous prétexte qu'elles sont temporaires, on néglige trop en général les dents de la première dentition. On ne se rend pas compte que les caries dentaires créent dans la cavité buccale autant de foyers d'infection, dont les produits septiques déversés dans la salive ne seront pas toujours annihilés par les réactions de défense du milieu buccal. L'équilibre biologique normal étant ainsi détruit des accidents variés pourront apparaître. Tantôt se développeront les différentes lésions locales des stomatites, favorisées par l'état congestif permanent qui caractérise cette période de l'évolution bucco-dentaire, tantôt se déclareront des accidents à distance qui sont particulièrement à redouter dans l'enfance (tr. broncho-pulmonaire, tr. gastro-intestinaux, pelade, etc..).

On peut affirmer d'autre part qu'un bon nombre de maladies de l'enfance (fièvres éruptives, oreillons, etc.) dont la pathogénie est encore mal élucidée, et l'agent microbien inconnu, ont pour origine la cavité buccale ; leurs complications buccales ou péri-buccales ne semblent-elles pas le prouver ? Et dès lors leur éclosion ne sera-t-elle pas facilitée par la septicité exagérée du milieu buccal.

Il ne faut pas oublier enfin que l'alimentation de l'enfant si indispensable à sa croissance est profondément troublée par un état bucco-dentaire défectueux.

Il existe donc de nombreuses raisons d'ordre général qui commandent la conservation des dents de la première dentition, mais nous devons au surplus attirer votre attention sur *les troubles que peut apporter dans l'éruption des dents de la deuxième dentition, l'extraction prématurée des premières dents.*

Que se passe-t-il en effet au niveau de l'arcade dentaire à la suite de l'extraction d'une dent de lait?

Prenons l'exemple le plus démonstratif, celui d'une deuxième molaire de lait extraite prématurément, vers 5 ans par exemple. Plus tard, de 6 à 7 ans, la première molaire permanente fait son apparition, mais, au lieu de venir occuper sa place normale, elle empiète sur le diastème créé par l'extraction de la deuxième molaire de lait. C'est là un phénomène physiologique constant, et le manque de place qui en résulte est d'autant plus accentué que l'avulsion a été plus précoce. Il s'ensuit que la dent de la deuxième dentition qui doit remplacer la dernière molaire de lait, et qui n'apparaîtra que bien plus tard, trouve la place occupée et s'oriente en définitive d'une façon défectueuse.

Le même fait peut d'ailleurs résulter de l'avulsion intempestive de n'importe quelle dent de lait.

L'on conçoit ainsi combien il est important, si l'on veut éviter les irrégularités dentaires, de prolonger autant qu'il est possible l'existence des premières dents.

Tout indique donc en définitive qu'il est absolument nécessaire de veiller avec la plus grande attention sur la bouche d'un enfant, et de traiter les caries des dents temporaires comme celles des dents permanentes.

Est-il possible de le faire ?

Oui, incontestablement. La pusillanimité de vos jeunes patients, leur indocilité sont des obstacles qui peuvent toujours être vaincus, avec un peu d'habileté et de patience.

Les *caries du 2e degré* pourront souvent être obturées en une seule séance, surtout si elles sont brunes et partant, peu sensibles. Vous vous servirez pour le nettoyage d'un excavateur bien tranchant, plutôt que de la fraise montée sur le tour qui effraie toujours les jeunes patients, surtout dans une première séance. Si la carie est blanche et douloureuse au contact de l'instrument, n'insistez pas pour la cureter d'emblée ; vous risqueriez d'y perdre irrémédiablement la confiance de l'enfant. Appliquez *in situ* un coton imbibé de créosote, recouvrez-le de la pâte eugénol-oxyde de zinc, et renvoyez-le à une autre séance, où vous procéderez avec la même douceur. Le plus souvent vous pourrez ainsi dans une seconde séance, mener à bien le nettoyage de la carie et la préparation de la cavité, opérations pour lesquelles il vous sera permis d'ailleurs d'être moins exigeant que s'il s'agissait d'une dent permanente.

Si ces pansements répétés n'amènent aucun résultat, *n'hésitez pas à utiliser l'acide arsénieux* en vous conformant aux indications que nous vous avons déjà données (Voir page 25).

C'est d'ailleurs à cette technique que vous recourrez d'emblée lorsqu'il s'agit d'une *carie pénétrante.*

Nous ne revenons pas sur les précautions très grandes qu'il convient d'employer pour éviter la diffusion de l'acide arsénieux, qui pourrait être dans ce cas particulièrement grave. Nous n'insistons pas davantage sur les soins consécutifs à la dévitalisation d'une dent par l'acide arsénieux car cette thérapeutique délicate doit rester dans les attributions du médecin spécialiste.

Les *matières obturatrices* que nous vous recommandons tout particulièrement, sont, soit le ciment à l'eugénol-oxyde de zinc qui possède l'avantage de durcir dans la salive, soit mieux encore l'amalgame de cuivre, infiniment plus résistant.

Quant *aux dents de lait atteintes de carie du quatrième degré,* il sera possible parfois de les aseptiser, par des applications successives, à l'entrée des canaux, de pansements au tricrésol-trioxyméthylène, que l'on recouvre soit d'un coton imbibé de mixture occlusive, soit de gutta-percha, soit de ciment à l'eugénol. L'on pratiquera l'obturation définitive lorsque l'asepsie paraîtra obtenue. En tout cas, même si ce résultat favorable ne peut être atteint, l'emploi des pansements successifs permettra dans bien des cas de prolonger notablement l'existence de ces dents.

Ainsi donc, dans la majorité des cas, les dents des enfants peuvent et doivent être traitées, et vous en tirerez cette conclusion que les extractions des dents de lait se trouvent très rarement indiquées d'une façon formelle.

Ce n'est guère que dans les cas d'ostéopériostite aiguë ou chronique, simple ou suppurée, que vous serez autorisés à y recourir.

TECHNIQUE DE L'EXTRACTION

Nous n'avons rien à ajouter à ce qui a été dit au chapitre des extractions des dents permanentes. La question de l'anesthésie seule mérite d'être discutée.

Est-il indiqué d'employer l'anesthésie locale par injections intragingivales chez les enfants ? Généralement non, car il est bien rare que l'enfant, à moins qu'il ne soit d'intelligence très précoce, puisse faire le départ entre la sensibilité douloureuse et la sensibilité tactile que laisse persister l'anesthésique, si bien qu'en définitive le bénéfice retiré de ce mode d'anesthésie est tout à fait minime.

L'anesthésie par réfrigération n'est guère plus indiquée ; elle est généralement mal tolérée des jeunes patients, dont l'agitation redouble au premier contact du jet de chlorure d'éthyle, et aux premières bouffées de gaz respiré. D'autre part l'efficacité de la réfrigération est douteuse. Il faudra donc le plus souvent opérer sans anesthésie, et opérer vite de façon à réduire au minimum la douleur opératoire.

Ce n'est que dans des cas tout à fait exceptionnels que vous serez autorisés à recourir à l'anesthésie générale, au chlorure d'éthyle de préférence, qui sera motivée par l'extrême acuité des lésions d'ostéo-périostite, par l'indocilité très grande de l'enfant, ou encore par la multiplicité des dents à enlever.

CHAPITRE XIX

NOTIONS GÉNÉRALES
DE PROTHÈSE DENTAIRE

La prothèse bucco-dentaire se donne pour but de remédier par des dispositifs appropriés, à l'absence ou à l'altération congénitale ou acquise des éléments anatomiques qui entrent dans la constitution de l'appareil buccal. Elle s'adresse aussi bien aux perforations congénitales ou acquises du palais ou du voile qu'aux fractures de la mâchoire, mais à vrai dire ce sont là des applications assez rares de la prothèse bucco-dentaire, tandis qu'au contraire les appareils destinés à remplacer des dents absentes sont couramment utilisés. Fréquemment vous serez appelé à donner votre avis sur ce sujet, et c'est pourquoi nous croyons utile de vous donner les notions élémentaires qui vont suivre. Il ne s'agira bien entendu que de règles générales ; nous éviterons d'entrer dans les détails de la technique, car il reste bien établi dans notre esprit que la prothèse dentaire est une branche si spéciale de la stomatologie, qu'elle doit demeurer strictement dans les attributions du médecin spécialisé.

PROTHÈSE DENTAIRE SIMPLE

Les appareils de prothèse dentaire sont *amovibles, inamovibles* et *amovo-inamovibles.*

1° PROTHÈSE AMOVIBLE

Les appareils de prothèse amovible sont constitués essentiellement par une *plaque-base* sur laquelle sont *fixées les dents artificielles.*

Leur rétention et leur stabilité sont assurées par des moyens variés. S'il reste des dents (appareils partiels) on utilise habituellement *des crochets métalliques* qui devront être larges et plats, toutes les fois que la forme des dents et les exigences de l'esthétique le permettront. S'il ne reste que des racines, l'on choisit celles d'entre elles qui paraissent les plus solides ; on les désinfecte soigneusement et l'on y adapte le

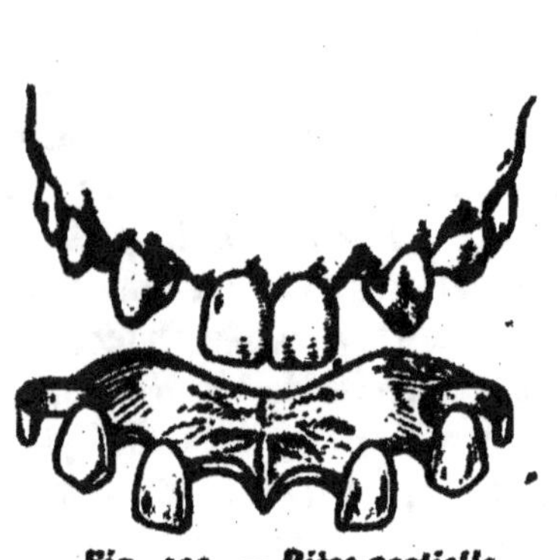

Fig. 122. — *Pièce partielle avec crochets.*

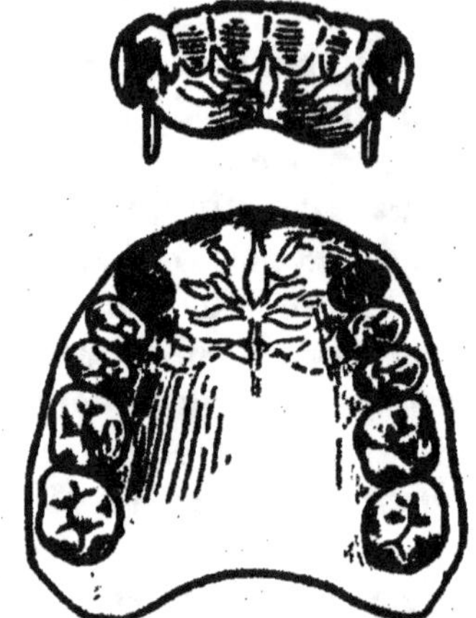

Fig. 123. — *Pièce partielle fixée par des pivots à glissière.*

dispositif dit « *pivot à glissière* ». Celui-ci comporte, d'une part, une coiffe métallique emboîtant l'extrémité radiculaire et un tube qui lui est soudé, et qui s'enfonce dans le canal radiculaire préalablement élargi : coiffe et tube sont mis en place et scellés au ciment ; d'autre part, la plaque est munie d'une tige qui pénètre à frottement dans le tube lorsque l'appareil est appliqué. C'est là un remarquable moyen de rétention (fig. 123).

Quand il ne reste plus aucune dent (appareils complets) la rétention de l'appareil peut être obtenue uniquement par son exacte adaptation à la muqueuse, à condition de donner une plus grande extension à la plaque-base. Toutefois, lorsqu'il s'agira d'appareils de la mâchoire supérieure, il sera indiqué de recourir à l'action adjuvante des dispositifs spéciaux appelés *succions*. Ce sont de petites cavités circulaires ou en forme de cœur, ménagées sur la face palatine de l'appareil.

Le rôle de ce dispositif est facile à comprendre ; si, lorsque l'appareil est mis en place, le patient exerce un mouvement de succion, en portant la langue contre le palais, il fait le vide dans la petite

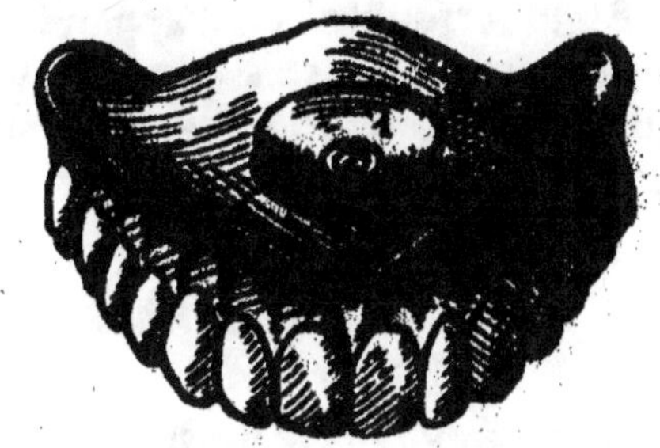

Fig. 124. — *Appareil de la mâchoire supérieure avec succion à rondelle de caoutchouc.*

cavité, et détermine ainsi l'action de la pression atmosphérique, qui applique la plaque plus ou moins fortement sur la muqueuse palatine.

Ce dispositif est parfois complété par l'adjonction d'une petite rondelle de caoutchouc mou, qui agit à la façon d'une ventouse et qui est très efficace ; malheureusement ce dispositif a le grave défaut d'irriter la muqueuse, et de déterminer à la longue des déformations assez importantes de la voûte palatine.

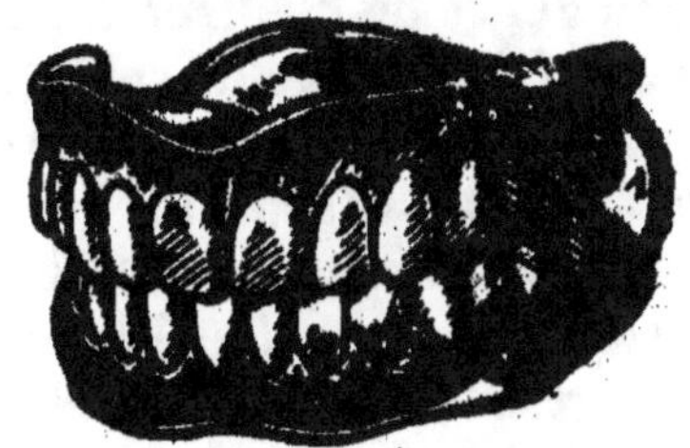

Fig. 125. — *Appareil complet à ressorts. L'appareil de la mâchoire supérieure porte au surplus une succion en forme de cœur.*

C'est donc un moyen de rétention qu'il ne faudra utiliser qu'avec précaution, et seulement lorsque la succion simple se sera montrée incapable d'assurer une rétention suffisante (fig. 124).

L'appareil complet de la mâchoire inférieure tient généralement en place par le seul effet de la pesanteur. On conçoit que dans ces conditions sa stabilité soit accrue dans de notables proportions en augmentant son poids. C'est à ce titre que les appareils métalliques, les appareils en caoutchouc métallisé, ou encore ceux dont la base ou le corps sont en étain coulé seront particulièrement indiqués.

Enfin lorsqu'il s'agit d'appareils complets des deux mâchoires on pourra dans certains cas utiliser *les ressorts flexibles* qui assurent simultanément la stabilité des deux appareils haut et bas (fig. 125).

2° PROTHÈSE INAMOVIBLE

Le prototype de la prothèse inamovible est la *dent à pivot*. Elle se compose d'une couronne artificielle dont la face radiculaire porte une tige métallique (*dent Logan*) ; celle-ci pénètre et est scellée au ciment dentaire dans le canal radiculaire préalablement désinfecté et élargi ; elle assure l'ancrage solide de la couronne artificielle sur la racine (fig. 126). Lorsque l'on désire un meilleur ancrage, on complète ce premier dispositif par une petite coiffe d'or ou de platine, qui vient encapuchonner l'extrémité de la racine (*dent Richmond*) (fig. 127). La dent à pivot constitue une excellente prothèse ; elle répond à toutes les exigences de l'esthétique, elle assure une récupération fonctionnelle absolue, et, dans des conditions normales, résiste presque indéfiniment aux efforts de la mastication. On l'utilise surtout *pour les dix dents antérieures ;* son emploi est conditionné bien entendu par la présence de racines solides, dont il est possible d'assurer la désinfection.

Pour le remplacement d'une molaire dont la racine et une partie de la couronne existent, on recourt plus volontiers à la *couronne d'or* (fig. 128-129-130). Celle-ci possède la forme de la dent à remplacer ; elle est creuse de façon à pouvoir coiffer ce qui reste de la couronne, et ses bords doivent s'appliquer très rigoureusement au collet de la dent, en pénétrant de quelques dixièmes de millimètres sous la sertissure gingivale. La coiffe d'or convient très bien aux dents dont la couronne a été détruite en grande partie par la carie ; elle est très solide et remplace à merveille la couronne déficiente.

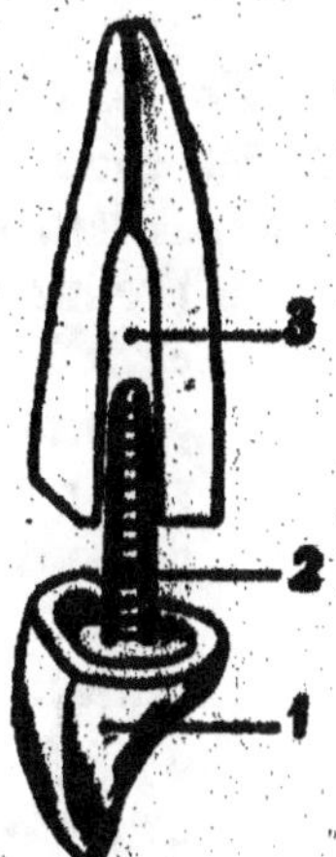

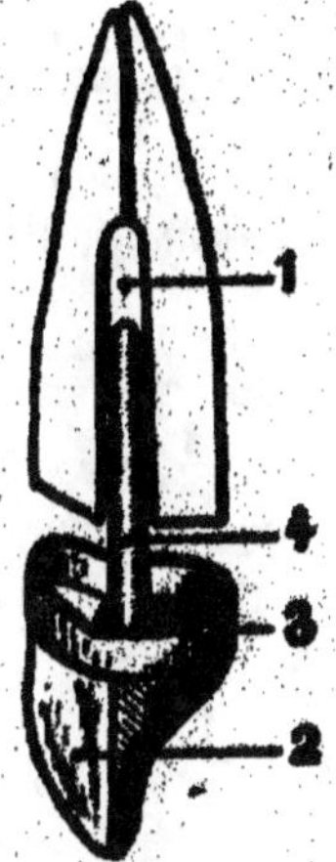

Fig. 126. — Dent
Logan.
1. Couronne artificielle en porcelaine.
2. Tenon en platine.
3. Cavité radiculaire élargie.

Fig. 127. — Dent
Richmond.
1. Cavité radiculaire élargie.
2. Facette de porcelaine.
3. Bague entourant le collet de la racine.
4. Tenon en or.

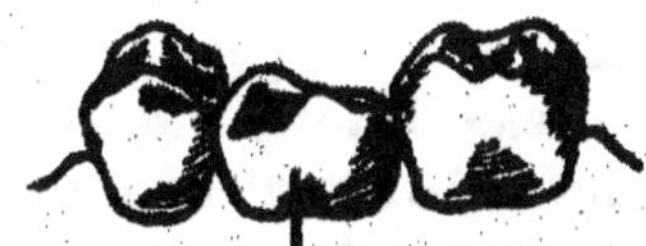
Couronne très altérée par une vaste carie.

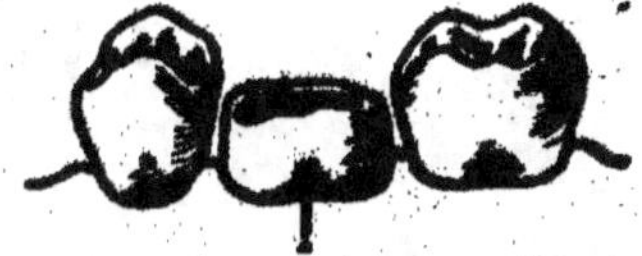
Couronne préparée pour recevoir une coiffe.

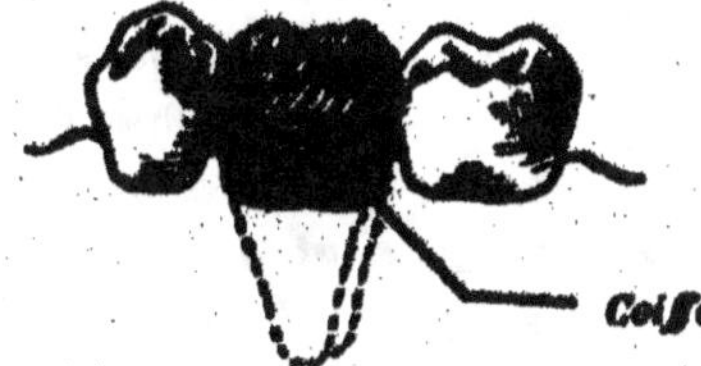
Coiffe reconstituant la couronne.

Fig. 128, 129 et 130. — Indication et mise en place d'une coiffe en or.

Supposons maintenant qu'une dent à pivot placée sur une première prémolaire, et une couronne d'or placée sur une deuxième molaire de l'autre jafonnent les deux extrémités d'une brèche dentaire, ou diastème, causé par l'absence de la

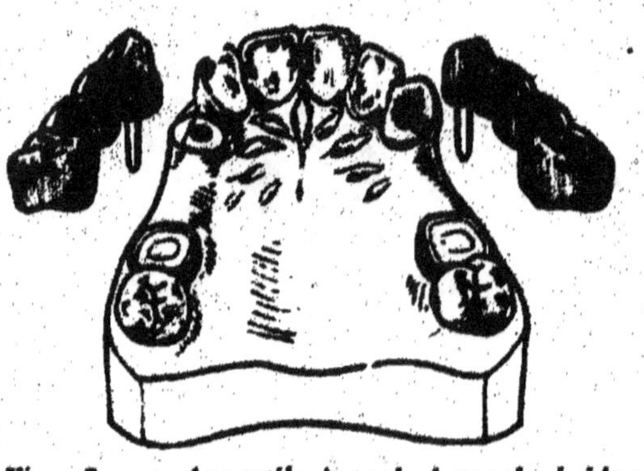

Fig. 131. — *Appareils à pont. A gauche bridge-work, utilisant comme pilier une couronne Richmond et une coiffe en or. A droite bridge-work utilisant comme pilier un bloc d'or-pivot et une coiffe en or.*

première molaire et de la deuxième prémolaire. Pour remplacer ces deux dernières dents, l'on pourra utiliser l'*appareil à pont* (en anglais bridge-work) (fig. 131), la dent à pivot et la couronne seront les culées, les piliers du pont, entre lesquels sera tendu un tablier métallique (or ou platine) qui supportera les dents artificielles de remplacement.

Ce tablier ne devra en aucun point entrer en contact avec la gencive ; au contraire, entre elle et lui devra être ménagé un espace assez grand pour que la brosse à dents puisse y pénétrer. Cet appareil est intimement scellé aux dents, soit à l'aide de gutta-percha, soit au ciment dentaire ; il est aussi peu encombrant que possible, il assure une récupération fonctionnelle absolue et peut en même temps donner un résultat esthétique parfait. Le pont est au surplus un appareil solide et durable ; malgré la surcharge fonctionnelle qu'il impose aux piliers, ceux-ci résistent toujours aux efforts de la mastication s'ils ont été bien choisis, à condition toutefois que la portée ne soit pas trop grande ; les petits bridges, ceux dont les tabliers n'excèdent pas trois dents, seront donc plus particulièrement à conseiller.

Nous avons pris l'exemple d'un bridge muni de deux piliers types : dent à pivot et couronne, mais d'autres modes d'ancrage pourront être utilisés ; deux couronnes seront également d'excellents piliers, on pourra de même remplacer la dent à pivot par un bloc d'or-pivot, comme il est représenté dans la figure 131, etc., etc.

Le bridge étant un appareil inamovible il a fallu prévoir le

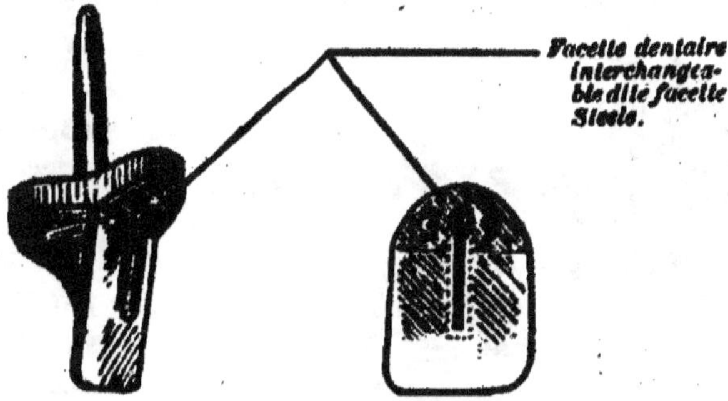

Fig. 133. — Facette Steele.

remplacement *in situ* des dents artificielles qui viendraient à se briser. L'on y parvient aisément en utilisant l'un des deux dispositifs ci-contre. Dans le premier (fig. 132) on utilise la dent artificielle ordinaire à crampons longs. Deux perforations ont été ménagées dans le tablier du pont en regard des crampons de chaque dent, ceux-ci viennent s'y loger et y sont scellés au ciment dentaire. Si une dent vient à se briser, il suffit d'enlever les crampons, d'ajuster une autre dent et de la resceller immédiatement.

Le deuxième dessin (fig. 133) représente l'utilisation d'une dent dite de « Steele » ; facette de porcelaine creusée sur sa face profonde d'une gorge longitudinale, dans laquelle vient coulisser une tige fixée au tablier du pont. Cette facette

« Steele » se place très aisément et se scelle au ciment.

Toutes les qualités que nous venons de reconnaître aux divers appareils inamovibles leur assurent des avantages certains sur la prothèse amovible. Ils seront donc les appareils de choix que vous conseillerez à vos patients, surtout quand il s'agira de combler des brèches dentaires peu étendues.

3° PROTHÈSE AMOVO-INAMOVIBLE : BRIDGES AMOVIBLES

La prothèse amovo-inamovible est à vrai dire assez peu répandue, surtout depuis la possibilité de réparer les bridges *in situ*. Nous la désignons sous ce nom, parce qu'elle utilise concurremment les procédés de la prothèse fixe et ceux de la prothèse amovible. Le principal avantage de cette façon

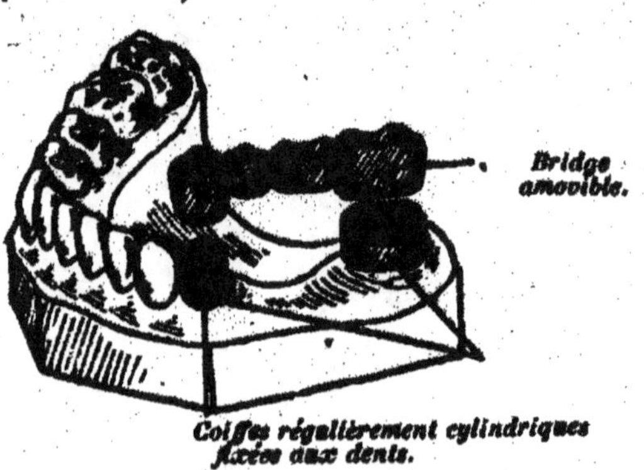

Coiffes régulièrement cylindriques fixées aux dents.

Fig. 134. — Bridge amovible.

de faire est d'obtenir des appareils amovibles qui possèdent le maximum de stabilité et de fixité, avec une base de sustentation réduite au minimum. Il en résulte un encombrement de la cavité buccale moins grand que s'il s'agissait de prothèse amovible simple, et en même temps un rendement fonctionnel meilleur.

L'appareil représenté ci-contre en est le prototype (fig. 134). Deux dents sont absentes à la mâchoire inférieure gauche ; la première molaire et la deuxième prémolaire. La deuxième molaire est profondément cariée et supporterait mal un crochet. Il en est de même de la première prémolaire. Ces deux dernières dents seront donc recouvertes de coiffes cylin-

driques ou légèrement cylindro-coniques scellées au ciment.
Sur ces coiffes viendront se télescoper deux couronnes,
qui constitueront les moyens d'ancrage d'une plaque-base

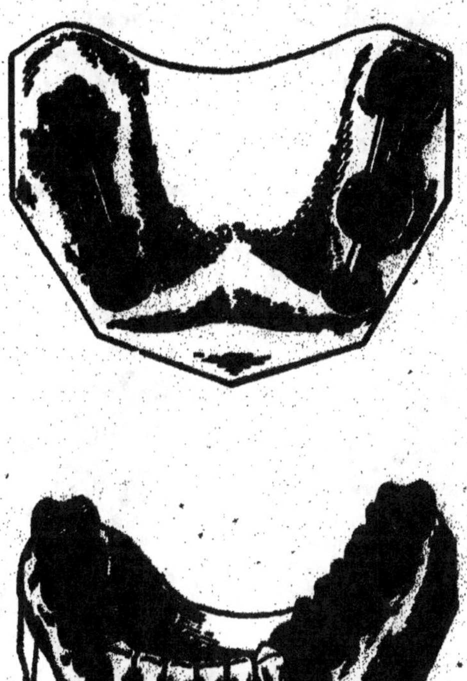

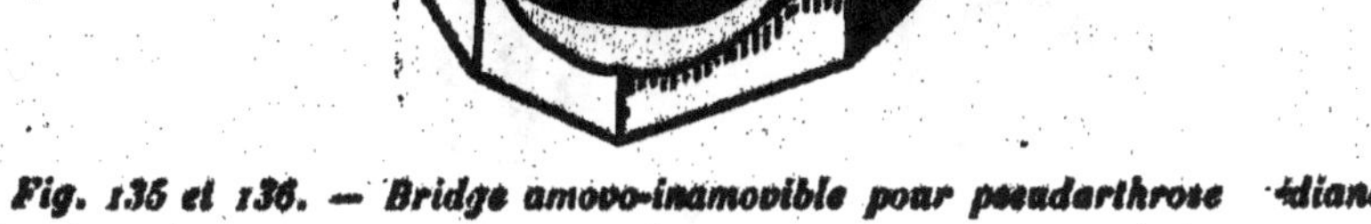

Fig. 135 et 136. — Bridge amovo-inamovible pour pseudarthrose médiane.

très réduite, recouvrant exclusivement le rebord alvéolaire,
et sur laquelle sont fixées les dents artificielles. L'on conçoit
qu'une pièce amovible de ce genre possède une très grande
fixité, et soit très bien tolérée en raison de son volume très
réduit.

Les fig. 135 et 136 représentent un autre appareil de prothèse amovo-inamovible, que nous avons conçu et appliqué dans un cas de pseudarthrose médiane large. Vous y retrouverez les mêmes dispositifs : nombreuses couronnes télescopes procurant d'excellents moyens d'ancrage.

Comme pour les bridges fixes de nombreux moyens d'ancrage peuvent être substitués à la couronne télescope, mais aucun ne la vaut.

Notions générales de technique prothétique

La fabrication d'un appareil de prothèse comporte plusieurs temps.

Il faut d'abord prendre une bonne empreinte des mâchoires.

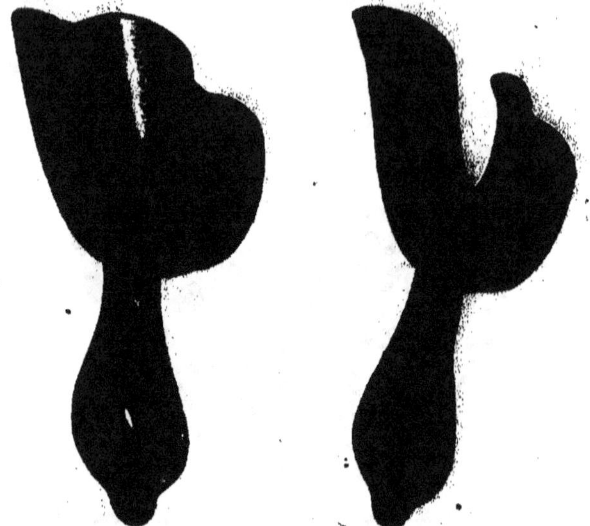

Fig. 137. — Porte-empreintes.

On se sert pour cela soit de substances plastiques diverses, ramollies à la chaleur et désignées sous divers noms par les fabricants : godiva, stents, Crown, etc., soit de préférence de plâtre fin dit : plâtre d'albâtre. Les empreintes en plâtre sont incontestablement les plus sûres : leur technique est peut-être un peu plus délicate que celle des empreintes plastiques, mais elles sont tellement supérieures à ces dernières, qu'elles doivent leur être préférées dans l'immense majorité des cas (fig. 137 et 138).

Dans l'empreinte qui est en somme un négatif de la mâchoire, on coule du plâtre de Paris pour obtenir un modèle définitif. En superposant les deux modèles haut et bas et en s'aidant des points de repère fournis par les rapports interdentaires normaux, le stomatologiste arrive souvent à placer le modèle en position correcte d'engrènement, à condition qu'il reste un certain nombre de dents antagonistes. Il fixe alors cet *articulé*, pour employer le mot consacré, au moyen d'un *articulateur* qui lui permettra de donner aux modèles des mouvements d'ouverture, d'occlusion et même de latéralité, identiques à ceux que possèdent les mâchoires (fig. 139).

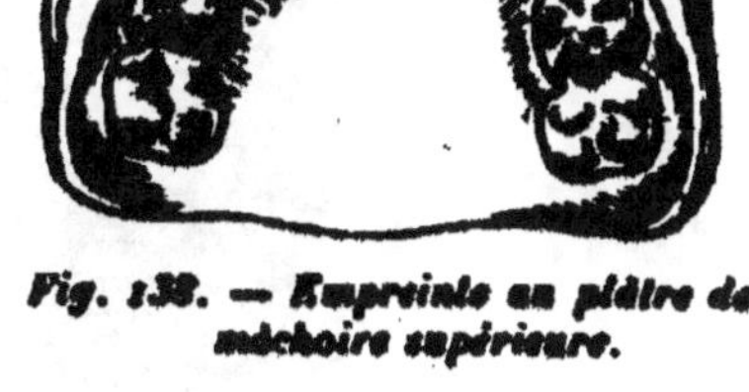

Fig. 138. — *Empreinte en plâtre de la mâchoire supérieure.*

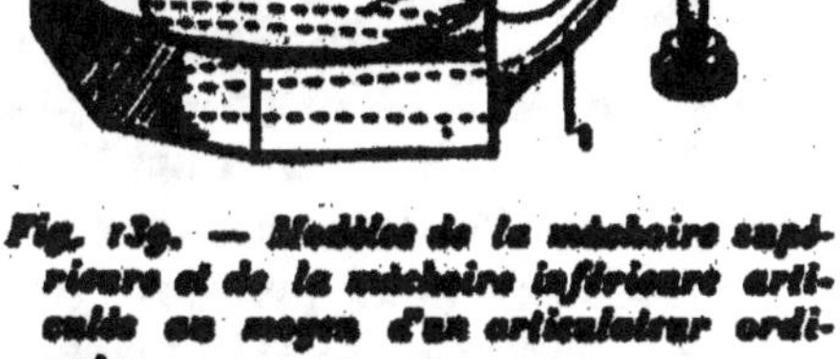

Fig. 139. — *Modèles de la mâchoire supérieure et de la mâchoire inférieure articulés au moyen d'un articulateur ordinaire.*

Quand tout point de repère permettant d'établir l'engrènement a disparu, la mise en articulation des modèles n'est possible que lorsque l'on a procédé à la *prise de l'articulé*. Cette opération consiste à déterminer et à fixer sur le sujet les rapports habituels des arcades dentaires entre elles. Pour y parvenir voici comment on procède. Supposons le cas le plus complexe, celui d'un édenté total. On façonne deux cires d'articulation, une pour la mâchoire supérieure, l'autre pour la mâchoire inférieure. Elles se composent chacune d'une plaque-base, munie, dans la région de la crête alvéolaire, d'un boudin de cire d'une hauteur équivalant à peu près à celle des dents absentes. On

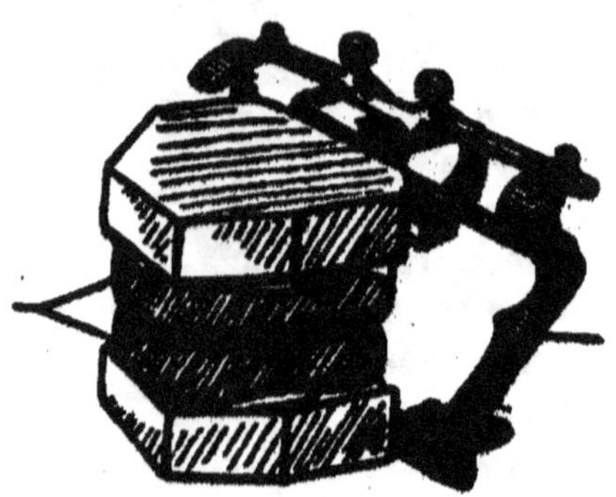

Fig. 140. — *Modèles de mâchoires édentées articulées au moyen d'un articulateur permettant tous les mouvements de l'articulation temporo-maxillaire et appelé pour cette raison articulateur anatomique.*

place les cires dans la bouche, le patient serre la mâchoire ; les boudins de cire s'appliquent l'un sur l'autre dans la position que leur a donnée l'occlusion normale des mâchoires. A l'aide d'un instrument chaud, qui ramollit la cire, on les unit l'un à l'autre. Il ne reste plus qu'à reporter les cires sur les modèles, et à fixer ceux-ci par l'articulateur dans la position que les cires d'articulation leur auront donnée (fig. 140).

Lorsque ces deux premiers temps : *prise d'empreintes* et *prise de l'articulé* ont été correctement exécutés on procède au montage de l'appareil ; les dents artificielles, choisies suivant la taille et la teinte voulues, sont ajustées et fixées sur une plaque-base en cire. On procède alors à un essayage en bouche, et enfin, lorsque l'appareil en cire paraît répondre à tous les désidérata esthétiques et fonctionnels, on procède à son exécution définitive.

Substances utilisées pour la fabrication des appareils de prothèse

Les substances les plus employées dans la fabrication des *appareils de prothèse amovible* sont le caoutchouc vulcanisé et l'or à 18 ou 20 carats.

Si l'on fait abstraction de la modicité de leur prix de revient, le seul avantage des appareils de caoutchouc est leur légèreté ; qualité qui dans certains cas est particulièrement appréciable, par exemple quand il s'agit d'appareils complets de la mâchoire supérieure, ou encore d'appareils de prothèse velo-palatine.

Par contre, leur fragilité relative, leur altération sous l'influence des liquides buccaux, leur épaisseur parfois gênante pour la langue, sont des inconvénients que n'ont pas les appareils en or. Ce sont donc ces derniers que l'on doit conseiller de préférence.

Nous n'entrerons pas dans les détails de la technique de l'or ou du caoutchouc. Disons seulement que l'appareil en caoutchouc est l'exacte reproduction de l'appareil en cire que l'on a essayé en bouche. Pour le fabriquer on investit l'appareil en cire dans du plâtre, et dans des moufles spéciaux ; on chasse la cire à l'eau bouillante et on la remplace par des morceaux de caoutchouc mou ajoutés et tassés un à un. On porte ensuite dans un autoclave appelé vulcanisateur pour la cuisson du caoutchouc. Quant à la fabrication de l'appareil en or elle comprend d'abord l'estampage ou la coulée de la plaque-base, sur laquelle sont fixées ensuite les dents artificielles préalablement ajustées et essayées, soit par la soudure, soit au moyen de caoutchouc.

En ce qui concerne les appareils de *prothèse inamovible* ou *amovo-inamovible*, l'or seul doit être employé ; il est même nécessaire de n'utiliser pour des appareils de ce genre que de l'or à un titre élevé ; à 20 carats au minimum, et cela pour des raisons d'ajustage et d'esthétique sur lesquelles il ne nous appartient pas d'insister ici.

Soins à donner aux appareils

Les appareils de prothèse *amovibles* doivent être nettoyés fréquemment, autant que possible après chaque repas, ou tout au moins matin et soir. Il importe en effet de les débarrasser des débris alimentaires et des amas glutineux qui finissent par s'y accoler, surtout quand il s'agit d'appareils en caoutchouc vulcanisé déjà usagés et dont le poli commence à disparaître. On les brossera au savon, et l'on veillera surtout à l'extrême propreté des parties de l'appareil qui entrent en contact avec les dents.

Certains appareils, assez volumineux pour que leur déglutition pendant le sommeil ne soit pas à craindre, pourront être conservés la nuit, à condition toutefois qu'ils aient été au préalable convenablement brossés. Les appareils petits et moyens seront enlevés au contraire, ceux surtout dont la stabilité est douteuse. Les observations d'appareils déglutis et fixés dans l'œsophage par leurs crochets ne sont malheureusement pas exceptionnelles, et vous n'ignorez pas que les interventions qui ont pour but d'extraire les corps étrangers œsophagiens sont toujours graves, bien que l'œsophagoscopie les ait rendues plus simples.

Les appareils *inamovibles* devront être entretenus avec un soin tout particulier. On utilisera avec profit les brosses à dents spéciales, les soies, les cure-dents, de façon à éviter que les débris alimentaires mélangés au mucus ne forment entre le tablier du pont et la gencive des amas putrides.

CHAPITRE XX

TRAITEMENT D'URGENCE DES FRACTURES DES MACHOIRES

Le rôle du praticien dans les fractures des mâchoires doit être :

1° de *s'opposer aux déviations* secondaires des fragments dues aux actions musculaires ;

2° d'*atténuer les phénomènes douloureux* qui s'exagèrent par la mobilisation du foyer de fracture.

L'immobilisation précoce de l'os fracturé répond à cette double indication thérapeutique ; le praticien devra donc s'efforcer de la réaliser, et il y parviendra aisément en utilisant les techniques très simples que nous allons décrire.

1° *FRACTURES PARTIELLES*

Les fractures partielles ou plus exactement les fractures de la portion alvéolaire du maxillaire, occupent le plus souvent la région antérieure des mâchoires ; elles mobilisent en bloc un nombre de dents plus ou moins considérable.

Vous pourrez obtenir rapidement une excellente immobilisation en utilisant l'appareil connu en orthodontie sous le nom d'*arc d'Angle* (fig. 141 et 142).

Ce dispositif se compose : 1° d'un élément essentiel ; Arc métallique en maillechort ; cet arc, fileté à ses extrémités est muni d'écrous se vissant sur le filetage ; 2° de deux bagues à vis, pouvant se fixer par le serrage des vis sur n'importe quelle prémolaire ou molaire. Sur la face restibulaire de chaque bague est soudé un tube métallique où viennent coulisser les extrémités de l'arc.

Vous possédez dans votre arsenal thérapeutique deux ou trois de ces appareils de dimensions différentes; vous les trouvez dans les maisons de fournitures dentaires.

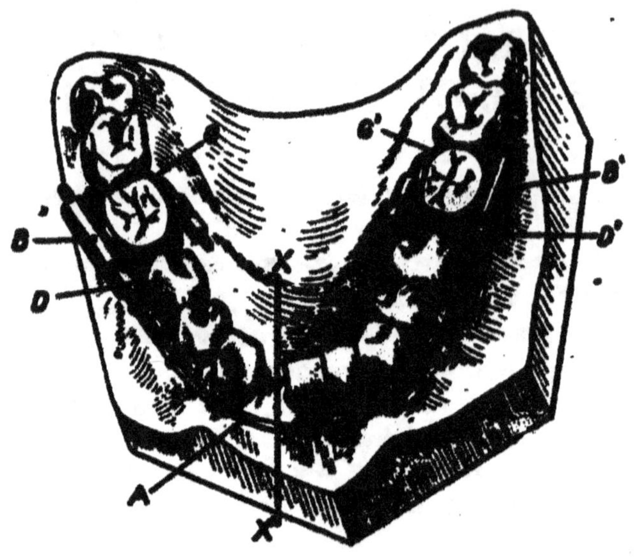

Fig. 141. — Appareil d'Angle appliqué pour une fracture complète de la mâchoire inférieure. Le dispositif est le même pour une fracture partielle de l'une ou l'autre mâchoire. Trait de fracture suivant la ligne XX'. L'appareil consiste essentiellement en un arc métallique en maillechort A ; coulissant dans deux tubes BB' supportés par deux bagues à vis GG'. Les extrémités de l'arc sont munies d'un filetage sur lequel vient se visser un écrou DD', au contact de l'extrémité antérieure du tube.

En présence d'une fracture partielle vous commencez par donner à l'arc la forme parabolique de l'arcade que vous avez à immobiliser. Vous y parvenez facilement en le pliant avec les doigts.

Vous essayez les bagues sur les molaires auxquelles vous les destinez. Vous les chargez ensuite de l'arc préalablement ajusté comme nous l'avons dit et vous mettez le tout en place ;

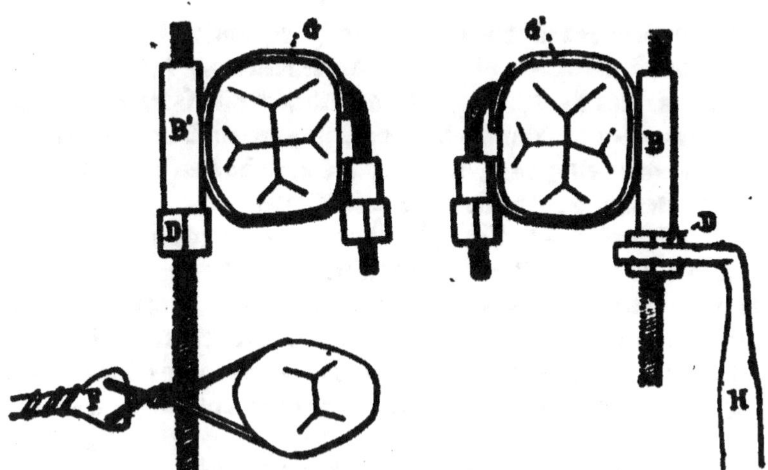

Fig. 142. — Détails des extrémités de l'arc d'Angle.
Les bagues à vis GG'.
Les écrous DD'.
Les tubes BB'.
A gauche : en F, moyen d'appliquer les ligatures en fil de laiton.
A droite : serrage de l'écrou au moyen de la petite clef spéciale H.

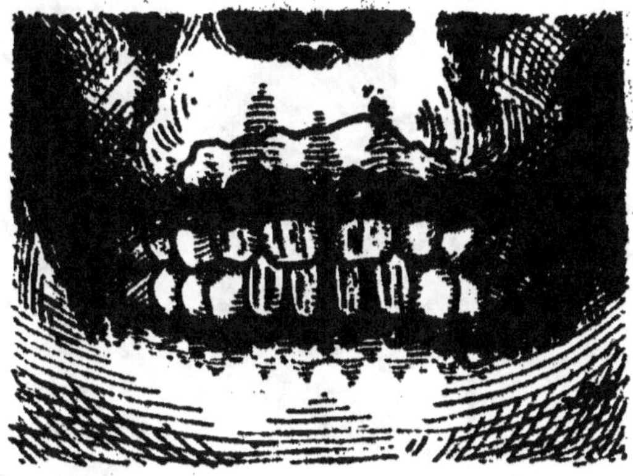

Fig. 143. — Ligatures interdentaires en fil de laiton. La fracture intéresse le massif alvéolaire correspondant aux incisives et canines ; les ligatures doivent donc s'étendre de chaque côté jusqu'à la 2ᵉ prémolaire inclusivement.

les bagues sont alors vissées sur les molaires de façon à leur donner une fixité absolue. L'arc passe au-devant de la face vestibulaire des dents qui toutes, y compris celles qui sont implantées dans les alvéoles non fracturées, lui sont attachées par des ligatures en fil de laiton. Pour faire ces ligatures passez les fils dans les espaces interdentaires très près de la sertissure gingivale, et venez les attacher en tordant leurs extrémités au-devant de l'arc métallique.

A défaut d'arc d'Angle vous pourrez toujours assurer une bonne immobilisation en utilisant *les ligatures interdentaires.* Deux ou trois fils enchevêtrés sont passés dans les espaces interdentaires du massif alvéolaire fracturé ; ils viennent ensuite s'attacher solidement en s'enroulant de la même façon sur deux ou trois dents, de chaque côté de la fracture.

2° FRACTURES COMPLÈTES
DE LA MACHOIRE INFÉRIEURE

Quelle que soit la forme et le siège de la fracture, *le moyen le plus parfait pour obtenir temporairement l'immobilisation de la mandibule consiste à la rendre solidaire de l'attelle naturelle que constitue pour elle la mâchoire supérieure* (fig. 144). De place en place passez dans les espaces inter-dentaires de la mâchoire supérieure des fils de laiton, et venez les nouer par torsion au-devant de chaque dent, en prenant bien

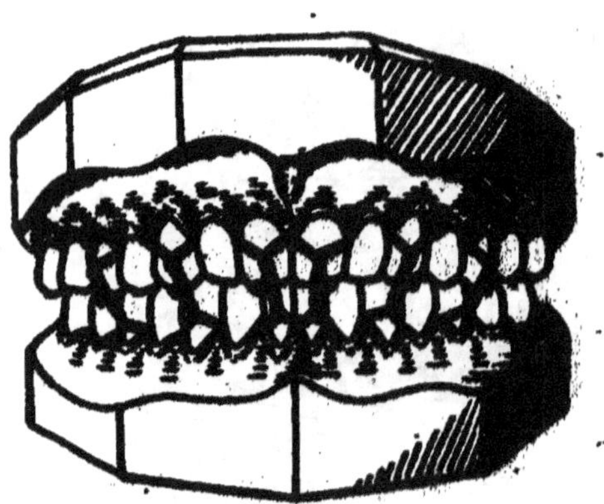

Fig. 144. — *Dispositif permettant de réaliser extemporanément l'immobilisation en occlusion,*

soin que le collet de chaque dent soit bien enserré par la ligature, de façon à ce que celle-ci ne puisse glisser. Procédez de même pour les dents antagonistes de la mâchoire inférieure ; puis, les mâchoires ayant été ramenées dans l'occlusion, réunissez les extrémités des ligatures supérieures et inférieures en les nouant par torsion.

Ne croyez pas que cette attitude « bouche fermée » *soit intolérable pour vos patients*; nous avons observé en effet des fractures traitées jusqu'à consolidation par cette technique : l'occlusion des mâchoires se trouvait ainsi maintenue pendant des mois, et il n'en résultait aucun inconvénient sérieux. Il est vrai que *des soins de propreté sont ici indispensables*. Vous prescrirez les grands lavages au bock avec les solutions antiseptiques suivantes : nitrate d'argent au 1/20.000, permanganate au 1/2.000 ou formol à 1/1.000. Vous exigerez de vos patients qu'ils se brossent fréquemment au savon les dents et les gencives, surtout après l'ingestion d'aliments. Ceux-ci devront être liquides ou semi-liquides : lait, potages, purées, œufs, crèmes, etc. Ils pénétreront sans difficulté dans la cavité buccale, soit par une brèche dentaire qui existe presque toujours, soit à son défaut en passant en arrière des dernières molaires.

Souvent vous pourrez utiliser avec profit l'arc d'Angle, dont nous avons décrit la technique dans le paragraphe précédent, mais uniquement quand il s'agit de fractures symphysaires ou latérales.

Ces dispositifs d'immobilisation doivent être considérés strictement comme appareils d'urgence. Ils calmeront les douleurs du blessé, et faciliteront particulièrement la tâche du spécialiste, dont l'intervention sera réclamée aussitôt que possible.

3° FRACTURES COMPLÈTES DE LA MÂCHOIRE SUPÉRIEURE

Ces fractures sont infiniment plus rares que celles de la mâchoire inférieure. Elles se présentent sous des modalités très variées. Le détachement en bloc du massif alvéolaire en est une forme très rare. Dans la fracture d'Alphonse Guérin qui est plus fréquente, le trait de fracture passe transversalement juste au-dessous des os malaires, libérant ainsi la voûte palatine et le massif alvéolaire ; enfin dans les différentes formes de disjonction crâniofaciale, le massif facial se sépare en totalité ou en partie de la boîte crânienne.

Mais quelle que soit la variété que vous aurez à traiter vous rencontrerez toujours la même indication thérapeutique : remettre en place, puis immobiliser les fragments osseux.

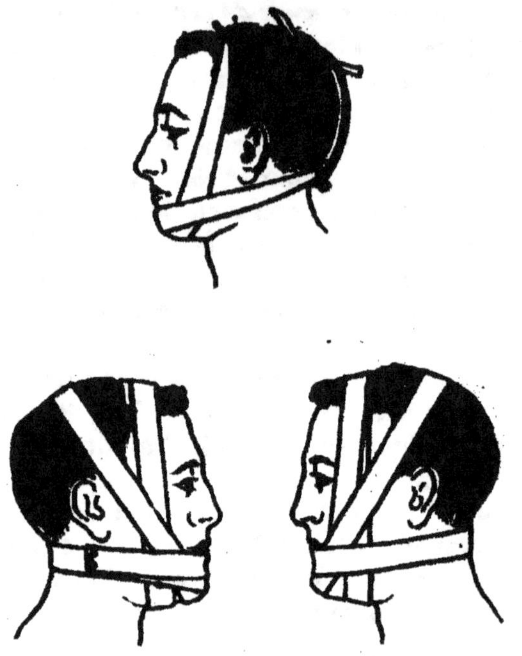

Fig. 145. — *Fronde et chevestre*
(*d'après Ombrédanne, loc. cit.*).

Vous aurez la certitude de les avoir replacés en bonne position *lorsque l'engrènement normal des dents antagonistes des deux mâchoires se trouvera rétabli.* Vous assurerez d'autre part une immobilisation très satisfaisante en appliquant avec soin les bandages connus sous le nom de *fronde* et de *chevestre*, et pour lesquels vous utilisez les bandes élastiques ou mieux les bandes de crépon. Ici encore c'est le maxillaire sain qui sert d'attelle à son antagoniste fracturé.

Comme nous l'avons déjà dit à propos des fractures de la mâchoire inférieure l'immobilisation en occlusion nécessite une alimentation liquide ou semi-liquide, et elle exige des soins d'hygiène buccale très minutieux. D'autre part, les bandages, fronde ou chevestre, seront surveillés avec soin et replacés aussi souvent qu'il le faudra, leur déplacement ou leur relâchement pouvant amener des vices d'engrènement interdentaire, qui seraient plus tard difficiles à corriger.

Dans les cas graves où le trait de fracture horizontal se complique d'un trait de fracture médian et sagittal, séparant les maxillaires supérieurs droit et gauche, vous devez commencer par rendre solidaires les deux maxillaires au moyen des ligatures enchevêtrées que nous avons recommandées pour l'immobilisation des fractures alvéolaires ; ce n'est qu'ensuite que vous appliquerez la fronde comme nous venons de le dire.

CHAPITRE XXI

NOTIONS DE PROTHÈSE RESTAURATRICE

Depuis Cl. Martin on est convenu de désigner sous le nom de prothèse restauratrice ou encore prothèse chirurgicale tout dispositif dont le but est de remplacer, soit un os disparu partiellement ou en totalité (prothèse des maxillaires, prothèse crânienne), soit une portion plus ou moins importante d'organes mous : langue, nez, lèvres, voile du palais, etc.

Ces restaurations prothétiques sont évidemment du ressort des stomatologistes, qui doivent en posséder la technique au même degré que celle des simples appareils dentaires. Pour vous, il vous suffira de connaître les indications, puis les règles générales qui régissent l'application de ces prothèses variées, et enfin les services qu'elles peuvent rendre, afin que vous puissiez, au besoin, donner à vos malades des conseils éclairés sur ce sujet.

A. — PROTHÈSE DES MAXILLAIRES

Certaines ostéopériostites graves, les résections pour néoplasmes, les traumatismes importants et notamment des fractures par coup de feu, déterminent des pertes de substance osseuse qu'il importe de combler, non seulement dans le but de s'opposer aux déformations faciales, mais aussi en vue de rétablir la fonction. C'est le but que poursuit la prothèse restauratrice des maxillaires, dont Claude Martin fut le propagateur et même peut-on dire le créateur. La technique qu'il préconisait comprenait deux temps ; le premier consistait dans l'application d'un appareil de prothèse immé-

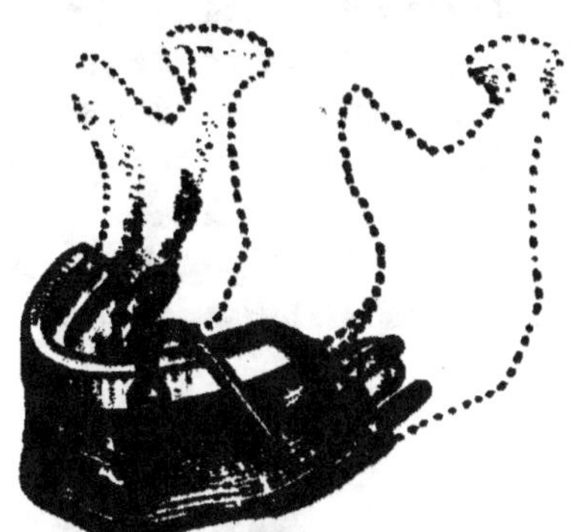

Fig. 146. — Maxillaire inférieur. Appareil de prothèse immédiate (d'après Cl. Martin).

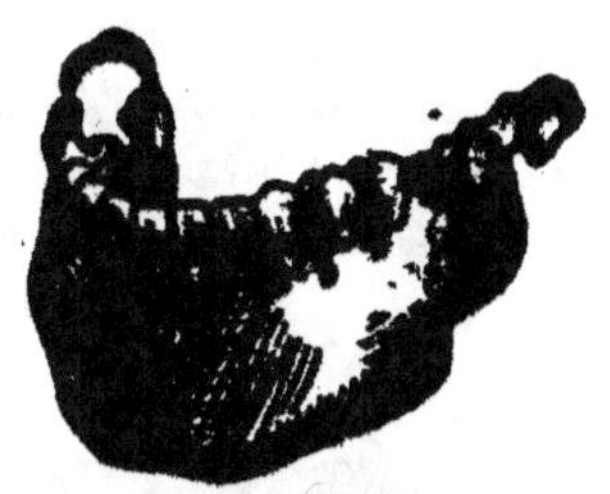

Fig. 147. — Maxillaire inférieur. Appareil de prothèse restauratrice définitif (d'après Cl. Martin).

diate, remplacé dans le second par un appareil de prothèse définitive.

L'application de la *pièce de prothèse primitive* suivait immédiatement la création de la brèche osseuse. Elle possédait à peu près la forme de la portion osseuse déficiente. Elle était fermement ancrée aux fragments osseux restants par différents

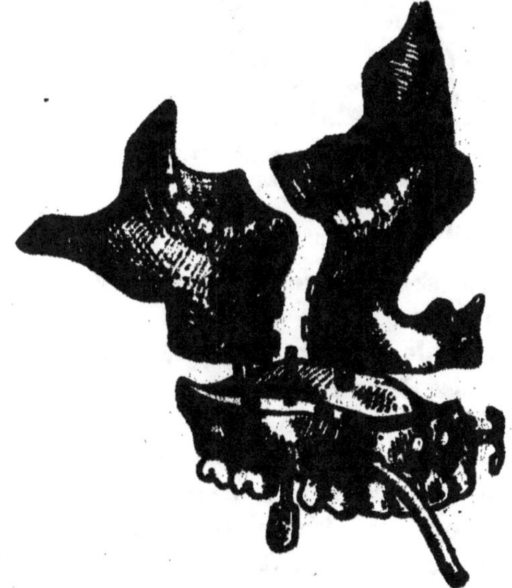

Fig. 148. — Maxillaire supérieur. Appareil de prothèse immédiate (d'après Cl. Martin).

moyens : vis, attelles, pointes fixées dans les fragments osseux et crochets attachés aux dents, etc. Son but était de s'opposer à la rétraction cicatricielle et aux déformations faciales consécutives, et, secondairement, de concourir au rétablissement de la fonction. Elle était donc maintenue au milieu des tissus cruentés jusqu'à ce que ceux-ci se soient complètement épidermisés. Elle ménageait ainsi une sorte de loge correspondant approximativement à la brèche osseuse et destinée à recevoir *l'appareil de prothèse définitive.*

Ce dernier portait des dents artificielles, et possédait les dispositifs habituels de rétention et de stabilisation de la

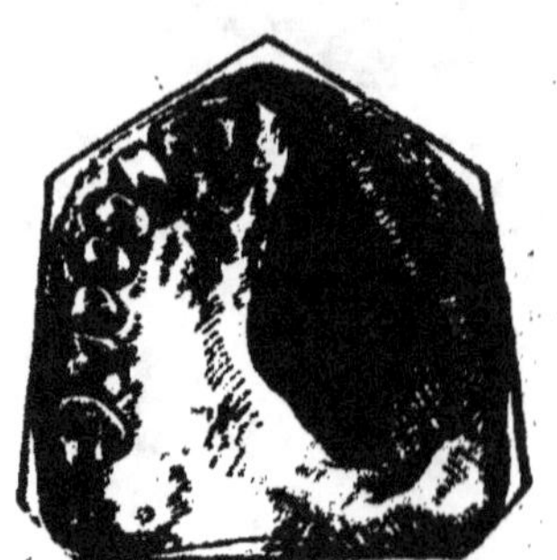

Fig. 149. — *Mâchoire supérieure après résection du maxillaire supérieur gauche (d'après Cl. Martin).*

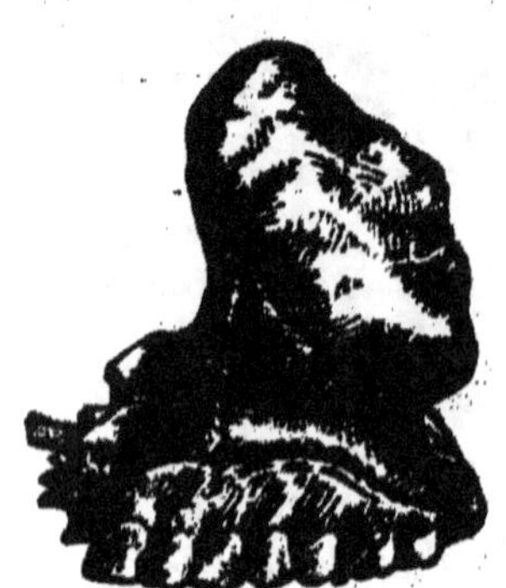

Fig. 150. — *Mâchoire supérieure. Appareil de prothèse restauratrice définitif (d'après Cl. Martin).*

prothèse courante : appareils lourds, crochets, ressorts, succions, etc.

Claude Martin appliquait sa méthode à toute brèche osseuse des maxillaires quelle qu'en soit la cause, suivant une technique toujours semblable ; et les observations nombreuses qu'il rapporte dans son magistral ouvrage sur la prothèse restauratrice, si elles sont toutes identiques quant à l'intervention prothétique, sont au contraire des plus disparates quant à la nature des affections qu'elles mentionnent : néoplasmes malins ou bénins, éliminations de séquestres, fractures comminutives.

L'application uniforme de cette méthode à des cas aussi dissemblables nous semble aujourd'hui une erreur, bien explicable d'ailleurs, et qui n'enlève rien au grand mérite de Martin. En effet, nous connaissons mieux à présent les affections néoplasiques auxquelles s'adressait la prothèse de Cl. Martin ; nous savons qu'il est possible d'établir une distinction biopsique entre les tumeurs malignes des mâchoires et celles dont la récidive n'est pas à craindre, et de cette notion découlent nécessairement des conclusions thérapeutiques nouvelles. Nous savons aussi que le périoste et la moelle osseuse, même s'ils ont été gravement atteints par l'infection, peuvent, après l'ablation d'un séquestre, secréter un os nouveau. Enfin la chirurgie de guerre avec les nombreuses mutilations des mâchoires qu'elle nous mit sous les yeux fut pour nous un merveilleux champ d'observation, et maintes fois nous avons vu de larges brèches osseuses par coup de feu se combler spontanément grâce à la vitalité des organes ostéogènes.

Il résulte pour nous de ces notions nouvelles, que le rôle de la prothèse restauratrice des maxillaires est plus complexe que ne le concevait Cl. Martin, et nous pensons qu'il y a lieu de préciser, dès à présent, les indications et les règles de la prothèse chirurgicale, successivement dans les *résections des mâchoires pour néoplasmes, dans la nécrose des mâchoires et enfin dans les fractures comminutives* avec perte de substance plus ou moins importante.

I. — INTERVENTIONS PROTHÉTIQUES DANS LES RÉSECTIONS POUR NÉOPLASMES

MACHOIRE INFÉRIEURE

Comme nous l'avons vu dans un chapitre précédent, la notion qui domine les interventions chirurgicales pour néoplasmes est celle de leur bénignité ou de leur malignité.

Les tumeurs bénignes (et nous avons vu plus haut ce qu'il fallait entendre sous ce nom) sont justiciables de l'énucléation simple. Dans ce cas le levier mandibulaire est respecté, la continuité de l'os persiste, et il n'y a à craindre ni déformation faciale, ni vices d'engrènement des arcades dentaires. Il n'y a donc pas lieu de procéder à l'application d'une prothèse immédiate. On laisse la cavité créée par l'intervention se cicatriser, et l'on établit ensuite s'il en est besoin une prothèse définitive, en suivant la même technique que pour une prothèse dentaire simple.

Au contraire *les tumeurs malignes* (épithéliomes, sarcomes) doivent être l'objet d'une exérèse très large ; la résection mandibulaire doit dépasser de beaucoup les limites de la tumeur ; elle aboutit donc à des déformations faciales importantes, et des cas de ce genre devraient, semble-t-il, bénéficier tout particulièrement d'une prothèse restauratrice. C'était la conception de Cl. Martin, et il rapporte plusieurs observations où les résultats de sa méthode lui parurent satisfaisants. Nous devons cependant remarquer que la plupart des malades atteints de tumeurs malignes, auxquels il fit l'application d'une prothèse immédiate, ne survécurent pas longtemps à l'intervention, et furent emportés, soit par une maladie intercurrente, soit le plus souvent par la récidive. D'autres ne purent tolérer la prothèse. Il faut tenir compte au surplus que la mise en place de cette prothèse complique et prolonge notablement l'intervention. Enfin, sa présence dans la cavité buccale n'est pas sans créer des anfractuosités qui, malgré tous les artifices imaginés par Martin, se nettoient mal, augmentent ainsi l'infection du milieu buccal, et, de ce fait, exposent le malade aux complications broncho-pulmonaires ou gastro-intestinales, particulièrement à craindre après des interventions aussi graves.

Pour toutes ces raisons, ***nous ne conseillons pas dans des cas de ce genre la prothèse à la Martin*** ; nous préférons lutter contre la déviation des fragments osseux, soit au moyen des dispositifs de force intermaxillaire que nous avons utilisés plusieurs fois avec succès, et qui conviennent surtout aux résections latérales portant sur les branches horizontales et verticales ; soit encore, quand il s'agit d'une résection médiane, laissant intacts deux fragments latéraux, en utilisant une attelle fixée aux dents supportées par ces fragments, et tendue comme un pont au-dessus de la brèche osseuse.

Ces dispositifs très simples auront l'avantage d'être bien tolérés, ils sont d'une application très rapide, et s'opposent d'une façon parfaite à la principale cause des déformations faciales secondaires : la déviation des fragments. Quant à l'affaissement facial qui corresp ad à la région du fragment mandibulaire supprimé, il s a toujours possible d'y remédier plus tard, soit par un appareil de prothèse, soit par une opération plastique, si le patient l'exige et lorsque tout danger de récidive sera écarté.

Restent enfin *les sarcomes à myéloplaxes*. Ces tumeurs sont douées d'une malignité relative et présentent peu de tendance à la récidive, à condition toutefois que leur exérèse soit totale, si bien que l'on peut en obtenir la guérison définitive par des résections partielles, limitées à la portion osseuse envahie. Ombrédanne conseille même, dans le but de maintenir la continuité du levier osseux, de ménager au cours de la résection le bord inférieur de l'os. Nous croyons qu'il serait utile si l'on recourt à cette simple technique d'installer un appareil prothétique fixé de chaque côté de la brèche osseuse par des moyens appropriés, qui servirait de tuteur à la lamelle osseuse, et s'opposerait à une fracture spontanée toujours à craindre dans de telles conditions.

Cette résection économique constitue certes un réel progrès ; on peut lui reprocher cependant d'être d'une technique assez délicate, et de mettre insuffisamment à l'abri d'une récidive.

La résection sous-périostée de tout le massif osseux envahi échappe au contraire à ces objections, et elle nous paraît au surplus devoir atteindre un résultat identique, à savoir la reconstitution du levier osseux, à condition toutefois d'être complétée par *l'immobilisation rigoureuse des fragments*.

Nous basons cette opinion sur les nombreux cas de consolidation parfaite, par simple immobilisation des fragments, de fractures mandibulaires avec larges pertes de substance, radiographiquement contrôlées. De tels faits ne montrent-ils pas jusqu'à quel point l'on peut compter sur la vitalité du périoste et de la moelle osseuse. Pourquoi ne joueraient-ils pas ici leur rôle néoformateur, d'autant plus qu'il s'agit le plus souvent de sujets jeunes, dont les cellules ostéogénétiques sont en pleine activité.

Nous considérons donc que l'opération de choix, dans les sarcomes à myéloplaxes, *doit être la résection partielle sous-périostée, suivie de l'application d'un appareil qui immobilise les fragments mandibulaires et favorise ainsi la régénération osseuse.* Au besoin même si la brèche est trop volumineuse on pourra, dans le but de faciliter la consolidation, essayer de rapprocher les fragments, ainsi que nous l'avons conseillé dans le traitement des fractures mandibulaires avec perte de substance. Nous avons démontré en effet, que le raccourcissement de la branche horizontale résultant de cette technique est facilement compensé, et n'est nullement un obstacle irrémédiable à la fonction.

Cette méthode pourra être appliquée toutes les fois que le diastème créé par la résection ne dépassera pas 3 à 4 centimètres. Lorsqu'il s'agit de perte de substance plus étendue il n'y a aucune chance de consolidation osseuse, et l'on doit s'opposer à la déviation des fragments restants au moyen des appareils que nous avons conseillés à propos des tumeurs malignes.

Les principes que nous venons d'exposer sont, il faut en convenir, tout différents de ceux que préconisait Cl. Martin dans des cas de ce genre. Ce dernier n'escomptait nullement une réparation osseuse. Il considérait la perte de substance comme définitive, et sa prothèse s'opposait même à tout travail d'édification osseuse. Au contraire notre technique vise la reconstitution anatomique de l'arc mandibulaire, elle favorise l'action des cellules ostéogénétiques, et nous croyons que les résultats doivent en être féconds.

En tout cas, si, malgré nos prévisions, la consolidation ne se réalise pas, les conditions ne seront pas plus défavorables que celles qu'aurait créées la technique de Cl. Martin. Au contraire, au lieu de la brèche large, de la pseudarthrose lâche, qu'aurait déterminée la prothèse immédiate, nous aurons vraisemblablement à traiter une pseudarthrose plus serrée, qui se prêtera mieux soit à l'application de la prothèse définitive, soit à la greffe ostéopériostique (Delagénière).

MACHOIRE SUPÉRIEURE

Ce que nous savons de la vitalité périostique du maxillaire supérieur ne nous permet pas de compter sur le comblement anatomique de la brèche osseuse créée par l'exérèse d'une tumeur ; nous sommes donc obligés de recourir à la prothèse restauratrice proprement dite.

Ici encore nous établirons quelques distinctions.

Lorsqu'il s'agit d'une *brèche osseuse de faible étendue*, ne risquant pas d'entraîner de déformation faciale, comme cela existe par exemple à la suite du curettage de cavités kystiques, ou de l'énucléation d'une tumeur bénigne petite, nous préférons attendre la cicatrisation spontanée des lésions, pour établir la prothèse définitive.

S'il s'agit au contraire d'*une large perte de substance* consécutive à la résection partielle ou totale de la mâchoire supérieure, nous conseillons l'emploi d'une prothèse immédiate, suivant la méthode de Martin, et nous la faisons suivre de l'application d'une prothèse définitive, lorsque l'épidermisation des tissus est complète.

Nous ne conseillons toutefois cette technique que s'il s'agit d'une résection de la mâchoire, pour tumeur bénigne ou sarcome à myéloplaxes : en un mot pour une tumeur non récidivante.

Au contraire les résections pour tumeurs malignes ne nous paraissent pas motiver la prothèse immédiate. Déjà, à propos des néoplasmes malins de la mâchoire inférieure nous avons indiqué les motifs de notre abstention.

II. — PROTHÈSE RESTAURATRICE DANS LES NÉCROSES DES MACHOIRES

MACHOIRE INFÉRIEURE

La principale préoccupation du prothésiste doit être, ici encore, de tirer parti de la vitalité périostique, en vue de l'édification d'un os nouveau.

Trois cas peuvent se présenter.

Ou bien s'il s'agit d'une *nécrose n'intéressant pas la mandibule dans toute son épaisseur*, et dont l'élimination ne doit pas entraîner une solution de continuité de l'os.

L'indication est alors d'attendre la cicatrisation des lésions avant d'appliquer la prothèse définitive. Si, par suite de la diminution de volume de l'os, on craint une fracture spontanée, il sera indiqué d'appliquer un appareil tuteur, fixé aux berges de la brèche osseuse, par des moyens appropriés.

S'il s'agit d'un séquestre intéressant tout un segment mandibulaire, il y a lieu d'immobiliser les fragments restants, aussi strictement qu'il sera possible, on pourra même tirer grand profit de leur rapprochement. La vitalité du périoste pourra dans ces conditions rétablir la continuité osseuse. On utilise ici des appareils d'immobilisation et d'attraction des fragments, analogues à ceux dont nous nous servons pour immobiliser les fractures de la mandibule.

Enfin lorsqu'il s'agit d'une *nécrose totale ou subtotale* il nous paraît logique de suivre intégralement la technique de Claude Martin : application *in situ*, dès l'ablation du séquestre, d'une mandibule de caoutchouc vulcanisé entière ou presque entière, qui guide l'édification de l'os nouveau, et qui est remplacée plus tard par une prothèse définitive. Claude Martin rapporte d'ailleurs une très belle observation d'une nécrose subtotale, où il assista à la néoformation d'une base osseuse de forme régulière, grâce à l'application d'une prothèse immédiate. Il put appliquer sur cet os un appareil définitif, et il put rétablir ainsi, presque parfaitement, la forme et la fonction.

MACHOIRE SUPÉRIEURE

Pour les raisons que nous venons de donner dans le paragraphe précédent (faible vitalité du périoste), il y aura lieu en général d'attendre la cicatrisation des lésions, avant d'appliquer la prothèse restauratrice définitive. Cependant, si l'ablation d'un séquestre volumineux doit avoir pour conséquence une déformation faciale très accusée, et si cette déformation risque de devenir définitive, par suite de la cicatrisation, il sera indiqué d'utiliser une prothèse immédiate ayant la forme du séquestre éliminé.

III. — PROTHÈSE RESTAURATRICE DANS LES FRACTURES COMMINUTIVES

Bien que Martin ait préconisé sa méthode dans les fractures comminutives de la mâchoire ; bien qu'après lui certains auteurs (Martinier et Lemerle) l'aient également recommandée, nous ne pensons pas qu'elle ait jamais été appliquée, tout au moins à la mâchoire inférieure. Nous avons eu sous les yeux, au cours de la guerre, un grand nombre de fractures comminutives des mâchoires, elles ont été traitées le plus souvent par l'immobilisation simple, c'est-à-dire qu'on les a considérées comme des fractures sans perte de substance, et l'expérience a prouvé que cette technique était excellente, grâce à la vitalité des éléments ostéogénétiques.

Les fractures comminutives de la mâchoire supérieure doivent être immobilisées comme nous l'avons dit approximativement dans un chapitre précédent. Les brèches osseuses de la voûte sont comblées après cicatrisation des lésions, soit chirurgicalement, soit prothétiquement ; nous y reviendrons plus loin.

Pour les fractures de la *mâchoire inférieure* l'immobilisation des fragments en bonne position, c'est-à-dire en position qui permette l'engrènement normal des dents, reste la base du traitement. Elle convient parfaitement aux fractures avec faible perte de substance, ou encore à celles dont l'épreuve radiographique montre que les lésions ne sont pas absolues, et laissent persister dans le foyer de fracture des esquilles, qui pourront se comporter comme autant de points d'ossification.

Lorsque la brèche osseuse est moyenne (3 cent. environ) nous avons *été* les premiers (1) à conseiller l'attraction des fragments, qui diminue le diastème à combler et facilite ainsi la réparation osseuse.

Lorsqu'enfin la consolidation ne peut s'obtenir, on est amené à utiliser un appareil de prothèse restauratrice-type, quand il s'agit d'une brèche osseuse médiane avec fragments latéraux permettant un ancrage suffisant. Quand il s'agit au contraire de pseudarthrose latérale on laisse généralement de côté l'appareil de prothèse restauratrice proprement dit, et l'on emploie de préférence l'appareil décrit sous le nom de *bielle*, qui n'est à vrai dire qu'un dispositif de réduction active, qui s'oppose à la déviation du fragment principal, et lui permet ainsi de concourir à la mastication des aliments.

Nous devons ajouter d'ailleurs que le perfectionnement de la technique des greffes ostéoperiostiques, et les excellents résultats obtenus par cette méthode dans la chirurgie mandibulaire, restreignent de plus en plus l'emploi des appareils prothétiques destinés à obvier aux pseudarthroses.

B. — PROTHÈSE RESTAURATRICE DE LA VOUTE PALATINE ET DU VOILE

Ces appareils de prothèse sont destinés principalement à remédier aux divisions congénitales de la voûte palatine et du voile, mais elles s'adressent également à toutes les perforations de la voûte, et à toutes les altérations du voile, consécutives, soit à des lésions traumatiques, soit plus fréquemment à des manifestations locales de la tuberculose et surtout de la syphilis tertiaire.

(1) Imbert et Réal. *Les fractures de la mâchoire inférieure* (Masson, édit., 1917).

Vous conseillerez ces moyens prothétiques, *uniquement* lorsque, pour des raisons diverses, la réparation anatomique de la brèche n'aura pu être exécutée. Nous considérons en effet le traitement chirurgical comme le traitement de choix. Cependant il est bon d'affirmer que les appareils de prothèse vélo-palatine donnent des résultats excellents, et assez comparables à ceux que procure l'urano-staphyloraphie, surtout si cette dernière intervention a été pratiquée à un âge assez avancé. Si l'appareil est bien construit, l'obturation de la brèche est très hermétique, et par suite l'acte de la déglutition peut ère exécuté de façon normale, sans régurgitation nasale des liquides. L'amélioration en ce qui concerne l'élocution est peut-être moins frappante, bien qu'elle soit très réelle, mais ne savons-nous pas que même les staphyloraphies les mieux faites laissent souvent après elles un embarras de la parole, qui ne peut se corriger qu'après des exercices phonétiques prolongés.

Nous devons ajouter d'ailleurs que la prothèse vélo-palatine constitue une branche très spéciale et très délicate de la prothèse bucco-dentaire. Elle demande des soins tout particuliers, une prise d'empreinte et des essayages minutieux, une connaissance parfaite et une observation attentive des mouvements physiologiques des muscles du pharynx ; toutes conditions indispensables à une exacte adaptation.

Dans tout appareil vélo-palatin, la partie qui correspond à la région osseuse du palais est construite soit en caoutchouc vulcanisé dur, soit en métal, or coulé ou estampé. Lorsqu'il s'agit d'une faible brèche osseuse comme celle qui succède par exemple à une blessure par arme à feu, à la syphilis, à la tuberculose, la face palatine de l'appareil doit être plane, elle ne doit pas pousser de prolongement formant bouchon entre les deux berges de la perte de substance osseuse. L'occlusion obtenue ainsi est très satisfaisante et on ne peut lui faire le reproche de s'opposer au comblement spontané de la brèche, fait qui parfois a tendance à se produire. Au contraire dans les divisions congénitales du palais et du voile; il y a grand intérêt à remplacer les masses osseuses déficientes : vomer, cornets, voûte palatine, par des prolongements variés de la pièce de prothèse ; de façon à obtenir au niveau de la voûte palatine une meilleure étanchéité, et à combler dans une certaine mesure la cavité dès fosses nasales, agrandies et vides d'une partie de leur contenu ; on obtient ainsi dans l'émission des sons un résultat qui ne serait pas atteint, si l'on se contentait d'une simple obturation de la fissure. En effet, ainsi que l'a démontré Cl. Martin, le timbre désagréable de la voix est dû, non seulement

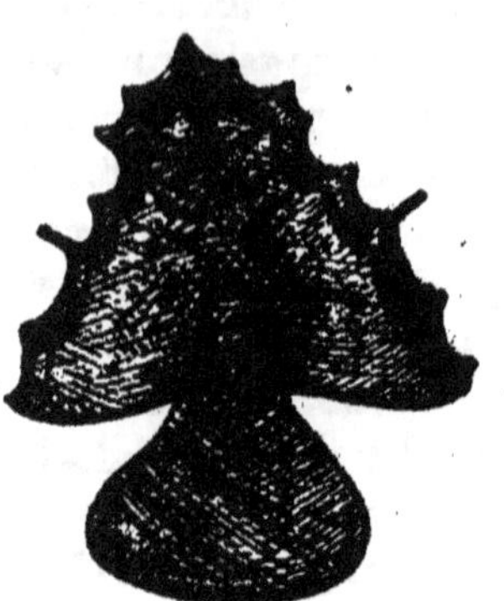

Fig. 151. — *Appareil de prothèse velo-palatine avec voile en caoutchouc mou.*

à la communication bucco-pharyngée et aux lésions du voile, mais aussi à l'augmentation considérable de la caisse de résonance constituée par les fosses nasales, augmentation qui est causée par la disparition, l'atrophie ou la disjonction des masses osseuses qui forment le squelette du nez.

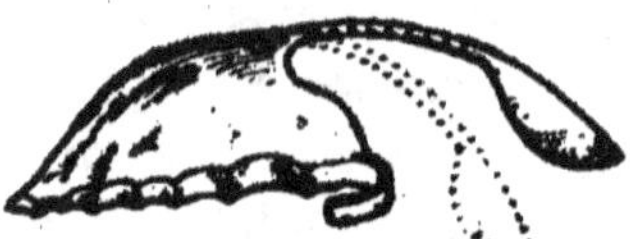

Fig. 152. — *Appareil de Guérini. Le voile est relié à la portion palatine par une tige faisant ressort.*

En ce qui concerne les parties de l'appareil dont le but est de remplacer le voile déficient, les conceptions des prothésistes diffèrent. Les uns, soucieux de donner au voile artificiel une mobilité qui rappelle les mouvements physiologiques, le construisent en caoutchouc vulcanisé mou qui possède une certaine élasticité, ou bien

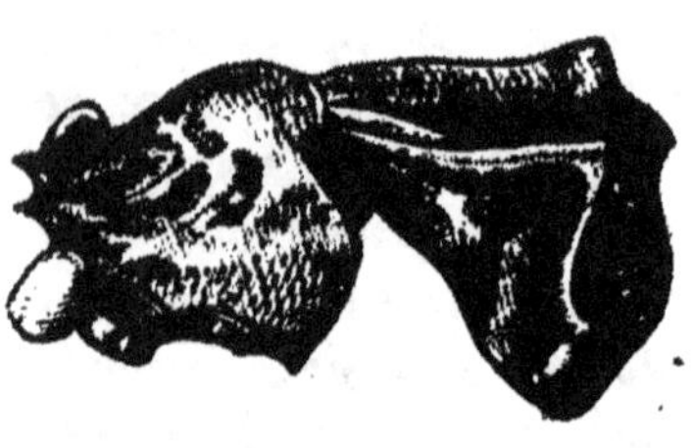

Fig. 153. — *Appareil de Suersen complètement rigide.*

y incorporent des ressorts qui tendent à le ramener à la position horizontale, et l'appliquent ainsi contre l'isthme naso-pharyngé.

D'autres au contraire donnent à cette partie de l'appareil une rigidité absolue, et obturent la fissure du voile par une sorte de pelote en caoutchouc vulcanisé. Celle-ci est assez volumineuse pour combler en partie la cavité naso-pharingée agrandie, et possède une forme telle que dans les mouvements provoqués par la déglutition ou la parole, les muscles du pharynx s'appliquent contre ses faces latérales, fermant comme il convient l'entrée des fosses nasales.

Tous ces appareils sont susceptibles de fournir d'excellents résultats ; ce qui importe surtout c'est d'en poser les indications devant chaque cas particulier, c'est encore de veiller minutieusement à leur exacte adaptation et tout ceci ne s'obtient que par des soins tout particuliers d'un praticien éclairé.

C. — PROTHÈSE NASALE

Les nez artificiels ont été généralement construits en substances dures telles que le caoutchouc vulcanisé et peint ou mieux la porcelaine.

Les moyens de fixation de ces pièces de prothèse varient naturellement suivant l'importance de la brèche à combler, et suivant les moyens de rétention que l'on pourra trouver *in situ*. Il arrive en effet de trouver dans la conformation de la perte de substance des dispositions qui permettent la rétention de la pièce de prothèse, surtout quand il s'agit de remédier à une lésion destructrice partielle. Mais le plus souvent l'ancrage du nez artificiel doit être cherché à distance. Celui qui est en tous points préférable est constitué par une attelle fixée solidement aux dents de la mâchoire supérieure. Cette attelle, amovible ou au contraire scellée aux dents, supporte une tige verticale qui passe à travers une perforation de la muqueuse buccale, ménagée sous la lèvre supérieure, dans la région des incisives, et gagne ainsi les fosses nasales. Sur l'extrémité libre de cette tige vient se fixer par des moyens variés le nez artificiel.

Lorsque ce moyen de fixation ne peut être employé on

pourra utiliser des lunettes auxquelles sera fixée la pièce prothétique mais ce mode d'attache est loin de valoir le premier. On peut obtenir à l'aide de ces dispositifs surtout avec le nez en porcelaine des restaurations véritablement esthétiques. Toutefois la difficulté toute spéciale de la manipulation de cette substance, et la complication des moyens de fixation de l'appareil, ont poussé les prothésistes à faire de nouvelles recherches. C'est ainsi que depuis quelques années on a préconisé (Pont) une substance spéciale à base de gélatine stérilisée qui présente une transparence et un aspect vivant incontestable. Ces nez artificiels sont construits de telle sorte que leurs bords amincis épousent la forme de la brèche à combler, et peuvent y être collés avec une sorte de vernis. Le résultat est donc excellent, malheureusement il n'est que passager. Ces pièces de prothèse s'altèrent rapidement, au point qu'il est nécessaire de les changer tous les quatre ou cinq jours, ce qui présente un grand inconvénient. Il est vrai qu'il est relativement simple, lorsqu'on possède le moule, de façonner à nouveau la pièce prothétique. Il suffit de faire fondre la gélatine et de la couler dans le moule, c'est une petite manœuvre avec laquelle le patient se familiarise assez facilement.

Rappelons encore à propos de la prothèse nasale, que l'on a tout intérêt à se servir, dans les autoplasties du nez, d'appareils tuteurs sur lesquels le chirurgien modèle en quelque sorte ses lambeaux. L'on fixe ces appareils aux dents de l'arcade supérieure.

La prothèse restauratrice n'a pas limité son champ d'action aux interventions que nous venons d'indiquer, et qui sont les plus importantes.

Elle se donne pour but de remédier à des lésions destructives les plus variées.

Des *brèches craniennes* consécutives à des blessures de guerre ont été comblées avec succès par des plaques métalliques incluses, fixées ou non au tissu osseux par des dispositifs variés ; crochets, pointes, coins métalliques. Il s'agit là d'une méthode dont les règles sont actuellement bien au point, et qui fut très fréquemment utilisée pendant la guerre. De nombreux auteurs en ont publié les résultats véritablement très encourageants.

Des *larynx artificiels* ont été mis en place à la suite de laryngectomies totales ; des *langues*, des *lèvres*, des *paupières*, des *oreilles artificielles* ont été utilisées pour remédier à la disparition de ces différents organes. Mais ce sont là en somme des prothèses d'exception, pour lesquelles on utilise les matériaux habituels de la prothèse bucco-dentaire, et des moyens de fixation divers que choisit l'ingéniosité du prothésiste.

Je ne voudrais pas clore ce chapitre sans attirer également votre attention sur les résultats excellents que l'on peut obtenir, grâce à la prothèse, dans la distension et l'assouplissement du tissu cicatriciel. Toute bride rétractile, tout orifice atrésié par une cicatrice, peuvent être traités par l'application d'appareils progressivement distenseurs, dont l'action lente est d'une efficacité très remarquable.

Les indications de cette méthode, qui fut surtout préconisée par Cl. et Fr. Martin, sont nombreuses. Nous l'appliquerons à la face pour combattre l'atrésie des lèvres ou des narines, pour assouplir les brides cicatricielles de la cavité buccale ou des joues. En collaboration avec le Dr Poulard, nous avons également préconisé l'emploi de ces appareils dilatateurs, pour distendre des cavités orbitaires atrésiées et entrecoupées de brides irrégulières, et qui sont de ce fait tout à fait impropres à l'application d'une prothèse oculaire. Nous avons publié d'ailleurs les résultats excellents que nous avons obtenus (1).

(1) Poulard et Réal. *Annales d'oculistique*, 1918.

CHAPITRE XX

NOTIONS D'ORTHODONTIE

L'orthodontie a pour objet la correction des irrégularités dentaires ou plus exactement des irrégularités maxillo-dento-faciales. Elle constitue, tant par la complexité de la technique qu'elle met en œuvre que par le sens clinique qu'elle exige, une des parties les plus difficiles de la stomatologie ; aussi doit-elle rester tout entière dans les attributions du médecin spécialiste.

Toutefois le médecin praticien est fréquemment interrogé à propos de redressements dentaires, et son avis est souvent très écouté des familles qui le consultent sur l'opportunité ou la marche d'un traitement orthodontique. Il importe donc que vous soyez suffisamment avertis sur les différentes questions qui vous seront habituellement posées.

1° *COMMENT SE CRÉENT LES IRRÉGULARITÉS DENTAIRES*

Certaines irrégularités maxillaires ou dentaires *sont transmissibles héréditairement* ; c'est là une notion aujourd'hui bien établie, et vous la vérifierez d'ailleurs sans peine, puisque fréquemment vos observations pourront porter simultanément sur plusieurs générations.

Cependant le plus souvent elles trouvent leur origine dans des causes locales variées.

Les *extractions prématurées des dents de lait* peuvent être fréquemment mises en cause ; nous avons vu déjà par quel mécanisme elles entraînent les malpositions des dents de la deuxième dentition. De même une *interversion dans la chronologie de l'éruption* des incisives supérieure et inférieure, ou encore l'*hétérotopie d'une seule de ces dents* occasionnée par un retard dans la chute de la dent temporaire, peuvent créer de toutes pièces un prognathisme de la mâchoire inférieure.

Certaines habitudes de l'enfant, la succion du pouce ou de la lèvre pourront également engendrer ces difformités.

On peut faire rentrer encore dans l'étiologie des irrégularités des dents toutes les causes pathologiques qui ont pour résultat de déformer le massif osseux cranio-facial. Parmi celles-ci *la syphilis héréditaire* sera parfois notée, mais, ce sont surtout *les végétations adénoïdes* que vous aurez le plus souvent à incriminer. Elles provoquent, vous le savez, un arrêt de développement de tout le massif maxillo-facial ; les dimensions des arcades alvéolaires s'en trouvent ainsi réduites. Par suite, elles n'offrent plus le développement suffisant pour permettre aux dents de se ranger suivant la courbe parabolique normale, si bien que ces dernières ne peuvent achever leur éruption qu'au prix des malpositions les plus variées.

De ces quelques notions étiologiques, vous déduirez aisément votre rôle préventif. Il vous appartiendra notamment, si vous êtes sollicités d'extraire une dent de lait, d'avertir les parents des suites possibles d'une extraction prématurée et de leur conseiller en conséquence les soins conservateurs. De même vous surveillerez l'éruption de la seconde dentition ou vous confierez ce soin à un stomatologiste, et vous attirerez l'attention des parents sur les mauvaises habitudes de l'enfant. Quant aux déformations liées aux végétations adénoïdes, elles ne seront de nature à troubler l'éruption normale des dents, que si elles sont relativement accusées ; vous les éviterez donc si vous conseillez l'ablation précoce de ces néoformations.

Y A-T-IL DES TYPES CLINIQUES BIEN ÉTABLIS DES IRRÉGULARITÉS MAXILLO-DENTAIRES ?

Malgré l'extrême complexité apparente de ces malformations il a été possible d'en dégager certains types cliniques.

Angle les range en trois classes distinctes et base sa classification sur les rapports qui existent dans l'occlusion entre
les premières mo-
laires supérieures
et inférieures.

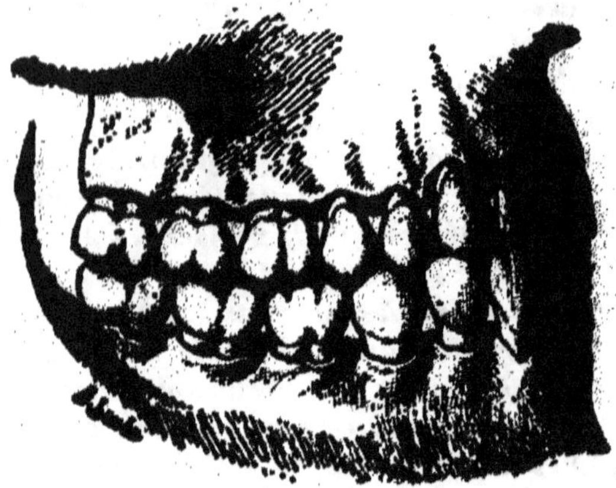

Fig. 154. — *Engrènement normal des mâchoires,*
(d'après Amoédo, loc. cit.).

Dans *une pre-
mière classe* il fait
rentrer tous les
cas d'irrégularités
dentaires existant
sur des maxillai-
res dont les rap-
ports normaux
d'occlusion des
premières molai-
res sont conser-
vés. Rentrent

dans cette catégorie la plupart des irrégularités relevant d'une
atrésie des mâchoires,
et qui se traduisent par
des malpositions va-
riées des dix dents an-
térieures : anté, rétro et
latéroversions, rota-
tions sur l'axe.

*La seconde classe
d'Angle* comprend tous
les cas où l'antagonisme
normal des premières
molaires est vicié de
telle sorte, que la pre-
mière molaire inférieu-
re, considérée dans l'oc-

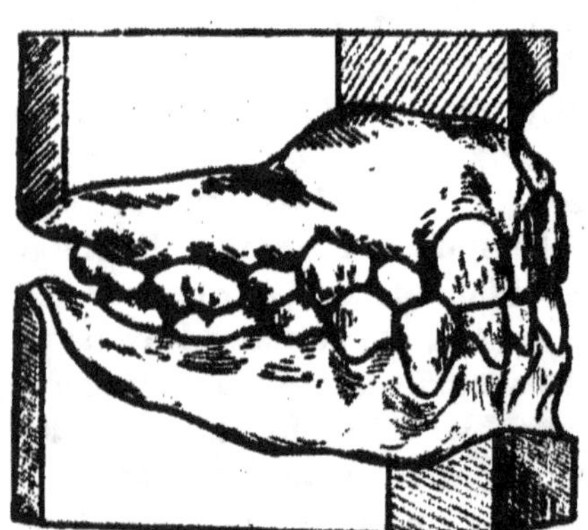

Fig. 155. — *Irrégularité rangée dans la
1ʳᵉ classe d'Angle (côté droit) (d'après
Angle).*

clusion, a subi une sorte de recul ; elle ne rencontre plus,
comme elle le fait normalement, la cuspide antérieure de la
première molaire supérieure, mais toute cette dent, ou encore
uniquement ses cuspides postérieures, et même, si la défor-

mation est plus considérable, vient s'engrener avec la deuxième molaire supérieure.

D'une telle interversion des rapports intermolaires résulte le *rétrognathisme de la mâchoire inférieure* qui se traduit sur le profil facial par ce que l'on a coutume de désigner par la dénomination de « menton fuyant ».

Ajoutons que la succion habituelle du pouce ou des lèvres est maintes fois signalée comme cause de cette déformation ; elle agit à la fois en refoulant en arrière tout le massif osseux mandibulaire, et en déterminant l'antéversion du

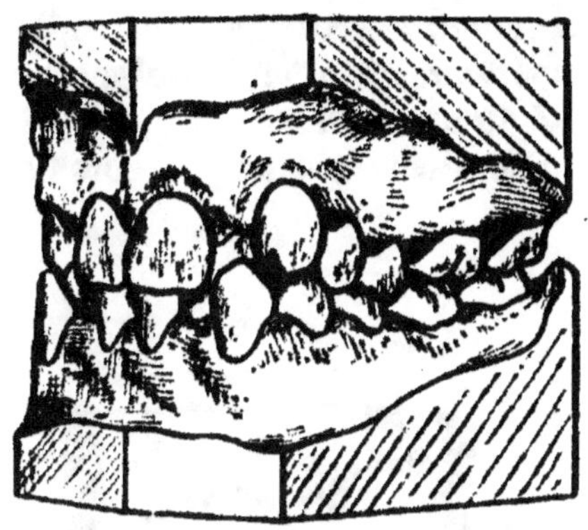

Fig. 156. — *Irrégularité rangée dans la 1re classe d'Angle (côté gauche) (d'après Angle).*

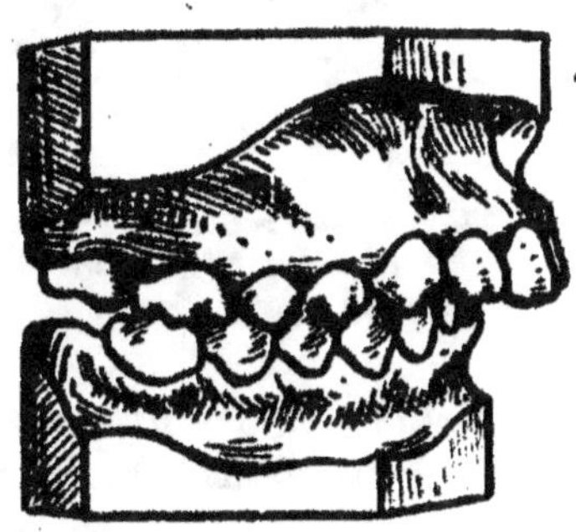

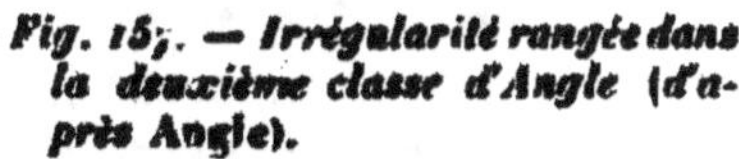

Fig. 157. — *Irrégularité rangée dans la deuxième classe d'Angle (d'après Angle).*

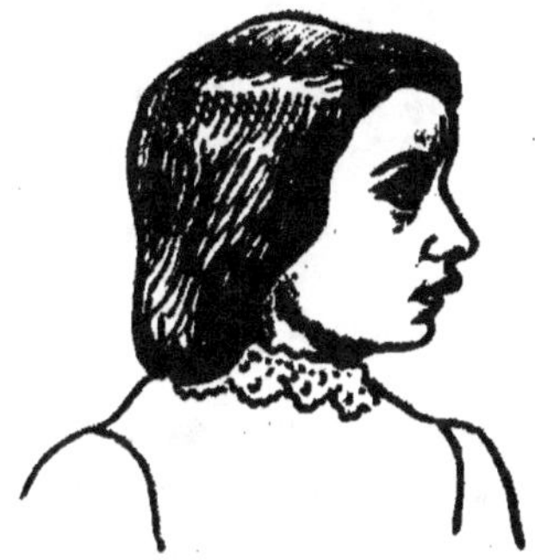

Fig. 158. — *Profil déterminé par la malposition de la fig. 157 (d'après Angle).*

bloc incisif supérieur, presque constamment observé dans cette malposition.

Enfin, *dans la troisième classe, Angle* comprend le *prognathisme de la mâchoire inférieure* (menton de galoche). Dans l'occlusion, les rapports intermoláires seront ici l'inverse de ceux que nous avons signalés pour la classe précédente. La première molaire inférieure se trouve portée en avant, perdant dans l'occlusion, tout contact avec la première molaire supérieure, dont elle s'éloigne plus ou moins suivant l'intensité du prognathisme.

On note fréquemment, comme cause de ces irrégularités,

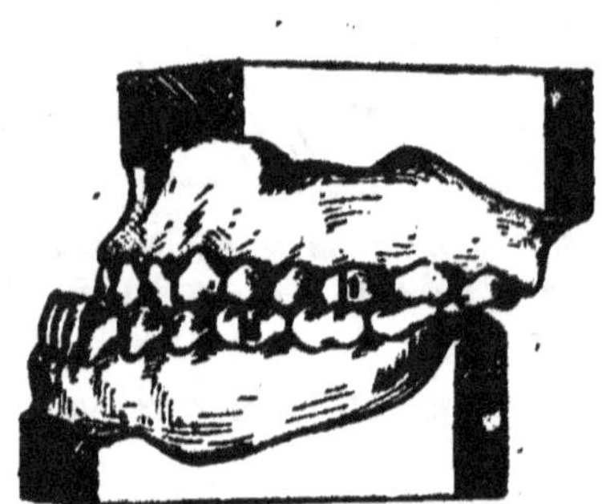

Fig. 159. — *Irrégularité rangée dans la 3ᵉ classe d'Angle (d'après Angle).*

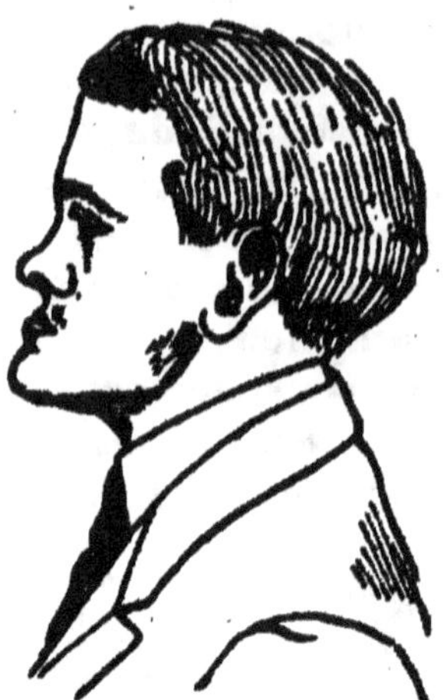

Fig. 160. — *Profil correspondant à l'irrégularité représentée dans la figure 159.*

l'hérédité, surtout quand il s'agit de lésions importantes, mais souvent aussi un vice d'engrènement banal des incisives centrales : par suite de la persistance de l'incisive de lait, l'incisive centrale supérieure de la deuxième dentition, fait son éruption en arrière de sa place normale et consécutivement vient se placer, dans l'occlusion, en arrière de l'incisive inférieure. Cette malposition très simple constitue la lésion de début du prognathisme de la màchoire inférieure, qui peut s'accentuer par la suite.

Il existe en outre des cas où le prognathisme ou le rétrognathisme de la màchoire inférieure sont unilatéraux. Ces cas sont compris par Angle dans des sous-classes annexées aux classes 2 et 3.

On a fait à la classification d'Angle le reproche d'être un peu schématique, et de laisser de côté un certain nombre de cas cliniques. C'est là, nous en convenons, un grief mérité ; mais il vaut surtout auprès des médecins stomatologistes qui, au moment d'instituer leur thérapeutique, devront poursuivre leur examen avec le maximum de précision clinique. La classification d'Angle est au contraire un fil d'Ariane utile et suffisant, pour ceux qui, comme vous, ne lui demanderont qu'un peu d'éclaircissement dans la complexité des cas de malpositions dentaires.

D'ailleurs elle restera toujours, même pour le stomatologiste, un guide thérapeutique excellent.

3° A QUEL AGE FAUT-IL COMMENCER LES TRAITEMENTS ORTHODONTIQUES ?

Certains auteurs, et ce sont les plus nombreux, préconisent l'intervention précoce et conseillent de recourir à la thérapeutique orthodontique dès qu'une malposition dentaire ou une malformation maxillaire s'est constituée. Ils soutiennent qu'il est inutile d'attendre l'éruption de toutes les dents de la deuxième dentition, et qu'il importe seulement que les quatre premières molaires soient complètement évoluées, puisque c'est sur elles que devront prendre point d'appui les appareils orthodontiques.

D'autres au contraire conseillent de n'entreprendre un redressement qu'à l'âge de 12 ou 14 ans, lorsque les arcades dentaires seront au complet, et ils basent leur opinion sur ce fait que certaines irrégularités dentaires se corrigent spontanément, sous l'effet de l'accroissement normal des mâchoires.

Ces deux opinions expriment une part de vérité. Il n'est pas douteux que certains cas bénéficient d'une attente prolongée ; les irrégularités de la première classe d'Angle en fournissent de nombreux exemples, et se corrigent parfois, soit spontanément, soit sous l'effet du seul traitement causal (extraction opportune d'une dent temporaire, ablation des végétations adénoïdes, etc…). Au contraire les malformations qui rentrent dans les 2ᵉ et 3ᵉ classes d'Angle se corrigeront d'autant plus facilement, que le traitement en sera entrepris plus près de leur début.

Vous vous inspirerez de ces quelques notions qui le plus souvent vous permettront d'émettre un avis justement motivé. Nous ajoutons toutefois qu'elles souffrent certaines dérogations, et qu'elles ne doivent pas être considérées comme des lois absolues et fixes, concernant l'opportunité d'un traitement orthodontique. Celle-ci ne saurait être établie qu'à la suite d'un examen clinique approfondi, minutieux, pour lequel le stomatologiste nous paraît seul qualifié.

Le rôle du médecin praticien reste d'ailleurs assez important s'il sait dépister l'irrégularité maxillo-dentaire, dès son apparition, et s'il établit judicieusement son étiologie ; ce qui lui permet de conseiller avec opportunité la mise en œuvre simultanée du traitement causal et du traitement orthodontique.

4° QUELLE EST LA MARCHE D'UN TRAITEMENT ORTHODONTIQUE ?

Tout traitement orthodontique comporte deux phases :

La première constitue *la phase active* pendant laquelle des appareils variés sont utilisés pour corriger les malformations maxillo-dentaires. A celle-ci doit succéder dans la plupart des cas *la phase passive*, durant laquelle le stomatologiste n'intervient plus que pour obtenir la fixation de la correction obtenue. La nécessité de cette seconde partie du traitement est absolue. En effet le déplacement d'une dent, obtenu par des appareils actifs, s'accompagne fatalement de modifications plus ou moins importantes du tissu osseux et des ligaments alvéolo-dentaires. Il faut combattre ces phénomènes d'ostéite raréfiante, de distension ligamenteuse. Il faut aussi que la dent se trouve étayée dans sa position nouvelle par de l'os nouveau. C'est le but poursuivi par les appareils passifs dont le rôle est d'immobiliser les dents. Ils favorisent ainsi les phénomènes physiologiques de réparation et d'édification osseuse et ligamentaire, et obtiennent en définitive la fixation des dents déplacées par les appareils actifs.

APPAREILS ACTIFS

Ces appareils sont innombrables; leur complexité varie naturellement avec l'importance du résultat que l'on veut obtenir.

Si la correction ne doit porter que sur une dent isolée, des dispositifs très simples peuvent être utilisés, soit pour faire

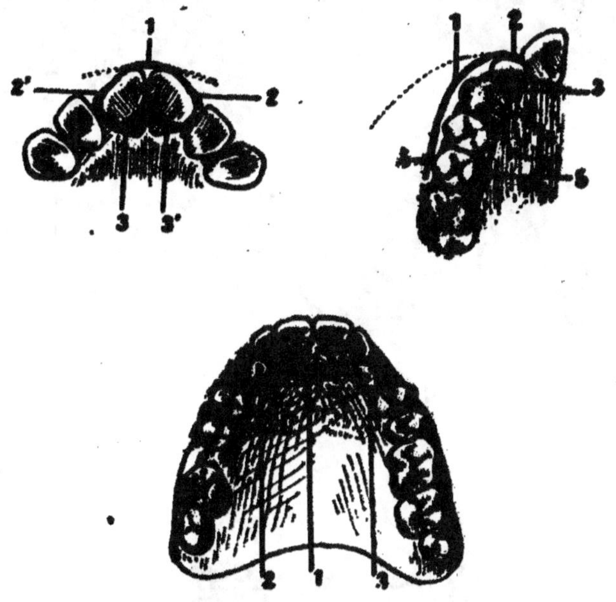

Fig. 161, 162, 163. — Dispositifs variés utilisés pour corriger des malpositions dentaires isolées.

subir à l'organe une rotation sur l'axe, soit pour remédier à une antéversion ou une rétroversion.

Bien souvent au contraire les malpositions dentaires sont multiples, et sont liées étroitement au manque de place. Il faut donc recommencer par procéder à l'expansion des arcades. L'on y parvient, soit en utilisant des appareils palatins à ressorts ou à vis semblables à celui des fig. 164 et 165, soit en utilisant l'arc d'Angle.

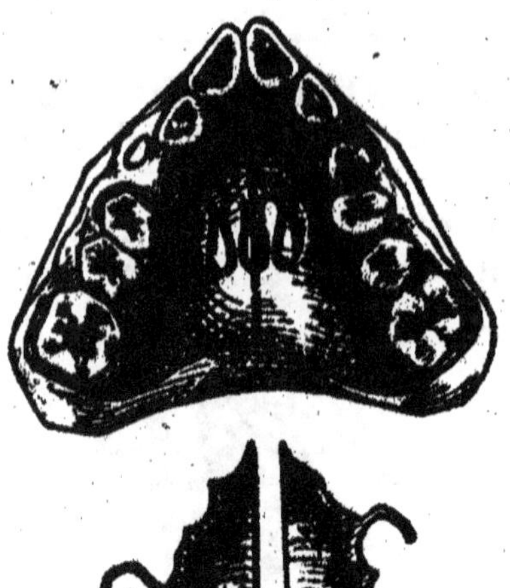

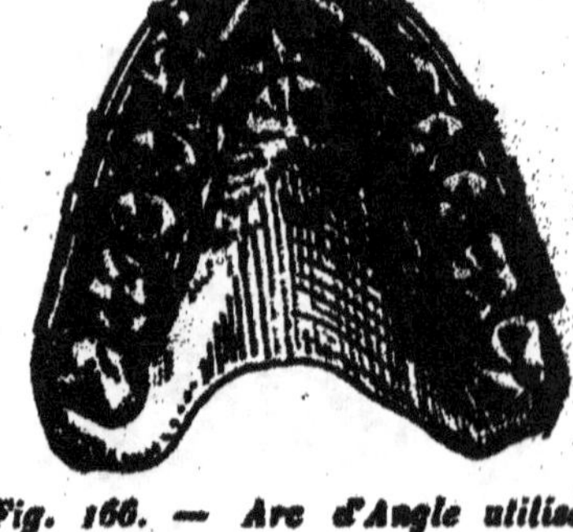

Fig. 166. — Arc d'Angle utilisé pour obtenir l'expansion de l'arcade supérieure.

Bandes et arcs fixés aux dents.

Fig. 164 et 165. — Appareils de Coffin et de Francis Jean utilisés pour obtenir l'expansion de l'arcade supérieure.

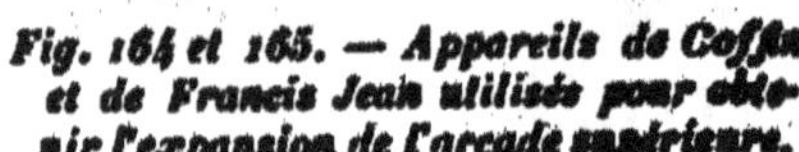

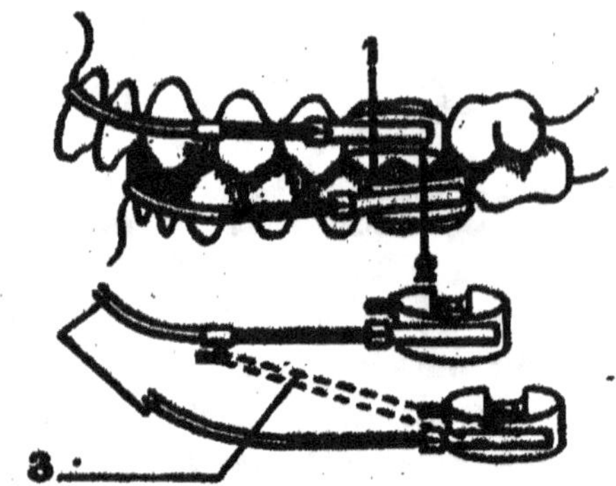

Elastique tendu dans le sens voulu pour attirer la mâchoire en avant.

Fig. 167. — Appareil de force intermaxillaire.

C'est encore dans des cas de ce genre que l'extraction d'une ou de deux dents est parfois indiquée ; il ne faut la pratiquer bien entendu qu'après examen approfondi, en tenant compte des indications qui peuvent être fournies par l'esthétique faciale du sujet, son âge, l'importance de l'atrésie, etc., etc...

Une telle décision est toujours assez délicate et devra être laissée à l'appréciation du médecin stomatologiste.

Dans les irrégularités qui relèvent des 2ᵉ et 3ᵉ classes d'Angle on utilise des appareils spéciaux dits « de force intermaxillaire ». Comme vous vous en rendrez compte en regardant les fig. 167 et 168 ces appareils ont pour effet d'attirer en avant ou de repousser en arrière l'arc mandibulaire, et de corriger ainsi le vice d'engrènement qui caractérise ces formes de malpositions maxillo-dentaires.

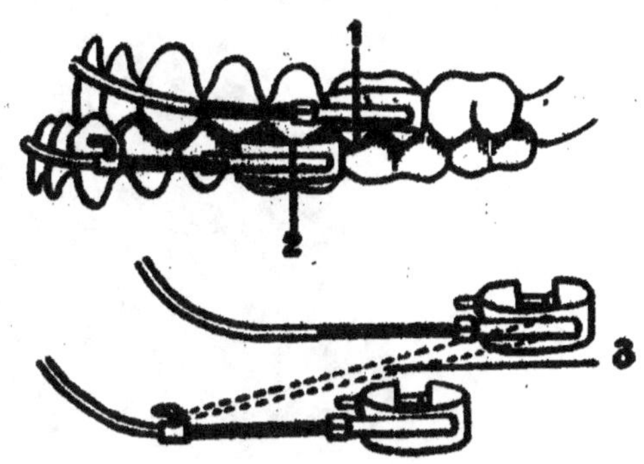

Fig. 168. — Appareil de force intermaxillaire.

APPAREILS PASSIFS OU DE FIXATION

Ces appareils sont infiniment plus simples que les précédents.

Lorsqu'il s'agit d'une seule dent, un appareil fixe prenant point d'appui sur deux dents voisines est suffisant.

Quant aux cas plus complexes de malpositions dentaires multiples, traitées préalablement par l'expansion des arcades, ils ne seront bien maintenus que par une plaque moulée exactement sur la face linguale des dents, et munie dans certains cas d'un bandeau vestibulaire (fig. 169).

Enfin la correction des vices d'engrènement sera maintenue au moyen d'appareils très simples qui commandent l'occlusion normale.

Il ne faut pas oublier que la fixation prolongée, après correc-

tion des irrégularités maxillo-dentaires, est absolument indispensable, et constitue la condition essentielle du succès. L'on
peut dire, d'une façon générale que la durée de l'immobilisation devra être d'autant plus longue, que le traitement ortho-

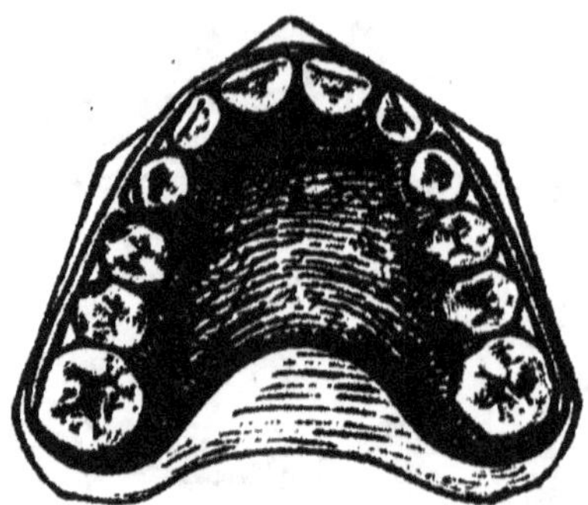

*Fig. 169. — Appareil d'immobilisation.
Plaque palatine avec bandeau vestibulaire.*

dontique aura été entrepris à un âge plus avancé, et que par
suite les difficultés rencontrées au cours du redressement
auront été plus considérables.

Hygiène au cours des redressements

Bien entendu les pratiques d'hygiène buccale sur lesquelles
nous avons suffisamment insisté ailleurs seront particulièrement indiquées au cours d'un traitement orthodontique. Il
faudra veiller avec un soin tout particulier sur le nettoyage
des dents, et des appareils qu'elles supportent. Les brossages au savon seront pratiqués après chaque repas, de façon
à ce qu'aucune parcelle alimentaire ne puisse séjourner
au contact des dents, être l'origine de fermentations acides
et aboutir en définitive à la carie dentaire. Trop nombreux
sont les cas de polycarie consécutifs à une hygiène buccale
défectueuse au cours d'un redressement, pour que nous n'at-
tirions pas sur ce sujet toute votre attention.

De même l'état général des jeunes patients sera l'objet d'une surveillance assidue, surtout pendant la phase active du traitement. Il ne faut pas se dissimuler en effet que l'équilibre biologique du milieu buccal sera facilement détruit, en raison de fermentations anormales imparfaitement combattues, et il pourra en résulter diverses manifestations locales ou générales. Il n'est pas douteux non plus que l'ébranlement des dents et leur sensibilité ne puissent gêner la mastication et troubler consécutivement les fonctions digestives. L'enfant se trouve ainsi, au cours d'un redressement, dans un état particulier de réceptivité morbide ; il appartient donc au médecin praticien d'y veiller avec attention ; il devient en cela le collaborateur indispensable du médecin stomatologiste.

D'autre part, pendant la période d'immobilisation vous conseillerez à vos jeunes patients la médication récalcifiante préconisée par P. Ferrier, à laquelle vous pourrez adjoindre de l'adrénaline.

L'action de cette thérapeutique sur l'ostéogenèse est bien connue, et vous en tirerez ici le plus grand profit pour l'édification des trabécules osseuses, qui doivent fixer les déplacements dentaires obtenus.

Vous prescrirez chaque jour 2 cachets de Ferrier :

Phosphate tricalcique.	*0 gr. 50 cent.*
Carbonate de chaux	*0 gr. 30* —
Chlorure de sodium	*0 gr. 15* —
Magnésie calcinée.	*0 gr. 10* —

et suivant les cas que vous serez à même d'apprécier

Adrénaline au 1/1000	*5 à 10 gouttes*

suivant l'âge.

Cette médication devra être suivie 10 jours par mois avec 20 jours de repos intercalaire.

TABLE DES MATIÈRES

———

Pages

LAVAL. — IMPRIMERIE L. BARNÉOUD ET Cⁱᵉ.